大展好書　好書大展
品嘗好書　冠群可期

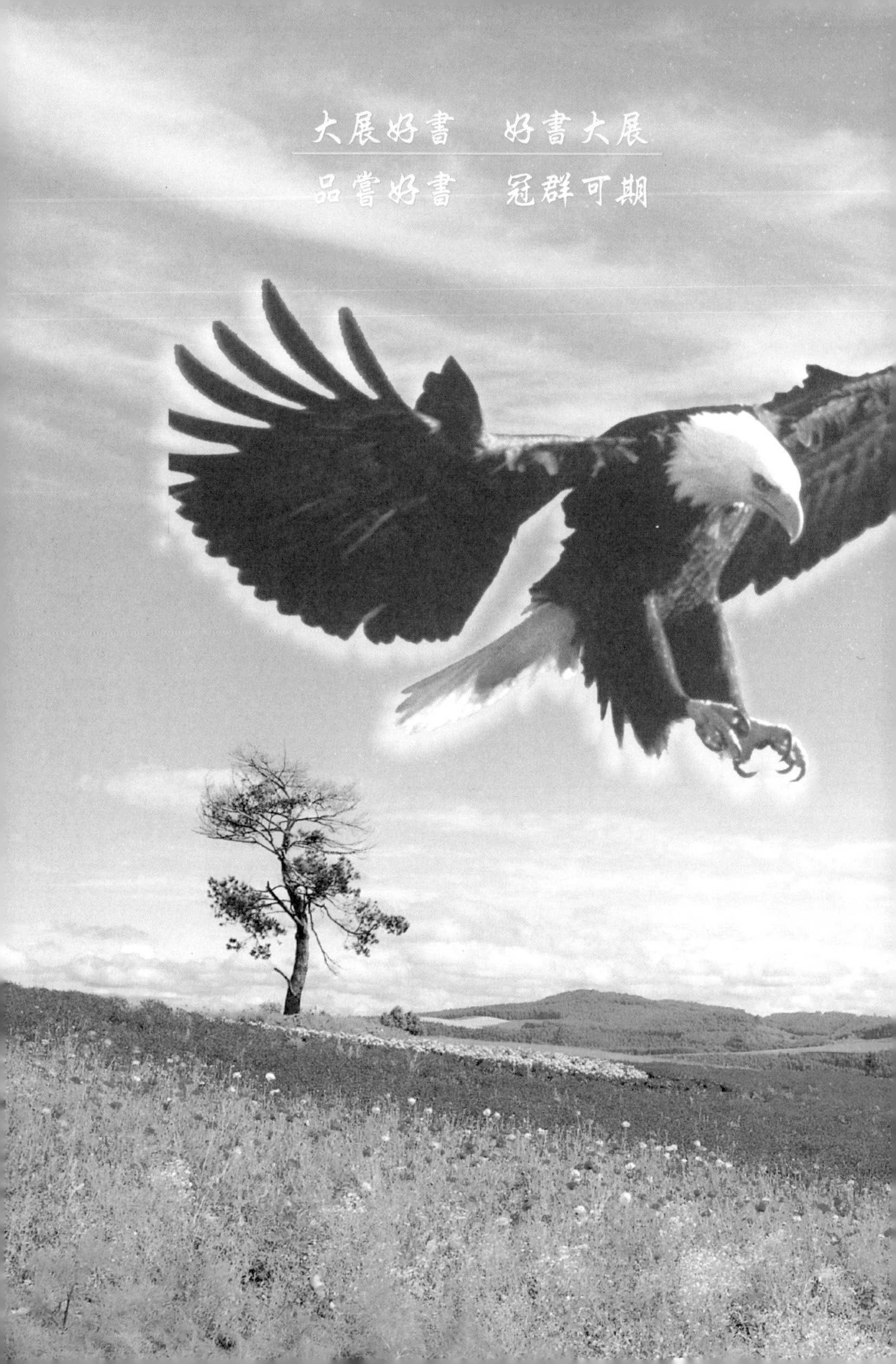
大展好書　好書大展
品嘗好書　冠群可期

快樂健美站

9

簡單訓練

使「頭腦」變聰明

中川昌彥 等著

劉小惠 譯

大展出版社有限公司

ENTS

1 檢查腦的健康度……7

神奇的西洋畫……8

CHECK1・2・檢查你的集中力和柔軟性……9

CHECK3・4・檢查你的聯想力和記憶力……11

向「填空計算」挑戰……12

2 掌握腦的內容和功能……17

腦的基本構造與簡介……18

完成高度進化的人腦……20

大腦同時具有舊的動物腦和新的人類腦……22

感覺派的男性右腦與理論派的女性左腦……24

日本人的左腦是「過密狀態」嗎？……26

3 發揮想像力製造擁有絕佳記憶力的頭腦……27

了解記憶的構造……28

檢查模糊的記憶力……30

提高記憶力的時間帶……32

提高記憶力的基礎訓練……34

充分活用五感來記憶……36

利用想像力提高記憶力……38

記住數字、順序等瑣碎事務的秘訣……40

消除一時想不起來的方法……42

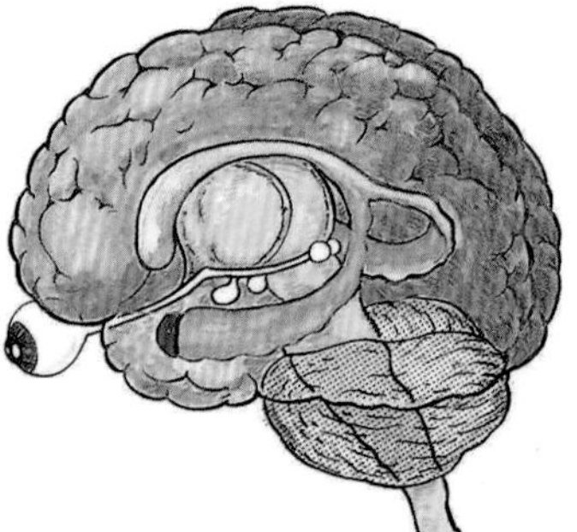

4 鍛鍊集中力創造聰明的頭腦……43

「集中力」是獲得成功的捷徑……44
集中力的構造……46
提高集中力狀態的七大步驟……48
提高集中力的基礎訓練①……50
提高集中力的基礎訓練②……52
配合目的強化集中力課程……54
集中力與腦波的關係……56

5 鍛鍊頭腦的運動……57

了解運動與腦的關係……58
只要鍛鍊肌肉就能夠抑制腦的老化……60
打呵欠與腦的關係……61
要鍛鍊慢肌纖維首先要保持正確的姿勢……62
學會腹式呼吸……64
腳的衰弱與腦的老化有直接關係……66
走路前後進行了3分鐘的伸展運動……68
培養平衡感活化小腦……70
利用東方智慧提升腦力……74
適合鍛鍊慢肌的運動……76
睡眠、休息與腦的關係……78
有效的抑制疼痛！偏頭痛對策……80

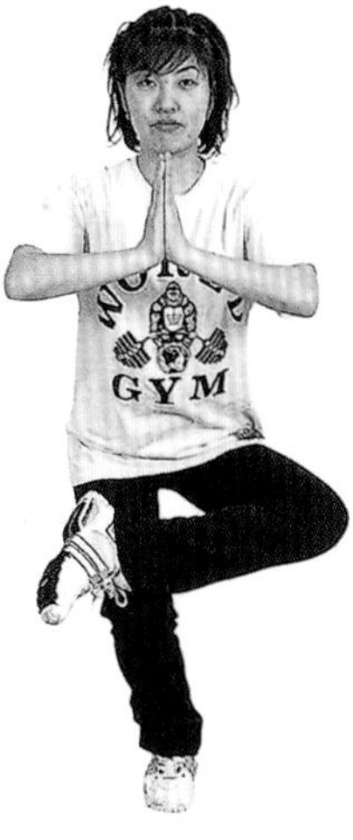

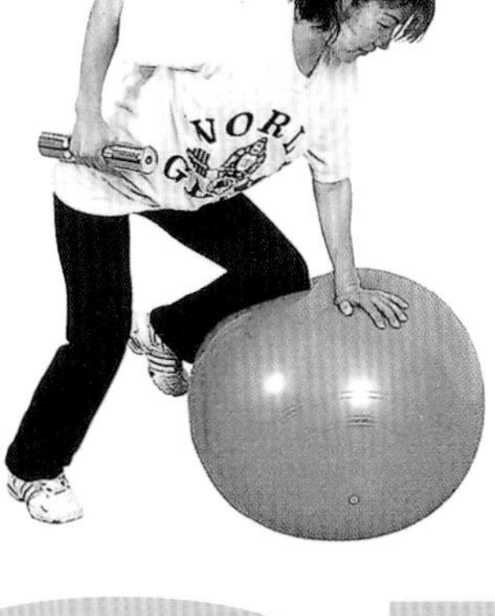

CONT

6 口才好表示聰明嗎？會話術的秘訣……81
看著對方的視線來進行交談……82
向單口相聲學習談話秘訣……86
重點是說話前要先聽他人說話……90
鼓勵他人的話語與談話……94

7 何謂真正聰明的頭腦……95
偏差值與IQ不足以採信嗎……96
鍛鍊腦的指令塔「額聯合區」……98
提升左右腦的平衡感覺能夠增加腦的聰明度……100
活化右腦的重點……102
使頭腦聰明的DID訓練……104

8 使構想力更豐富的技巧……105
構想的基礎……106
產生構想的八大障礙……107
十五種構想力與強化的技巧……108
「大的」／「廣大的」／「著眼的」／「多元化的」／「敏銳的」／「想像的」／
「快速的」／「想像的」／「快速的」／「深入的」／「柔性的」／「強力的」／
「變換的」／「自由奔放的」／「獨特的」／「偶然活用的」／「聯合的」
適度的休息能夠提升構想力……114

9 有關「腦部聰明與否」諸說的真假……115

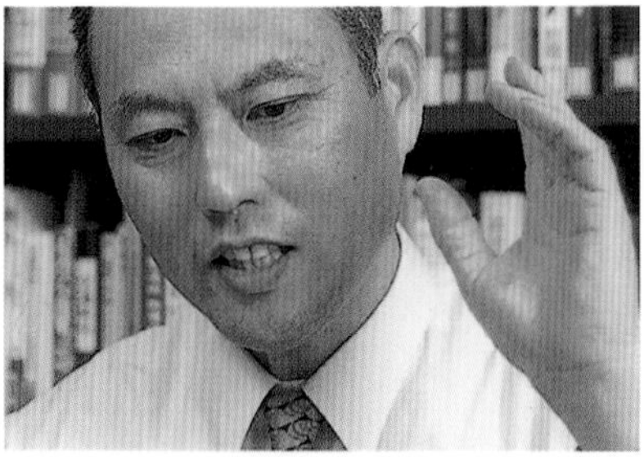

10 對頭腦有效的食譜與吃法……127

早餐是不可或缺的「頭腦食」……128
細嚼慢嚥能活化腦功能……130
對腦有效的理想一日菜單……132
提升腦力的營養與食材……134
DHA／維他命C、E／蛋白質／鈣／卵磷質與膽鹹／維他命B1與鐵質
鞏固腦血管保持血管健康……136
防止動脈硬化／鞏固血管／降低血壓／預防血栓／消除壓力
預防腦生鏽的方法……138
氧化食會損傷腦／利用多酚防止生鏽
提供腦活力的食品……140
咖啡因／酪氨酸／礦物質／口香糖／色安酸
有效對抗頭痛的食物……142

11 學會速讀法……143

對腦有效的速讀、速解……144
學會基本中的基本、讀焦點的方法……146
擴大視野、進行「整塊閱讀」……148
抓住標題和目錄向《閱讀標題》挑戰……150

12 越讀越煩時就需要鍛鍊頭腦……151

頑固頭腦無法解決的問題……152

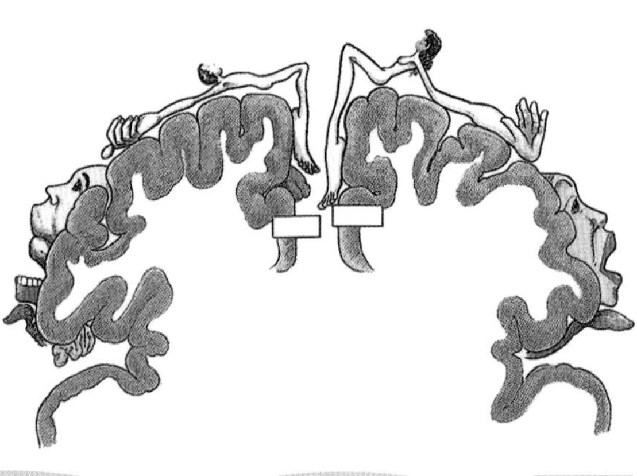

CONT

13 了解腦部的疾病……161
迅速掌握腦的危險訊號……162
慢性頭痛的三種形態／頭痛檢查表／頭暈症狀與就診科別
腦部疾病的基本知識①……164
腦中風／腦梗塞／顱內出血／暫時性腦缺血發作／無症候性腦梗塞／腦腫瘤
腦部疾病的基本知識②……166
阿茲海默型痴呆／腦血管性痴呆／偏頭痛／緊張型頭痛／震群頭痛
定期接受腦部檢查所以早期發現，早期治療……168

14 使你變聰明的快樂遊戲……171
手指操作型智能系列立體拼圖遊戲……172
電視、PC遊戲用軟體……174
傳統性頭腦遊戲……176
GOODS／VIDEO／書……178

15 活化頭腦的最新商品……181

16 變得更聰明的Q&A……187

CONT

檢查腦的健康度！

你的頭腦是否已經充分發揮潛能了呢？
不眠不休的腦到底是硬的或軟的呢？
在了解腦的構造及活化之前，先來測試頭腦的柔軟度！

插圖：中村恆雄

神奇的西洋畫

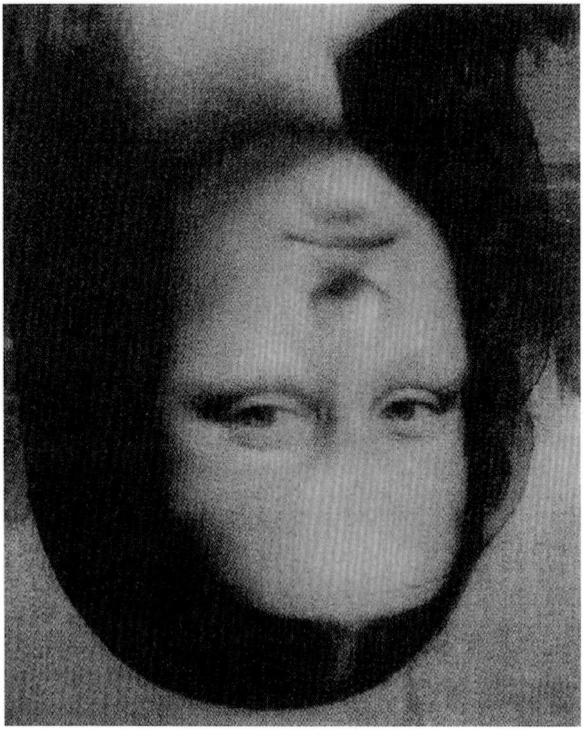

請從正面仔細看左邊的這幅畫。除了顛倒之外，是否有其他怪異之處呢？過一會兒再把畫反過來看。

反過來看之後，大部分的人應該都會很驚訝。人類的臉只有在上下正確時才能辨識是臉，所以顛倒看很難發現是臉，而會以為是物體。認為是物體而殘留在記憶中的「蒙娜麗莎的微笑」這幅畫會擾亂你的辨識力。這就是腦出乎意料之外的盲點。

CHECK 1

　　仔細觀察下面的圖形，其中隱藏著某種訊息。到底是什麼訊息呢？

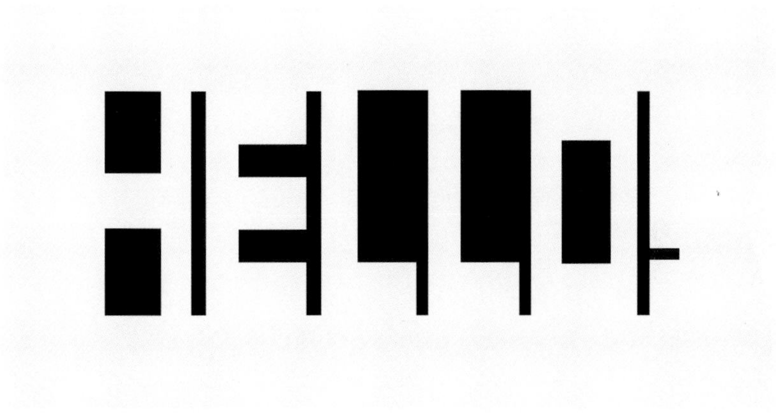

CHECK 2

　　將下面圖畫四角的點用實線連接成一個框框，而且圖畫不可越線。

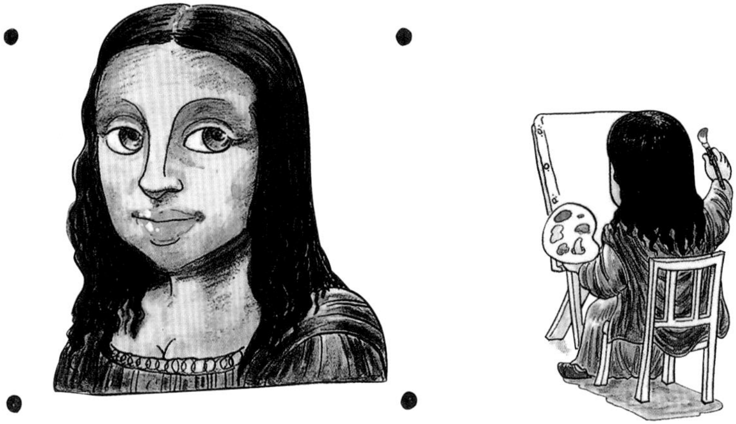

★答案見次頁

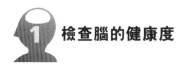

CHECK 1 的解答

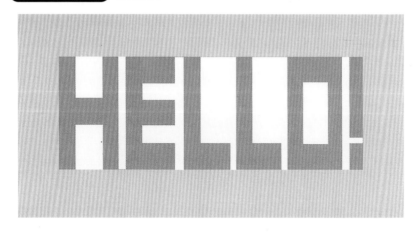

有人瞬間就能看出來，有人則再怎麼看也認不出來。這是集中力的問題。注意力不集中，當然無法察覺。想要了解未知的事物，必須擁有能夠進行多元化思考的柔軟的腦。

CHECK 2 的解答

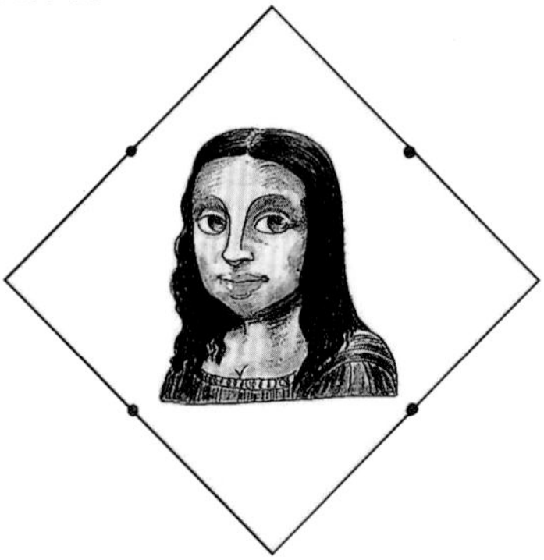

只會抱怨的人，十分死腦筋。你所畫出的框框本身就是妨礙腦的柔軟性的先入為主的觀念。因此，應該培養自由而不會被框框侷限的聯想力。

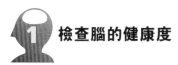

CHECK3

首先，如下圖所示，畫10~15 個圓。接著，在 1 分鐘之內於每個圓中畫畫，盡量畫出各種圖，不必考慮美醜。不過 ，如下方所示的「太陽」、「地球」或「橘子」、「蘋果」 等，是屬於同一種答案。你到底可以畫幾種呢？

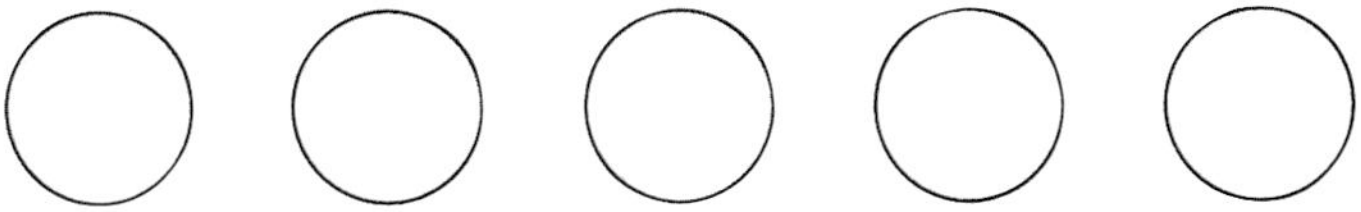

例

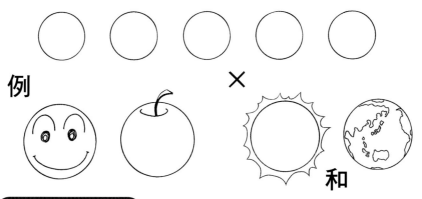

×

和

CHECK4

你應該聽過「灰姑娘」的故事吧？請盡量詳細告訴沒有聽過這個故事的人。

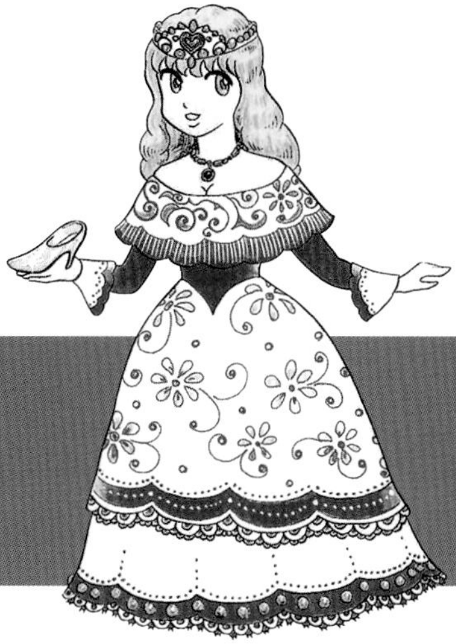

★答案見12.13頁

向「填空計算」挑戰!!

有人看了之後嚇一跳的嗎？絕對不要因為害怕數學而立刻放棄。事實上，在此所列舉的填空計算是適合小學生的題目，來自日能研的計算問題。如果你擁有如兒童般柔軟的思考力，也許就可以迅速解答。
（※算不出答案的人請見15頁的提示）

問題提供・協助／日能研

程度 1

①

	2	□	7
+	6	4	□
□		6	0

②

	6	□	6
+	□	6	□
1	1	1	1

11頁的「CHECK3」

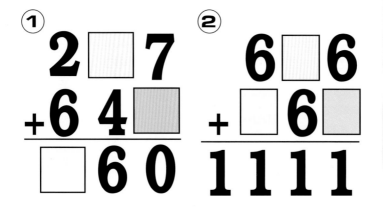

這是測試聯想力的題目。能夠畫出8～10個以上的人，表示具有豐富的聯想力。反之，只能畫出3個以下的人，表示缺乏聯想力。聯想力的根源在於儲藏在記憶中的訊息或經驗。只要提高腦力，就可以迅速取出這些訊息或經驗。首先，要養成凡事好奇的態度。

程度 2

①

```
  8□□
-□58
-----
  165
```

②

```
 65□3
-  □25
------
 □78□
```

程度 3

①

```
   ○7
x   ○
-----
 1○6
```

②

```
  2○7
x    ○
------
 ○1○3
```

11頁的「CHECK4」

應該有很多人明明記得卻說不清楚吧！因為記憶會隨著時間的流逝而逐漸變淡。無法順利的解讀腦內的訊息時，表示腦功能已經減退。請你再看一次「灰姑娘」，好好練習一下吧！會話、演講或寫作等，都可以增強記憶力或表現力。

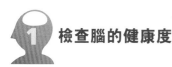

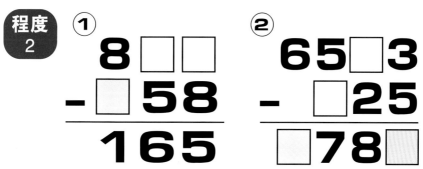

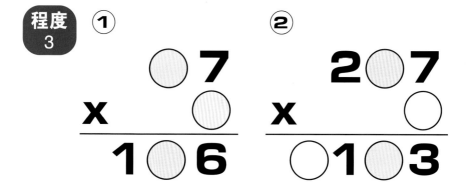

程度 4

```
      □ 2 □
  x     □ □
  ---------
      3 □ □
  □ □ □ 5
  ---------
  □ □ □ □ 9
```

程度 5

```
            □ □ □
       ----------
 □ □ / 3 1 0 0 0
       □ □ □
       ---------
         1 6 0
         □ □ □
         -------
           3 4 0
           □ □ □
           -----
               4
```

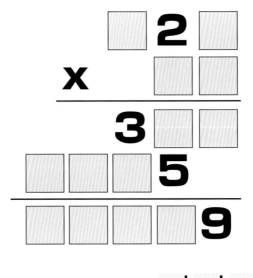

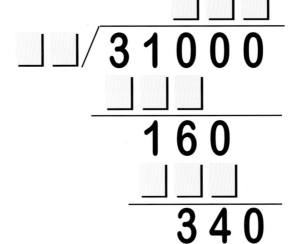

程度 6

①

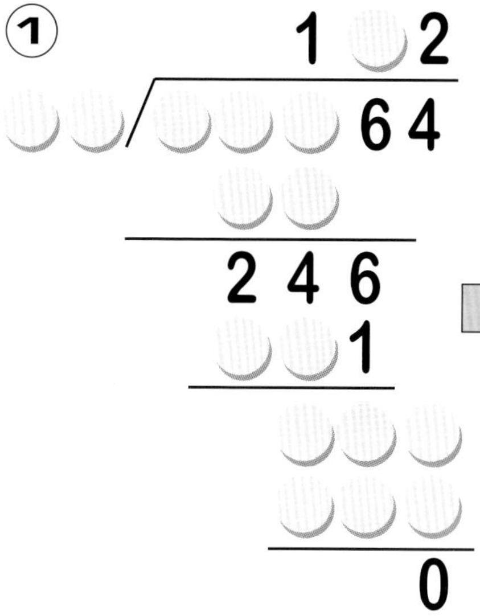

②

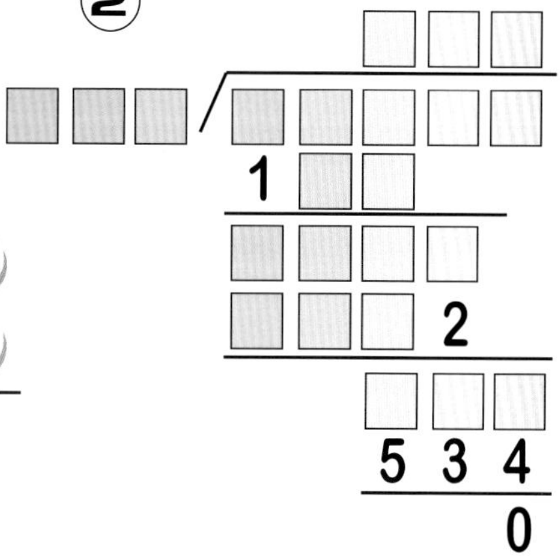

程度 7

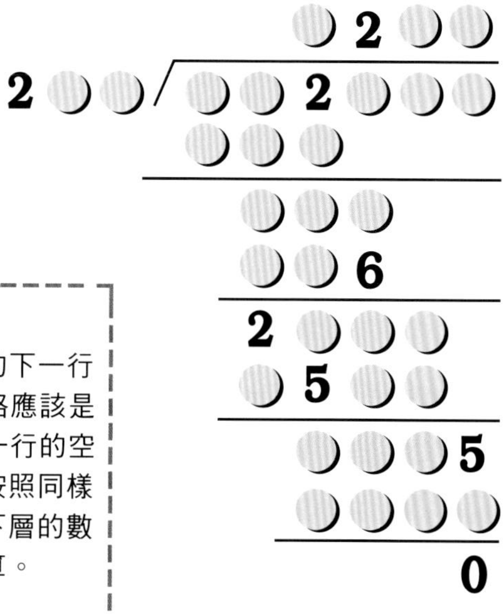

填空計算的提示

◆以程度 1 的加法為例，和的下一行是「 0 」，所以，上方的空格應該是「 3（10 - 7 ）」。 從最低一行的空格開始解答。減法、乘法也按照同樣的要領來做，除法則要將最下層的數字當成線索，慢慢的往上計算。

填空計算解答集

能夠求出全部解答的人，恭喜你！

程度 1

①
```
  217
+ 643
-----
  860
```

②
```
  646
+ 465
-----
 1111
```

程度 2

①
```
  823
- 658
-----
  165
```

②
```
 6513
-  725
------
 5788
```

程度 3

①
```
   17
x   8
-----
  136
```

②
```
  237
x   9
-----
 2133
```

程度 4

```
    329
x    51
-------
    329
  1645
-------
  16779
```

程度 5

```
        738
42 / 31000
     294
     ---
      160
      126
      ---
       340
       336
       ---
         4
```

程度 6

①
```
       132
77 / 10164
     77
     ---
     246
     231
     ---
      154
      154
      ---
        0
```

②
```
         193
178 / 34354
      178
      ----
      1655
      1602
      ----
        534
        534
        ---
          0
```

程度 7

```
          3295
283 / 932485
      849
      ---
       834
       566
       ----
       2688
       2547
       ----
        1415
        1415
        ----
           0
```

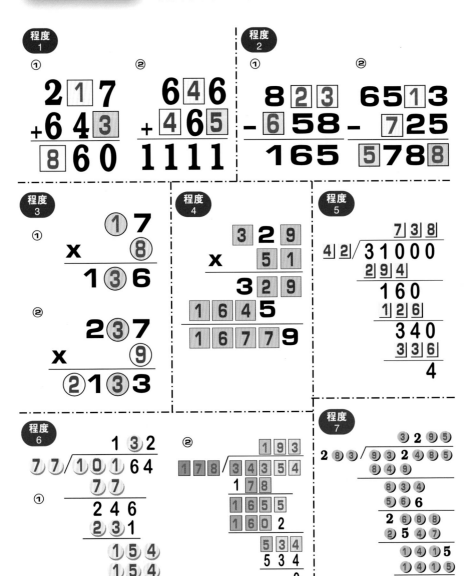

掌握腦的內容和功能

腦具有150億個以上的神經細胞，隱藏在腦內的潛能十分驚人。在開始訓練腦之前，首先要記住腦的構造和各部分基本的功能。

插圖：中村恆雄

腦的基本構造與簡介

人腦是超精密・超高性能的超級電腦

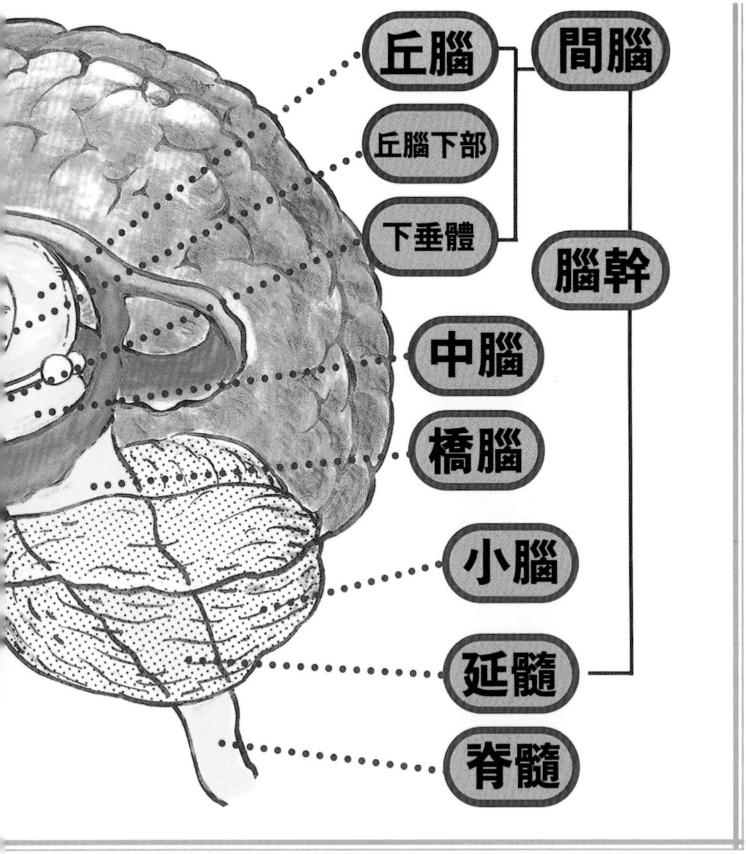

佔體重約二%的腦支配全身

腦由二片緊密組合的半圓形顱骨保護。褶皺較多的灰色表面遍佈無數大小血管，看起來就像是新鮮肝臟一樣，硬度則像是置於冰箱中冷藏的奶油。

一般成人腦的重量約為一二〇〇～一五〇〇克。體重六十公斤的人，腦佔體重的二%，是掌管生死、活動身體、說話、思考、哭、笑、憤怒、戀愛等人類所有活動的司令塔。

沒有來自腦的指令，連一根手指、一個表情都無法自由的表現出來。

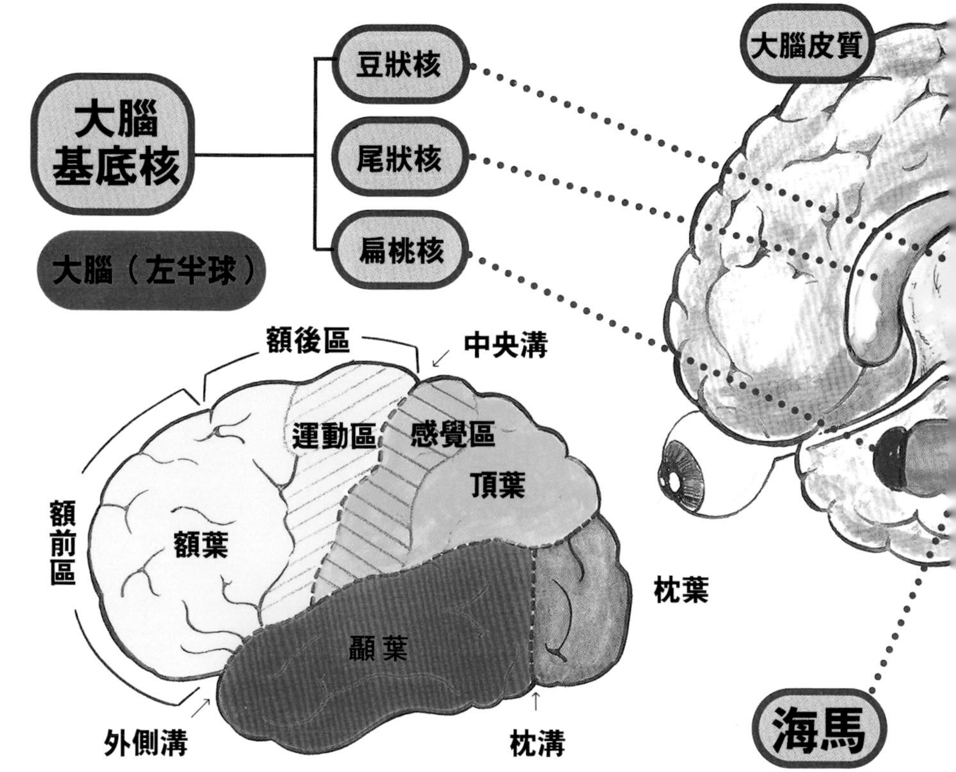

藉著各部位攜手合作而展現身心的活動

腦可分為「大腦」、「小腦」和「腦幹」這三部分。大腦掌管智能，小腦掌管運動，但並非個別發揮作用，而是各部機能相輔相成，展現生命活動。

以彈吉他為例。首先產生想彈吉他的慾望，於是拿起吉他，坐在椅子上，運用手指彈吉他。實際上，這一連串的行動，是心理和肉體的動作結合所完成的。

一連串的身心活動，必須透過腦各部細胞形成的腦內網路突觸進行聯絡，才能夠迅速展現各自的行動。

總之，腦是一部超精密的電腦。

完成高度進化的人腦

人類的大腦最發達，居於全動物之冠。

出生後不久的腦尚未發育完成

新生的嬰兒看不見東西，不會走路，是因為腦尚未發育完全的緣故。

就像只有硬碟而沒有軟體的電腦一樣，必須擁有適當的環境條件，軟體才會逐漸發育成形。

其他動物出生之後立刻就能站立，是因為出生時腦已經完成所致。

人腦出生不久，腦的重量約為四〇〇克。出生半年為八〇〇克，四～五歲為一二〇〇克，二十歲時才發育完成。在這段期間內增加的重量，就是人類之所以成為人類的與「知性」有關的大腦皮質的重量。

大腦的簡介

人類的大腦被腦幹和小腦包圍著。其中腦最上部分為左右的大腦新皮質，佔腦的大半部分。大腦新皮質相當大，是其他動物所沒有的現象。

腦是經過原索動物（沒有脊髓的海產動物）→魚類→兩棲類→爬蟲類→鳥類→哺乳類等的進化階段，逐漸發育為人腦。

爬蟲類時期，維持生命不可或缺的腦幹和大腦基底核較發達，而狗或貓則是除了這些部分之外，掌管原始情緒的大腦邊緣系也非常發達。等到成為猿之後，大腦新皮質才逐漸發達。

換言之，維持生命→原始情感→最低限度的智能→產生高度文化或文明的智能，大腦的巨大化和腦水準的提升成正比。

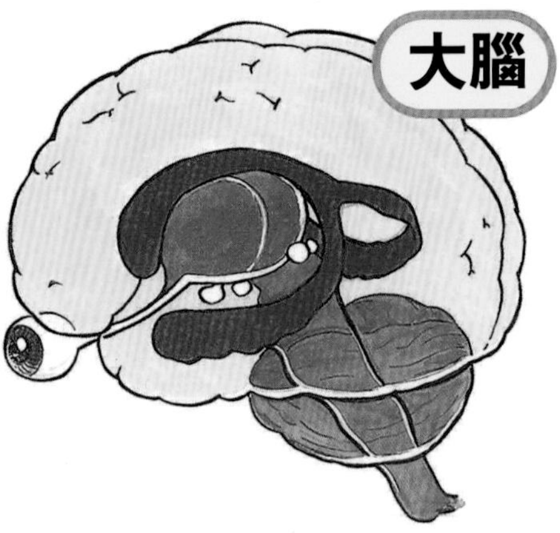

腦幹是維持生命的「爬蟲類腦」

腦幹是最原始的腦

腦經過長久的進化過程，到達人腦的地步。原始時代，脊椎動物只是單純的分為前腦、中腦、後腦。隨著進化，前腦又分為大腦和間腦，後腦則分為小腦和橋腦，而脊椎的前端肥大化，形成腦髓。

最原始的腦，即爬蟲類特徵性的腦幹，位於腦的最下層，也稱為「爬蟲類腦」。脊椎到大腦呈棒柄狀，由延髓、橋腦、中腦、間腦（丘腦下部．以丘腦為主）等四個器官所構成的。

為各種神經的通道、轉運站，同時也負責呼吸、調節體溫或血液循環等人類及所有動物維持生存最基本的功能。

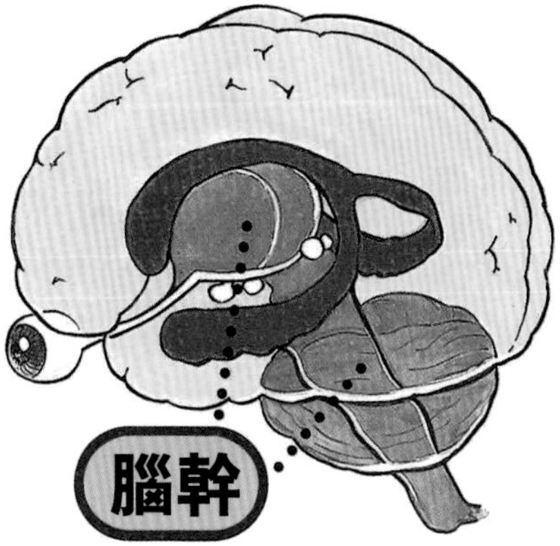

本能的慾求根源

延髓上方的橋腦，含有腦中的訊息，與左右小腦相連。橋腦、延髓和小腦共同發揮作用，使全身肌肉展現活動。

中腦主要是控制姿勢和走路的方式，最重要，的是集中力、積極性、控制情緒的神經是由此延伸出來，再遍及整個腦。

丘腦大致位於腦的中央。最初大腦的訊息一定要通過此處，亦即所謂的轉運站。

丘腦下部是發生想吃（攝食中樞）、吃飽（滿腹中樞）、性慾（性慾中樞）等本能慾望的根源。維持一定體溫的體溫調節中樞、合成荷爾蒙及決定心跳次數等的功能，也由丘腦下部負責。

腦幹不僅是負責維持生命的活動，同時與人性的根幹也有關。

大腦同時具有舊的動物腦和新的人類腦

動物腦的舊皮質與人類腦的新皮質

大腦的表面有大的褶皺，以中央溝、外側溝和枕溝為交界，分為額葉、頂葉和枕葉。又以中央溝為交界，前後形成運動區「（運動神經中樞）」、「感覺區（感覺神經樞）」。依活動內容的不同，決定負責的區域（參照十九頁圖）。

大腦最下方是暫時保存記憶的「海馬」，以及產生好惡或恐懼等情緒的「扁桃核」，構成「大腦基底核」。

大腦與小腦合作，進行運動的微調，展現將感情表現於外的「表情」。

此外，出現喜怒哀樂等原始感情的「大腦邊緣系」和大腦基底核，都是在最古老的時期持續進化的大腦中所形成的腦的部分，又稱為「舊皮質」。像狗或貓的腦中還具有這些部分，也稱為動物腦。

除了扁桃核和邊緣系以外的大腦，隨著進化而膨脹隆起的部分，稱為「新皮質」。

不會受到本能的控制，能夠發揮理性或知性的作用，所以又稱為人類腦。也是創造出生存於現代的我們的性格的腦。

如果維持舊皮質的狀態，則人類和其他動物一樣，只憑好惡做事，而會壓抑這些本能的是新皮質。由於人類擁有即使討厭也會去做的新皮質，所以經常會為導致身心失調的壓力所苦……。

新皮質位於覆蓋大腦表面三分之二的位置，具有統合運動區和感覺區機能的作用。依區域的不同，可分為「額聯合區」、「運動前區」、「頂聯合區」、「枕聯合區」、「顳聯合區」等五個聯合區。

在展現與視覺、聽覺、嗅覺、味覺等相關的動作或語言的記憶、理解或會話等特別行動時，會各自決定活動的區域。

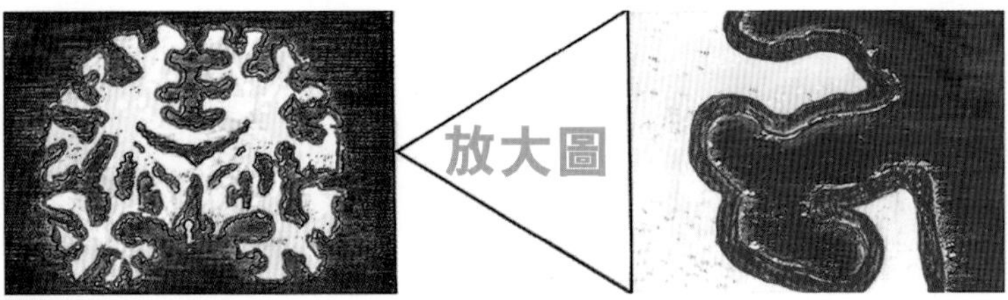

皮質覆蓋在大腦的外側

增加突觸

大腦與腦幹合作而發揮作用的小腦，負責內耳的平衡感覺，同時能夠迅速整理由肌肉或關節等傳遞過來的訊息以取得身體的平衡，所以稱為「運動腦」。小腦受損時，則無法隨心所欲的走路或活動手。

大腦基底核發生異常時，會產生微妙的活動不順暢的現象。像帕金森氏症等就是典型的例子。

腦展現活動時，腦的神經細胞（神經元）會配合需要，伸展出神經纖維和樹突，而其前端的「突觸」就像配電盤一樣，會讓延伸出來的纖維相互連結以傳遞訊息。

腦的各器官相輔相成，身體才能夠活動。越使用腦，則突觸越能複雜分歧，促使腦活化。

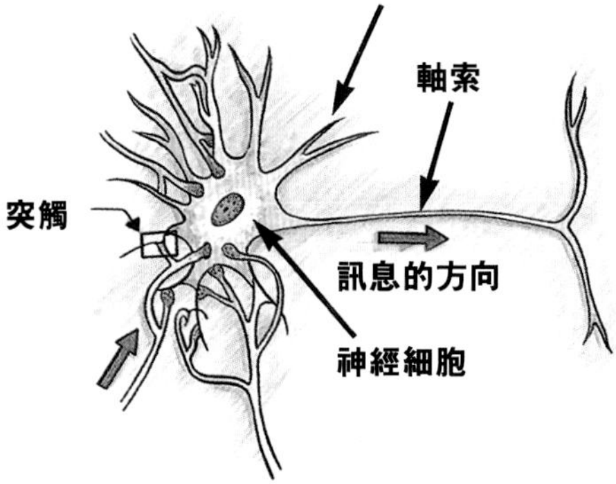

右側是配合感受性的程度所重新製造出來的人體像

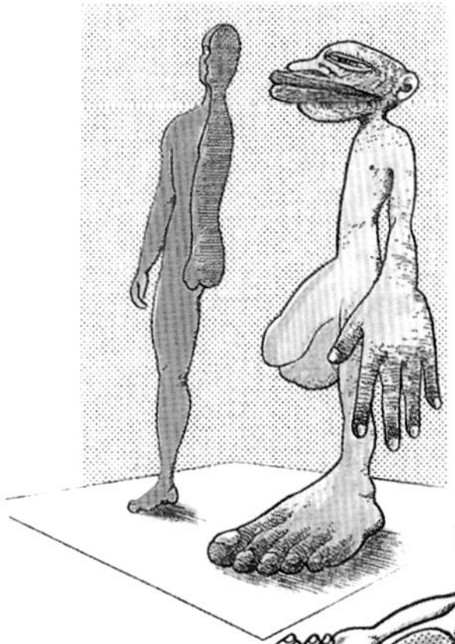

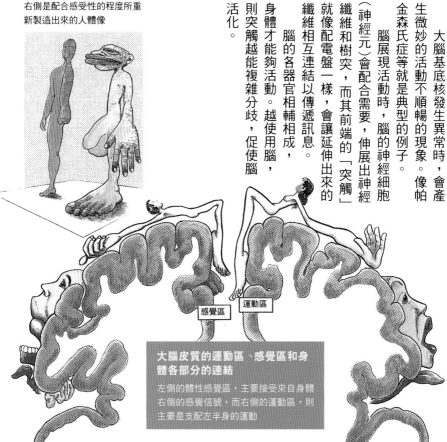

大腦皮質的運動區、感覺區和身體各部分的連結

左側的體性感覺區，主要接受來自身體右側的感覺信號，而右側的運動區，則主要是支配左半身的運動

感覺派的男性右腦與理論派的女性左腦

右腦與左腦藉著神經纖維連結

「右腦」和「左腦」是大腦從頂部左右分開時的名稱。從正面看，右側是左腦，左側是右腦。依慣用手的不同，右腦和左腦的位置可能會顛倒。

如圖所示，右腦和左腦具有不同的作用。藉著中央的「胼胝體」連結，利用各種神經纖維相互取得連絡。

此外，說話時進行肌肉運動的中樞區域，慣用右手的人在左腦，慣用左手的人則在右腦。

因此，發生腦溢血或腦梗塞時，一旦左腦受損，則慣用右手的人會出現語言障礙的毛病。

發生口角之爭時，男性無法勝過女性嗎？

一般而言，女性的右腦、男性的左腦比較發達，而且女性胼胝體的神經纖維束較粗，能夠旺盛的進行左腦與右腦的訊息交換。

因此，發生口角之爭時，女性可以說出許多詞彙，不斷的吸收右腦的訊息，所以男性當然會吵輸女性。

邏輯思考的中樞在左腦，藝術、創造的中樞在右腦，所以有人說：「男性是浪漫主義者，女性是現實主義者。」

實際上，這句話也表現出男女左右腦發達的差異。

腦是所有臟器中最不易老化的臟器

有助於延遲腦老化的神經元

人腦在二十歲時完成，接著，神經細胞神經元每天約有十萬個死亡，所以過去學會的事物，可能會隨著年齡的增長而遺忘。事實上，腦已經準備二十%的後備神經元。當主角神經元死亡時，則由後備神經元代替。

有些臟器容易老化，有些臟器卻能長期維持最佳狀態。其中老化速度最慢的是腦。八十歲時，肺和腎臟的功能與三十歲時相比，只四十%，而腦則能夠剩下約八五%。

然而，衰老卻會使部分老年人出現痴呆現象。

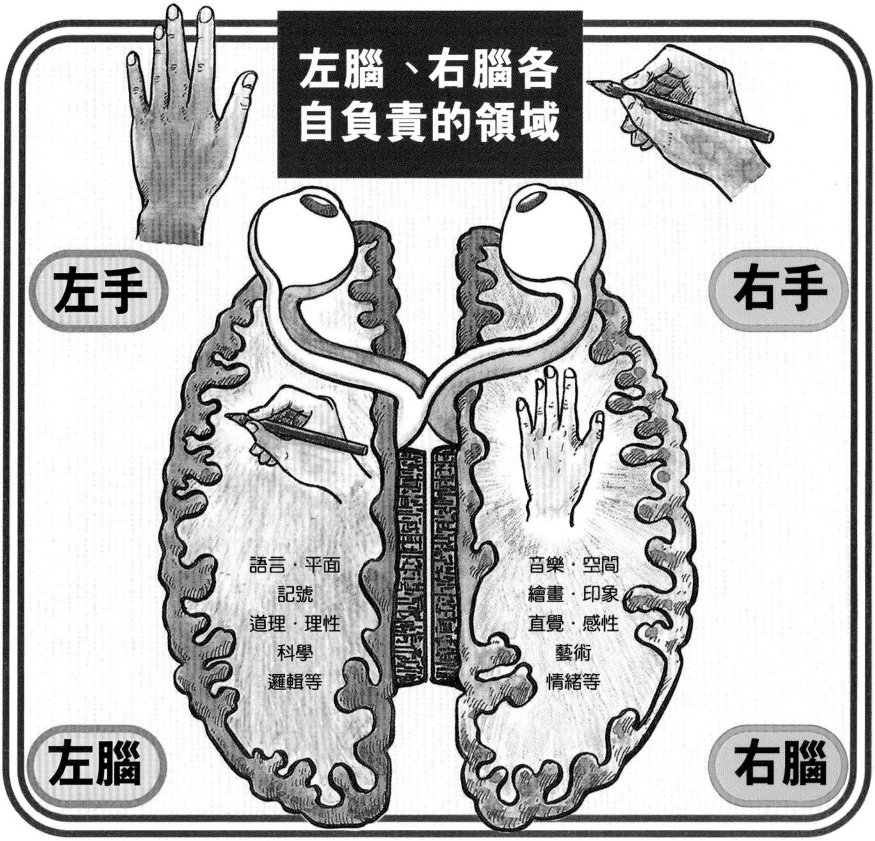

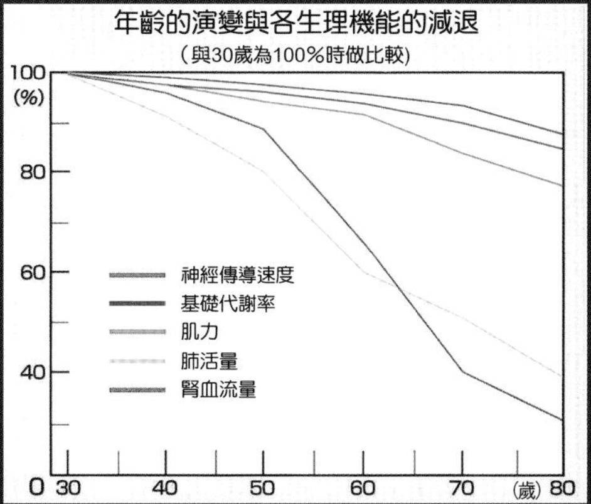

為了維持腦的健康，要經常使用腦，動用後備神經元。學習新事物或對某些事情產生感動等，都能夠使細胞之間相連，形成網路，避免神經元減少。

只要能夠積極做到，則即使神經元減少，頭腦也仍然可以保持清晰。

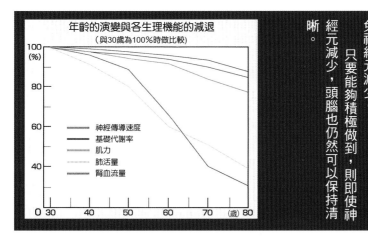

日本人的左腦是「過密狀態」嗎？

（出處：高木貞敬著「培養腦」）

神經生理學專家高木貞敬先生認為，日本人掌管邏輯思考和語言的左腦是過密狀態，容易擔心、拘束，為了去除這些問題，夜晚就會外出吃喝玩樂。

利用聽覺研究歐美人和日本人的腦，結果發現歐美人是用右腦接收並處理笑聲、哭泣聲和蟲鳴鳥叫聲等與情緒有關的音，而日本人則是用左腦接收這些聲音，將其視為感動或感傷的音。

左腦掌管語言或邏輯思考、計算或分析能力等理智的功能，但是，日本人甚至會處理能表達人類情感的聲音，亦即具有異種的能力。

情緒和知性共存於左腦，兩者的功能緊密結合。功能交錯，導致人際關係產生疲乏。

最後，在嚴肅和溫馨等氣氛截然不同的場合無法表現出適當的情感，甚至連原本的情緒都遭到扭曲。

日本人的左腦形成過密狀態，而且情感、本能的爬蟲類腦或動物腦等舊腦，受到進行智能活動的大腦新皮質的壓抑。為了從壓力中解放出來，夜晚才會外出飲酒作樂。

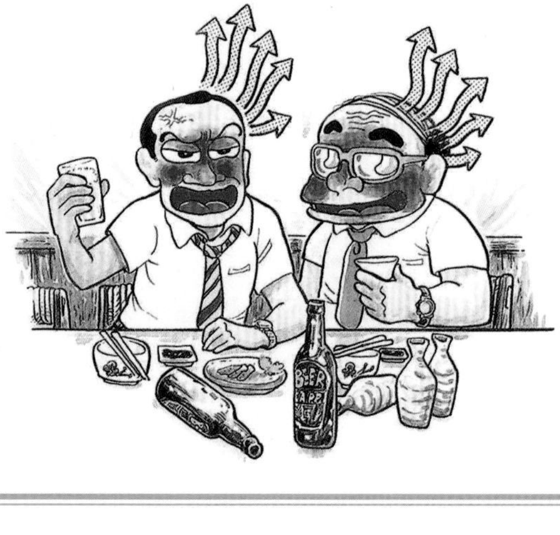

發揮想像力製造出擁有絕佳記憶力的頭腦

「對記憶力缺乏自信」或「在重大事件上容易遺忘細節」的人，在此教導你能夠輕鬆提高記憶力的訓練，以及在緊急時刻能夠幫助你不會健忘的技巧。

插圖：小川集　中村恆雄

了解記憶的構造

記憶的保存場所以「海馬」爲主

我們從出生至今，對於看過、聽過、接觸過等透過全身器官所得到的所有印象加以保存下來，就稱為「記憶」。

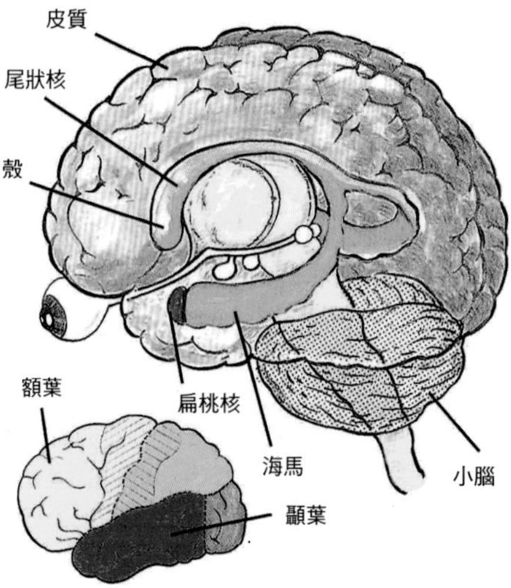

由身體各器官得到的印象，首先會送到腦內的海馬，接著腦的神經細胞＝神經元之間互相刺激結合，形成記憶，散居在腦中各處。

以人的臉為例，只要多看、多想幾次，就會深印在皮質中，能夠瞬間記憶起。

海馬是記憶的第一保存場所，瞬間的印象都會記憶在海馬中。如果全都形成長期記憶，則能夠容納的記憶量相當於二百萬年份報紙的訊息量。

換言之，若是精密的地圖，則連各個角落都能完全記憶下來。反之，如果沒有海馬，則所有的印象或想法就只能維持數秒鐘。

此外，睡眠時海馬會重播腦內的記憶，所以過去的情景會出現在夢境中。這是因為海馬會將白天發生的事情送到大腦皮質的緣故。

記憶分成各種形態

需要長期保存的記憶，依內容的不同，在腦中的保存場所也不同。包括儲存在小腦和殼（豆狀核）中的「順序記憶」，例如開車的方法等。

輸入基因的本能記憶、習慣保存在尾狀核、儲存在扁桃核的「恐懼記憶」（恐懼症或倒敘等）和與個人行動或心理有關的「意識記憶」等，從輸入海馬開始，二年內會散居在皮質各處。

此外，以知識等為代表的「意義記憶」，則會在顳葉的皮質記號化，再由額葉取出。像阿茲海默症初期，首先是「意識記憶」受損而遺忘發生過的事情。

記憶的三階段

●短期記憶（即時記憶）

能夠瞬間複誦瞬間看到的印象或聽到的話語、數字等的「記憶」階段。

突然看到圖畫或照片等的記憶會暫時記錄在海馬中，但是無法保存於皮質內，所以很快就會忘記。

以照相機為例，就是攝影某種狀態的情況。

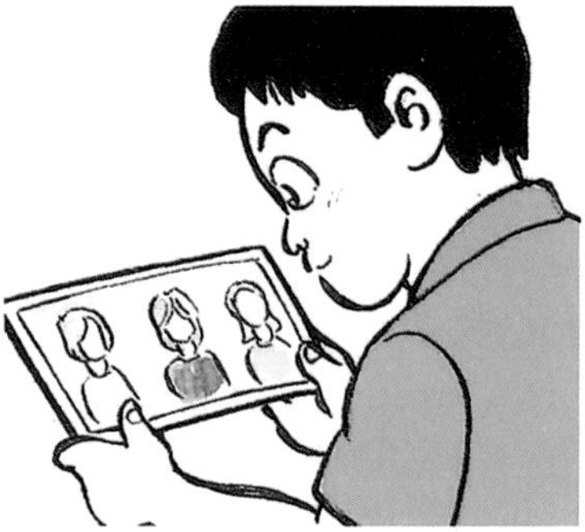

●中期記憶（近來記憶）

對於對象感興趣而產生想要記住的強烈意志時，則可維持數個月的「記憶」階段。

對於不感興趣的對象毫不在意，當然不會記住。一旦想要刻意記住時，就會對腦產生刺激，加強突觸的結合，使記憶固定在腦中，不易遺忘。

這是已經攝影完成、以錄影帶形式保存下來的情況。

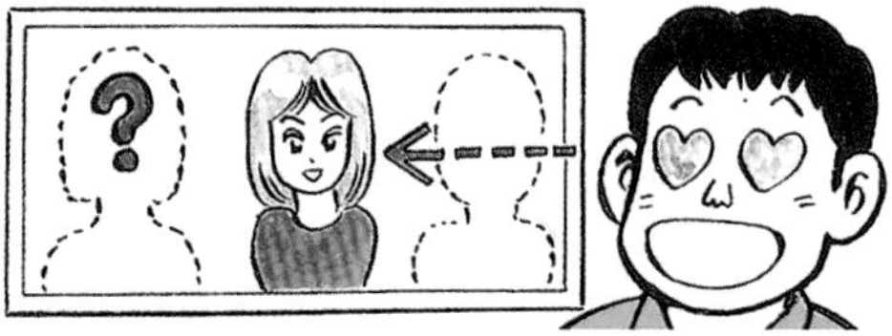

●長期記憶（遠隔記憶）

反覆相同的經驗，重複想要記住的行為，就能使記憶完全固定下來，形成不易遺忘的狀態。這是屬於第三階段。約可記住數個月至數年。以「想像」給予腦刺激，更容易記住。

這是反覆播放錄影帶的情況。

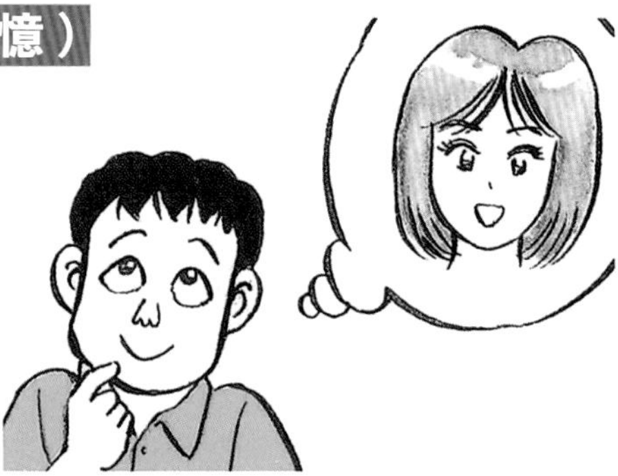

檢查模糊的記憶力！

雖然人類的記憶量相當龐大，但是非常模糊。原以為自己記住了，結果卻要花很長的時間才能想起來。這就是神探福爾摩斯所說的「看」和「觀察」是不同的。

檢查1

你一定認識五十圓硬幣，那麼它的直徑有多長呢？用拇指和食指來表示，將它畫在紙上吧！

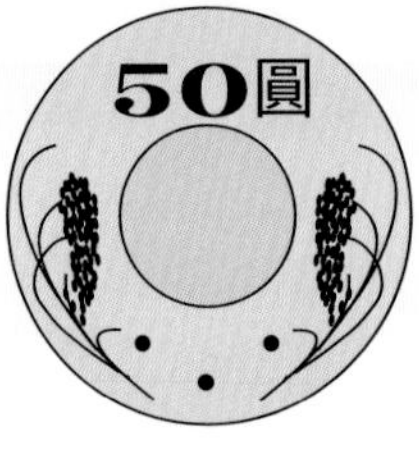

檢查2

這些是大家所熟悉的五十圓硬幣。請從下面四個硬幣中，指出正確的硬幣。

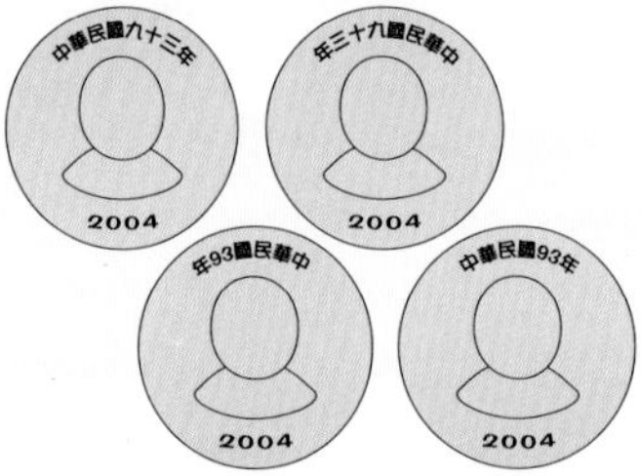

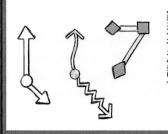

檢查3

你是否戴著手錶呢？將它放在看不見的地方。請說出你喜歡的手錶的指針是什麼形狀？（沒有手錶的人，可以利用身邊的時鐘進行測試）

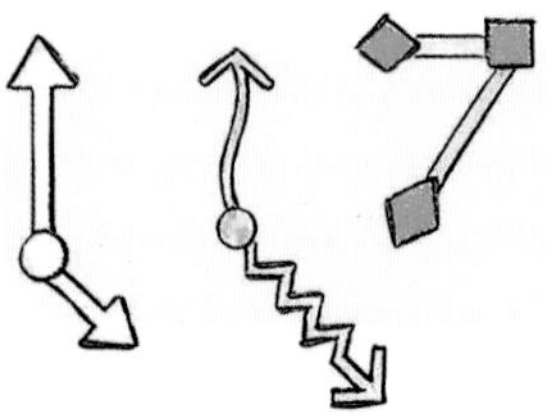

因為喜歡所以能夠「牢記在心」

感興趣的事情不易遺忘

俊男美女或穿著奇裝異服的人通過面前時，即使是瞬間發生的事情，也會留下鮮明的印象。尤其是具有「眼睛很漂亮」、「頭髮染成粉紅色」等令人印象深刻的特徵，則會清楚的記憶下來。

反之，興致缺缺的人或事，則不僅記不住，甚至完全無法了解。

對於想要記住的事物，首先要喜歡它或產生興趣。討厭數學的人，不妨閱讀英年早逝的天才數學家的傳記。

和俊男美女交換名片時，則別說是對方的長相，連他的姓名和電話號碼都會記住。相信很多人都有這種經驗。

這是因為腦的總機能都集中在眼前這位美女或俊男的臉上和姓名、電話號碼上，使得腦內的海馬立刻進行將記憶傳遞到皮質的作業。記憶力會受到你是否想要真正記住這件事物的影響。

不順心的事情容易遺忘

老年人經常提到以前發生的事情，但卻無法記住新的事物。這就是長期記憶較容易被引出來的一種生理現象。

快樂的事情記得很清楚，是記憶的特性造成的。

關於談話內容，則孩提時代或血氣方剛的時期等人生充實燦爛的階段，留下的記憶較多。

快樂的事情或感到滿意的經驗，會反覆出現在大腦皮質中，牢牢記住。

反之，不愉快、不滿殘留下來的失意時期等的記憶，不希望保存在腦中，所以多半記不住。這就是「不順心的事情容易遺忘」的理由。

然而，討厭的記憶有時卻會記錄下來，例如，經歷九二一大地震的心靈外傷後壓力傷害等許多的倒敘（當時的瞬間重新復甦），則會在瞬間成為潛在的記憶，殘留在扁桃核中。結果在心靈及肉體上留下與原始體驗相似的感受，導致殘留鮮明的記憶。

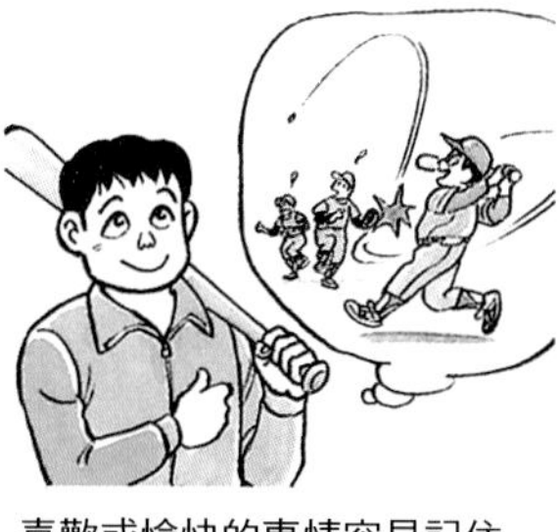

喜歡或愉快的事情容易記住

提高記憶力的時間帶

利用「時間」提高記憶力

記憶力最高的時間是在上午十點左右

一天中，記憶力最高的時間帶是在上午十點和下午三點左右。

不過，下午三點也是運動力到達顛峰的時間帶，所以上午十點較好，最好在這段時間記憶必須記住的事物。

事實上，從與睡眠的關係來看，精神活動提高到最大的時間帶，就是在上午十點左右。

睡眠具有「讓腦休息、再度更新到最佳狀態」的意義。因此，睡醒後，思考或記憶力會提高。

利用腦的作用，可以在下午製造出上午十點的狀態。換言之，只要在中午利用短暫時間睡個午覺（打盹兒），那麼下午就能夠迎向精神活動的顛峰。

飯後二小時後的效率極佳

記憶力與飲食時間有密切的關係。

用餐後，血糖值上升。血糖值增加時，傳遞記憶的腦的各神經細胞之間相連接的突觸，能夠不斷的生成FGF（纖維芽細胞成長因子）。

FGF能使突觸成長活化，使得由海馬傳遞到皮質的記憶，亦即交換訊息變得順暢。

用餐二小後，FGF為平時的一千倍。接著，增殖的速度會減緩，五小時後開始減少。

因此，最好在飯後二～五小時內記憶必須記住的事情。

【用餐時間與記憶的關係】

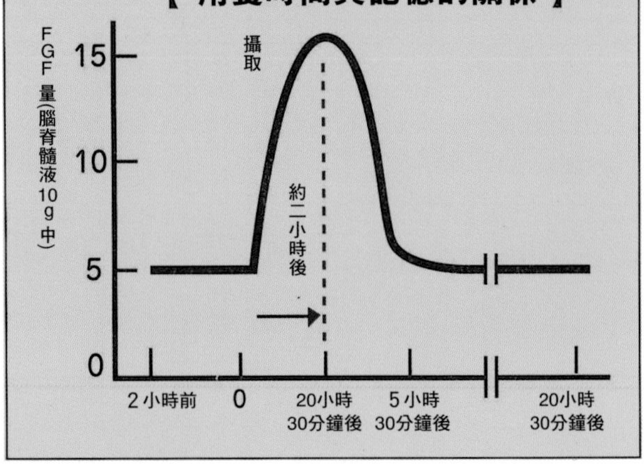

一小時後進行反覆記憶

德國的心理學家艾賓格豪斯認

為，得到印象後最初的一小時內最容易遺忘事情。

換言之，必須記住的事情則在一小時後要再度反覆的記憶，這樣才能根深蒂固於皮質內。

想要記住初次見面的人的名字，那麼，最好在一小時後再回想其臉部特徵，或是看看名片、背誦名字，這樣效果更好。

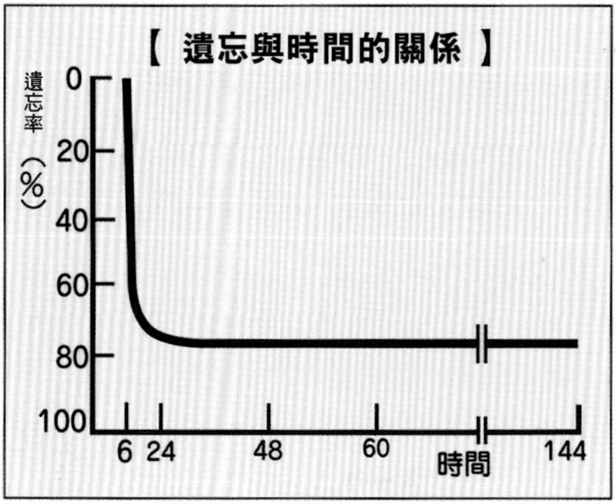

將記憶力提高到最大限度的方法

早上八點吃早餐，十點開始工作或念書，十二點到下午一點吃午餐、睡午覺，下午三點開始工作或念書。這才是能夠將記憶力發揮到最大限度的有效時間表。

事後一小時，切記要再度確認學過的事情。

睡眠具有抑制記憶減少的效果

根據美國心理學家J．C．詹金斯和K．M．達連巴克的實驗顯示，學習後立刻入睡，記憶會持續二小時再逐漸變淡，約忘記五成左右。不過，早上起床之前，幾乎能夠保持相同水準的記憶。

一直維持清醒的狀態，則記憶會不斷的減少，約八小時後會遺忘近九成。理由是睡眠中精神活動較少，使得「遺忘」的作業緩慢進行。

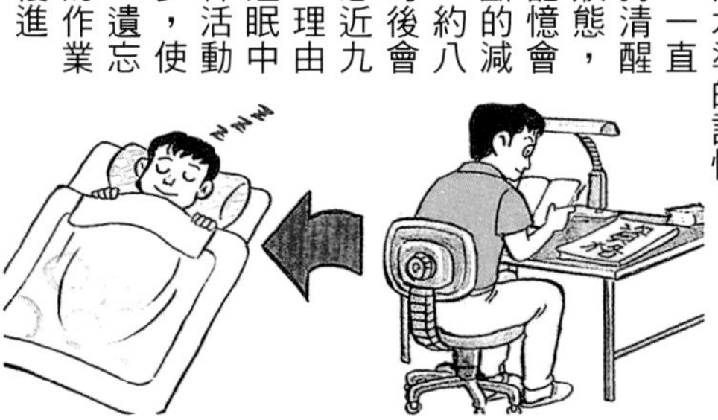

「記住後立刻入睡」能夠保存記憶

提高記憶力的基礎訓練

脫離消極暗示

你是否認為「自己的記憶力很差」？提高記憶力的當務之急就是要去除這種消極的想法。一旦別人經常說「你的記性真差」時，就會使得想要引出記憶慾望的額葉前區的功能萎縮。反之，受到稱讚時，就會湧現想要努力的想法，使整個腦細胞活化。

如果海馬到與腦的記憶有關的各器官的神經細胞連絡順暢，則記憶力極佳。不過，前提是必須經常使用腦加以刺激。細胞間相連的神經纖維受到越多的刺激就越敏感，反應迅速，能夠保存記憶，同時提高引出記憶的能力。

利用名片的名字想像長相

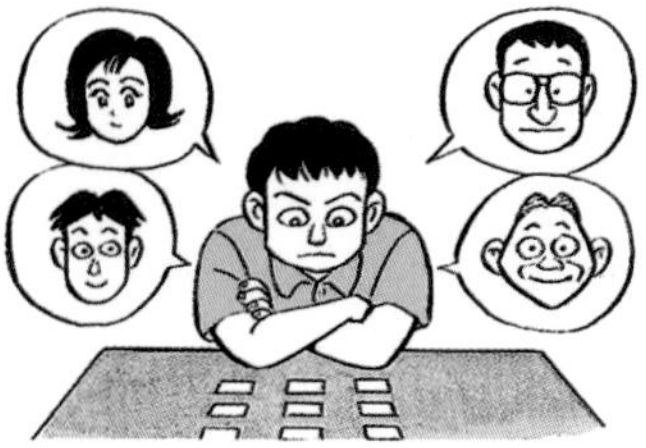

一般而言，當學生「學習（記憶）」期間結束之後，若不是學者，就不會養成盡量記憶的習慣。這也是造成記憶力減退的一大要因。

工作需要記憶的人，即使上了年紀，記憶力還是很好。像公車導遊、計程車駕駛等，對於專業以外的領域，也有超群的記憶力，亦即平時養成記住事物習慣的緣故。這就是提高記憶力的基本。

例如，家庭主婦購物前不列出清單而將其記在腦海中，或是上班族努力背誦見過的人的長相、名字和電話號碼等，都是訓練記憶力的好方法。

腦的健康・柔軟性能夠提高記憶力

身心健康時，可以充分發揮腦的功能，擁有極佳的記憶力。反之，睡眠不足、身體狀況欠佳時，腦的功能減弱，記性差。因此，規律正常的生活和健康，是影響記憶力的重要關鍵。

孩子可以簡單記住車站的站名和世界各國首都等瑣碎的事物。年紀越輕，腦細胞功能越活絡。這是因為能夠輕易的延長神經纖維，形成與其他細胞之間的突觸的緣故。

成年後，專注於某個工作，腦細胞喪失能夠記住瑣碎事物的柔軟性。要使腦隨時保持柔軟性，則對於事業之外的範圍也必須感興趣。

事實上，沈浸於與自身工作無關的興趣的人，頭腦多半相當柔軟。

3 發揮想像力製造出擁有絕佳記憶力的頭腦

●重視「第一印象」

對於初次見面的人，要仔細看清其長相，找出令人印象深刻的特徵，與其名字相連接。例如，耳朵大的福田，則可以想成是「福耳的福田」等。此外，在交談時多說幾次對方的名字，或是在名片的背面記錄商談的事情或特徵，事後再看著名字說出特徵。這是很有效的訓練方法。

●重視「想要記住」的想法

記憶必須重視「想要記住」的想法。時時切記這種想法，這樣就能訓練你的神經，使得腦細胞的功能變得更為敏銳、活絡。

●具有迫切感

目標隨時保持升職、加薪等，只要腦海中擁有積極的想法，就可以使腦細胞活化。

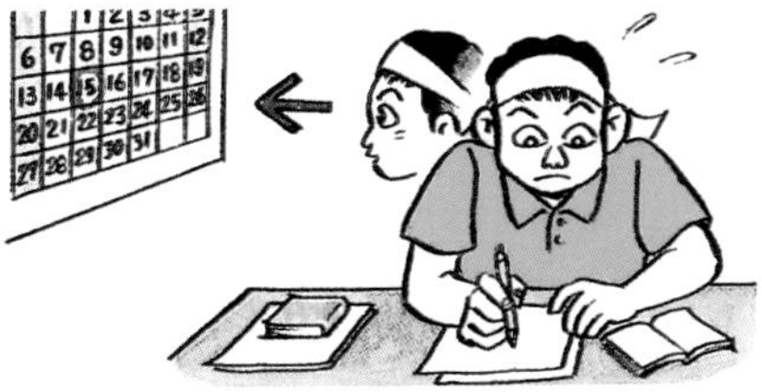

另外，要給予自己期限，產生迫切感，藉此產生緊張感，提高集中力。

●和環境一起記憶

結合周遭的環境一起記憶，聯想相關的事物，效果更好。例如，將椅子上的圖案一併記住，就可以在腦中的記憶抽屜貼上容易引出訊息的標籤。

●經常交談

集中精神，記住交談時的內容，同時將自己的想法傳達給對方了解。這是能夠充分運用腦的作業，所以最好積極的和對方交談。

●與其學習不如養成習慣

將電話簿打開到適當的頁數，練習記住該頁10人份的電話號碼，或是默背漫畫人物的台詞。總之，一定要養成讓腦「記憶的習慣」。

●減少使用代名詞

很多人在交談時會使用一些比較曖昧的代名詞，像「這個」、「那個」等。這是無意識放棄腦引出記憶的動作。因此，不要說「把放在那裡的那個放到那個裡面」，而應該說「把放在桌上的筆記本放到公事包裡面」，具體的說出內容。

●給頭腦休息的時間

記住的事物，經過一段時間後，要再回憶一次。反覆記憶才是提高記憶力的方法。

●玩撲克牌的神經衰弱遊戲

『神經衰弱』是指將所有的撲克牌都蓋住，找出相同數字的撲克牌在哪個位置。雖然是簡單的遊戲，但是卻能夠讓腦集中在「記憶」的行為上，是很有效的訓練方法。

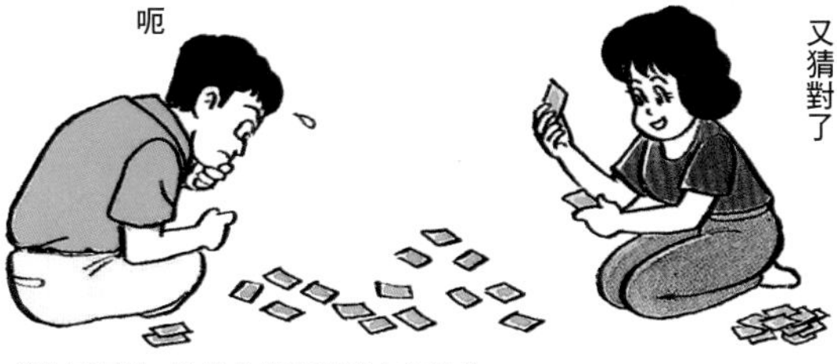

『神經衰弱』遊戲是提高記憶力的遊戲

●下意識從各種角度輸入訊息

記憶是在擁有越多與該背景相關的關鍵字時越容易想出來。反覆記住，給予腦數次刺激也有效。如果能夠同時活用身體的五感，那麼就可以增加背景的要素，將更多訊息當成刺激輸入腦。除了用看的之外，還可以寫下來、念出來。活用這些方法，能夠提高海馬到皮質的固定度，順利的引出記憶。

●利用聽覺（說話）

孩提時代，背國字念法時，老師通常會要求「大聲念出來」。

這是有理由的。光是在頭腦中反覆默背，只是單純的「想記住」而已。但若是將其念出來，就會使用到更多的腦器官，例如，由海馬傳遞到皮質的記憶路線、語言的記憶和理解中樞左腦，以及將語言用聲音念出來的肌肉運動的中樞（慣用右手的人為左腦，慣用左手的人為右腦）等。各器官互助合作，發揮作用，就更能加深記憶。因此，最好養成將想要記住的事情念出來的習慣。

另外，和別人「說話」，對記憶也很有幫助。例如，考試的前一天，和朋友討論可能會考出的內容，那麼在考試時就會一併想起當時朋友的長相和場所。因為「說話」和「環境」也有關，所以，能夠增加腦中記憶的線路。

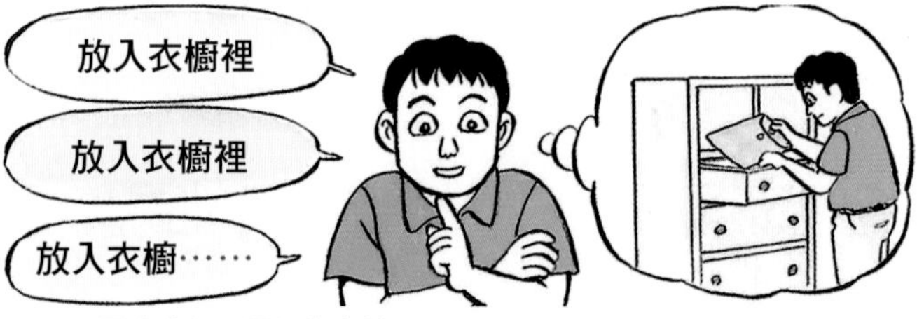

反覆念出想要記住的事情

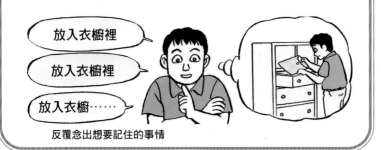

●利用觸覺（寫字）

對於記憶會造成影響的觸覺中，特別值得注意的是「寫字」。

多寫幾次、反覆書寫，則連無意義的數字等也能記住。連接神經纖維的突觸，在一~二次的訊息傳遞程度中，很快的就會消失。但是反覆次數達到五次以上時，記憶力會突然提高，而且確實形成突觸。

以數學公式為例。了解其意義很重要，但是在用頭腦思考前，不斷的動筆寫出公式，則腦細胞之間能夠瞬間引出記憶並傳遞到手臂的肌肉。

不過，同樣是「寫字」，但是在做記錄時，卻容易因為頭腦認為「已經備妥記錄，所以不必記住」，結果就難以記住了。

因此，在困頓或睡眠不足而使腦疲累，或酒醉而必須要記住某些事物時，才需要利用便條紙寫下來。

真正需要記住的事情，不可事先用便條紙記錄。

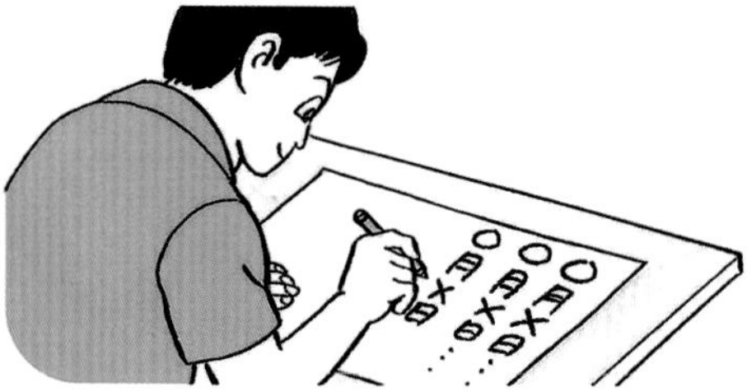

反覆寫100次就能記住

●利用嗅覺、味覺

日常生活中，到處都有氣味。例如，在念書時聞到煎餅的味道，就會想起煎餅的英文單字。由此可知，氣味的記憶非常強烈。海馬可以將氣味和記住的內容兩者的訊息相連接而保存下來。等到再聞到相同的氣味時，就能夠以此為關鍵，讓海馬引出另一個記憶。利用聞到或吃到令人印象深刻的氣味的食物來記憶，也是一種訓練方法。

例如，芳香療法除了具有放鬆效果之外，也有助於提高記憶力。對於記憶有效的香味包括檸檬、蜜蜂花和迷迭香等。檸檬和蜜蜂花能夠活化記憶中樞海馬的功能，所以，可以在辦公室或書房放置這類植物。

此外，可以嘗試藉著反覆記住的方式讓記憶固定在腦中的芳香療法。記憶五~十分鐘後，或是在最有效的一小時後，聞聞能夠讓腦更新的薰衣草（腦放鬆時，更能引出讓記憶固定化的α波），再反覆記憶。這樣就能使腦活化（清醒），同時得到放鬆（休息），具有一石二鳥的作用。

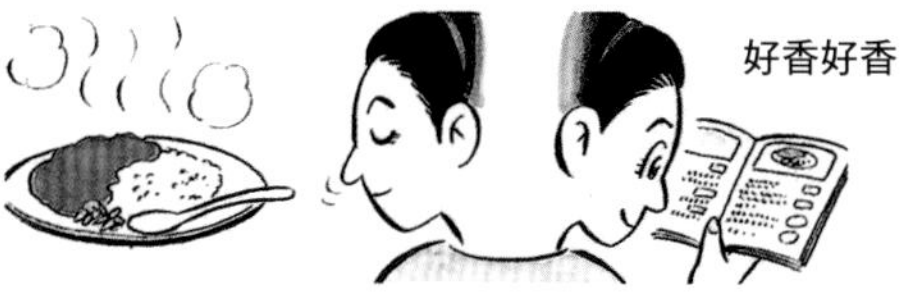

刺激的氣味能夠成為記憶的標籤

利用想像力提高記憶力！

使印象鮮明的訓練

【殘像訓練】

瞬間看到的東西，如果無法令人印象深刻時，則可能數秒鐘之後就會遺忘。不過，若是進行讓這個記憶停留下來的訓練，就可以大幅提高記憶力。殘像訓練就是能夠讓這個瞬間記憶鮮明復甦的訓練。

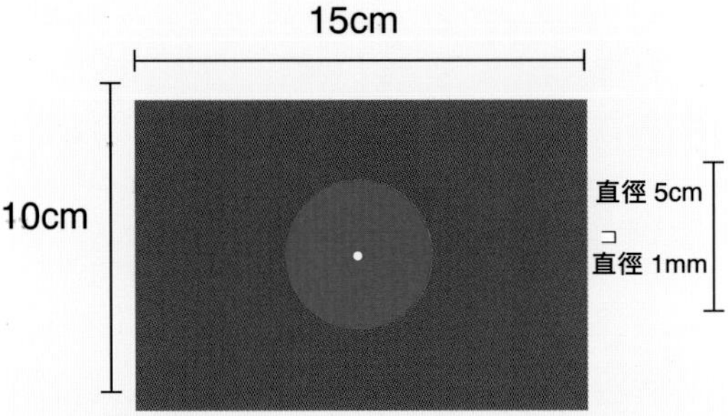

《殘像訓練的做法》

①將長方形框中塗上顏色的紙置於眼前30公分處，閉上眼睛，凝視30秒。

殘像會留在眉間正中央處。最初殘像可能會變得模糊而立刻消失，但這時要努力使其鮮明再生。

每天早、晚２次，每次進行10分鐘。

閉上眼睛，努力讓殘像停留在腦海中30秒即可。

【利用想像繪製圖形的訓練】

《做法》

能夠做到①之後，在腦海中想像如插圖所示的四方形方框，在裡面盡量清楚的畫如三角形等簡單的圖形。與①同樣的，早晚要進行訓練。

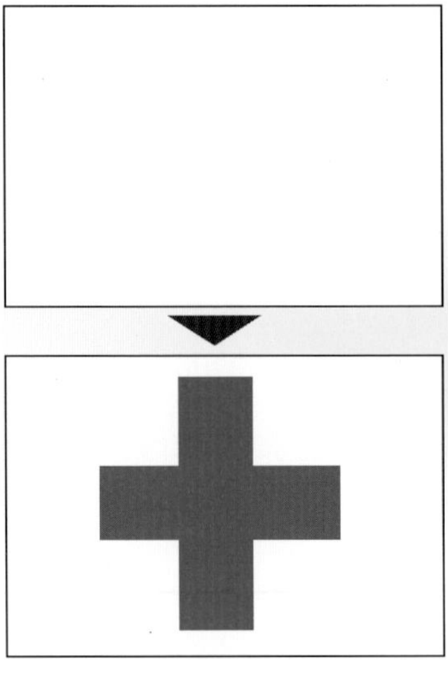

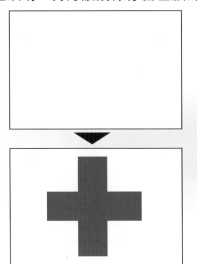

【殘像素描訓練】

《做法》

以近距離觀察室內的物品或窗外的景色二十秒。

接著，移開視線，用素描的方式畫出來。最初記憶模糊，只能重現一半。然後，將素描和實物做比較，在另一張紙上再畫一次，慢慢的就能夠畫出一模一樣的物品。

反覆進行這個訓練，就可以有鞏固印象，提高記憶力的效果。

【記憶的螢幕播放訓練】

《做法》

保持自然的姿勢，輕輕的閉上眼睛。深呼吸，放輕鬆，意識集中在音樂上。腦海中浮現沒有播放任何影像的螢幕。

螢幕中開始浮現自己想像的片段。接著，螢幕中浮現「5」這個數字，再慢慢的數「4」、「3」、「2」、「1」……。

倒數完「1」之後，影片開始播放。想像螢幕先出現簡單的圖畫，再等影像自然浮現。

從圓形到橘子、月亮、球、人臉等，慢慢的變成複雜的圖形。

等到映像能夠順暢浮現時，再回想最近發生的快樂的事情，讓它重現在腦海中的螢幕裡。

其次，讓一天發生的事情依序浮現在螢幕中。

最後，一天前、二天前……慢慢的追溯過去，累積訓練，就能夠建立一個反饋的路徑，即使是再簡短而細微的記憶，也可以回想起來。

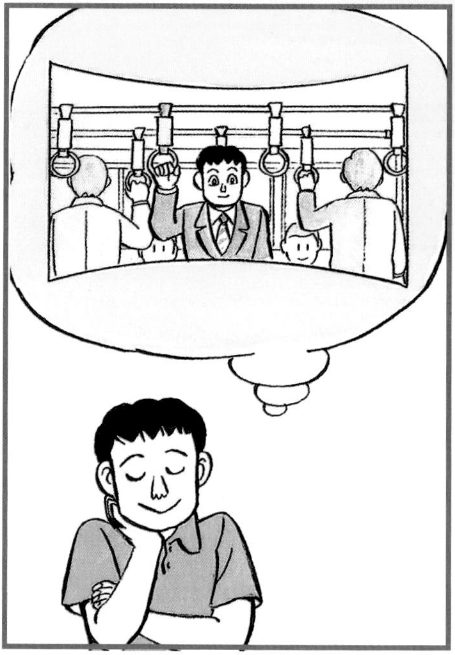

記住數字、順序等瑣碎事物的秘訣

孩子具有記住瑣碎事物的能力。由於頭腦年輕，所以從連接腦細胞的神經纖維伸出的突觸傳遞迅速。不過，成人就無法辦到。像數字或順序等，尤其是要記住毫無意義的事物時，需要花費一番工夫。

●利用音相似的國字來背電話號碼

背電話號碼等數字時，可以用國字代替數字。

例／（8879576）

可以將其想像成「爸爸吃酒我吃肉」來背誦電話號碼，亦即盡量尋找能夠讓自己印象深刻的國字來代替數字的背誦方式。

●區分幾組數字來背

締造圓周率默背記錄的是一位日本男性。他會背4萬２１９５位數，在１９９６年時列入金氏世界記錄。他最初以１００位來區分間隔，然後再將這１００位各自以位數來區分，當成好像一篇文章來默背。

我想，沒有人能夠背得出像圓周率這麼長串的數字。不過，若這些數字能夠以適當的長度來間隔區分，然後再利用一個單字或故事串連，那麼應該就可以提高默背的效率。

●按照先後次序默背

利用上班途中看到的景色，進行按照順序默背事物的訓練。
例如，家中的玄關、對面的住家、轉角的香煙零售店、車站等，從平時看到的物品或場所，依序給予編號，然後再進行默背。

例／背德川歷代將軍時

（家康）在自家玄關跌倒。住在對面的（秀忠）看到之後，咯咯的笑了起來。在上班途中，告訴在巷道轉角開香煙零售店的（家光）這件事，同時買了三包香煙。眼看就快要遲到了，於是趕緊跑到車站，對車站年輕的站員（家綱）說：「幸好趕上了。」

如上所述，盡量創造出一個具體的故事，這樣較容易默背，而且可以輕易的記住雜亂無章的內容。每天在上班途中反覆背誦，就能夠加強記憶。

利用身體部位背誦的技巧

從頭頂開始，頭= 1 、眼睛= 2 、鼻子= 3 、嘴巴= 4 ……依序將各部位編號。然後配合號碼，將想要記住的事物依序記住。最後，按照各部位，大聲念出想要記住的事物。此外，不只是器官的名稱，例如念到「嘴巴」時，則要同時記住「說話」、「接吻」等相關的字眼。只要掌握要領，就可以透過身體的各部分來建立記憶網路。

以默背德川歷代將軍的順序及名字爲例……

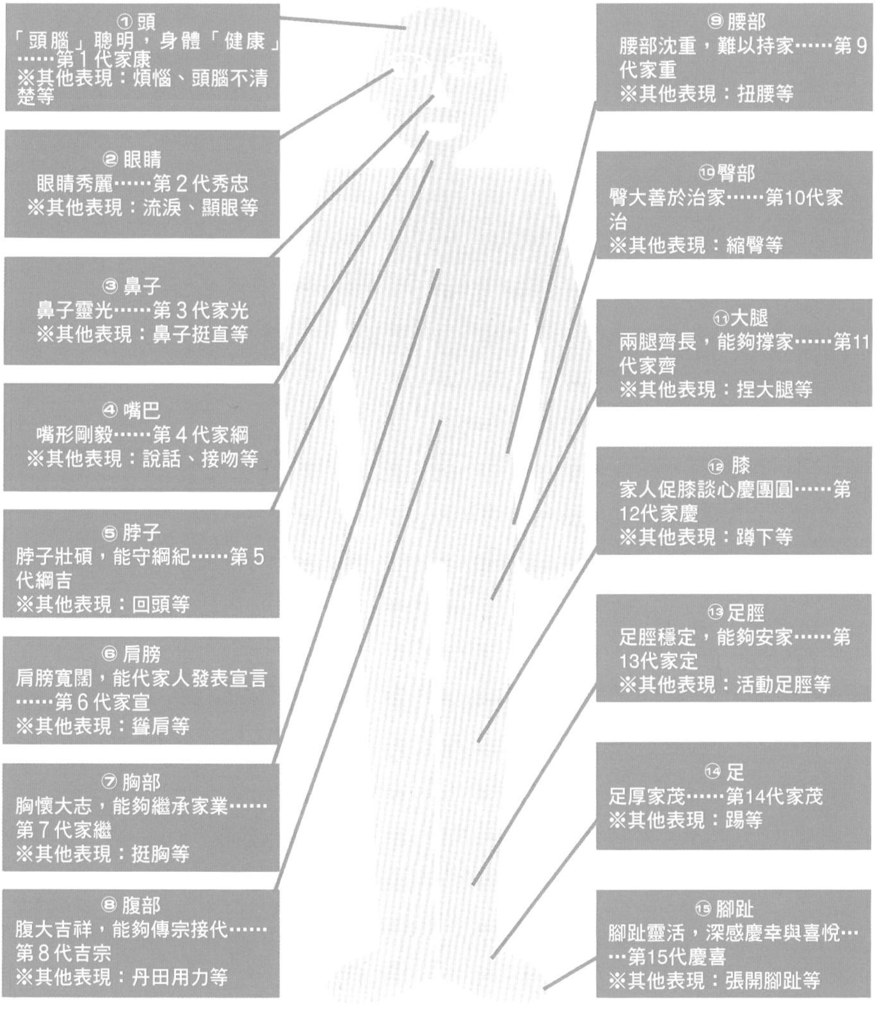
①頭
「頭腦」聰明，身體「健康」……第1代家康
※其他表現：煩惱、頭腦不清楚等
②眼睛
眼睛秀麗……第2代秀忠
※其他表現：流淚、顯眼等
③鼻子
鼻子靈光……第3代家光
※其他表現：鼻子挺直等
④嘴巴
嘴形剛毅……第4代家綱
※其他表現：說話、接吻等
⑤脖子
脖子壯碩，能守綱紀……第5代綱吉
※其他表現：回頭等
⑥肩膀
肩膀寬闊，能代家人發表宣言……第6代家宣
※其他表現：聳肩等
⑦胸部
胸懷大志，能夠繼承家業……第7代家繼
※其他表現：挺胸等
⑧腹部
腹大吉祥，能夠傳宗接代……第8代吉宗
※其他表現：丹田用力等
⑨腰部
腰部沈重，難以持家……第9代家重
※其他表現：扭腰等
⑩臀部
臀大善於治家……第10代家治
※其他表現：縮臀等
⑪大腿
兩腿齊長，能夠撐家……第11代家齊
※其他表現：捏大腿等
⑫膝
家人促膝談心慶團圓……第12代家慶
※其他表現：蹲下等
⑬足脛
足脛穩定，能夠安家……第13代家定
※其他表現：活動足脛等
⑭足
足厚家茂……第14代家茂
※其他表現：踢等
⑮腳趾
腳趾靈活，深感慶幸與喜悅……第15代慶喜
※其他表現：張開腳趾等

消除一時想不起來的方法

一時想起不起來的原因在於海馬

即使是記憶力極佳的人，也一定有過一時想不起來的經驗。一時想不起來就是指，腦內以往經常使用的訊息一時之間不知道放在哪兒的狀態。負責暫時儲藏記憶及搜尋記憶的海馬發生「一時想不起來」的狀況時，就會令人不知所措。

利用右腦和左腦想出來

遇到這種情況時，首先要深呼吸，讓自己放鬆。要想出數字時，最好看著右上方。要和人臉等印象相連接以找出記憶時，則最好看著左上方。因為人腦右側是掌管藝術創造的事物，左腦則是進行邏輯的思考。各腦支配相反側的身體運動，所以，若是想像則要看左上方，若是要找出數字或文字時則要看右上方。此外，交互刺激左右腦也有效。視線慢慢的左右交互移動，就更能提高找回記憶的機率。

另外，還可以刺激腦側面的扁桃核。一時忘記時，不妨抓抓頭的側面。

能夠預防一時之間想不出來的方法則是，在發生突然想不出來的狀況時，不要輕易放棄，強化「一定要想起來」的意念非常重要。這種想法會在無意識中傳遞到腦深處，刺激各器官，將突然想不出來的情況抑制到最低限度。

這種方法也能防止高齡者的痴呆。

總之，好好使用頭腦，避免頭腦生鏽，這才是維護頭腦的基本方法。

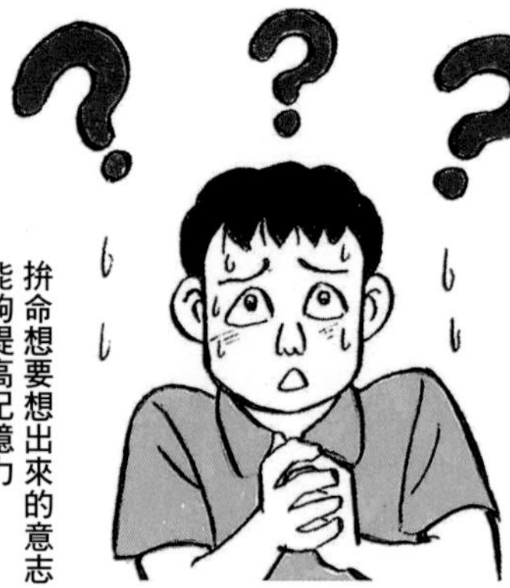

拚命想要想出來的意志能夠提高記憶力

鍛鍊集中力 創造聰明的頭腦

「平時看他總是很恍惚，沒想到在最需要集中力時他卻表現驚人。」在你周遭是否有這種人呢？所謂的「集中力」是指什麼？以下就深入探討有時可以發揮超乎人類智慧的神奇力量「集中力」，同時也要藉著日常的訓練來提高集中力。

主編：中川昌彥　　插圖：園田れな

——「集中力」是獲得成功的捷徑——

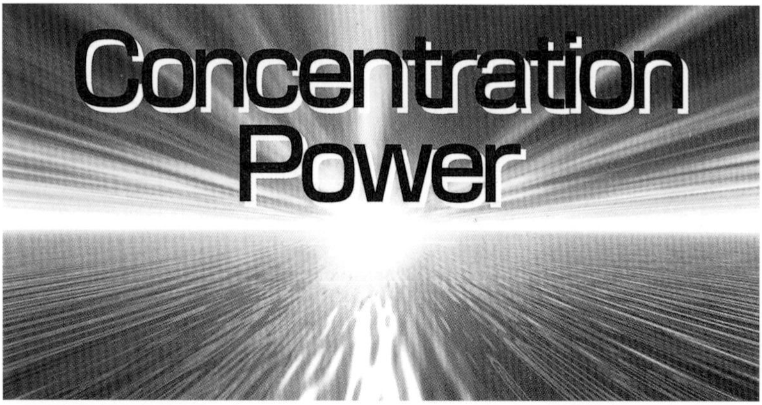

集中力的神奇力量

「如果那時能夠發揮集中力的話……」、「如果能夠好好的集中精神，就能夠締造佳績」。

當我們向新事物挑戰時，集中程度往往會影響結果。尤其像奧運運動員，或是演出成績會影響報酬的職業運動選手等，他們在進行高難度的演出時，最重要的要素就是「集中力」。

「集中力」到底是什麼？一言以蔽之，就是一種「具有神奇力量、生產性極高的全能能力」。

無論工作或是讀書，集中精神與漫不經心的結果，當然會出現天壤之別。這是根據經驗得知的事實。

那麼，人類的「集中狀態」又是如何呢？

相信大家都聽過「一心不亂」或「忘我境界」的說法。以下就介紹二位名人的傳聞。

將集中力發揮到極限的二位男性

其中之一是江戶時代後期相當活躍的棋士，亦即是第十二代本因坊丈和。他在某次參加城內的棋賽時，遇到了強敵，於是花一整晚的時間思考打敗對手的方法。

到了黎明時分，丈和發現自己置身於糞尿之中。因為過度集中精神於思索棋法，竟然

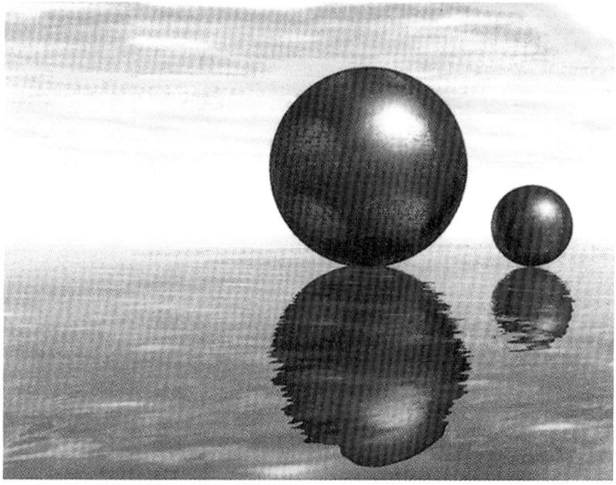

連脫糞、漏尿都渾然不覺。

另一位是藝術界的大老北大路魯山人。不僅烹飪技術高人一等，在陶藝與繪畫方面也有傑出的表現。

他一旦集中精神後，就會不斷的吐氣，最後總是能夠以驚人的速度完成事情。

任何人的體內都有集中力

人類極度集中精神的時候，完全沒有意識到其他事物，因此，能夠輕易的完成平常絕對辦不到的事情。

換言之，好像誕生了完全凌駕於自我才能與身體機能之上的另一位自己，這正是集中力的驚人之處。

集中力並非少數人才所擁有的特異才能，而是幾乎所有人的體內都擁有集中力。只要培養巧妙引出集中力的方法，則任何人都能夠發揮驚人的力量。

集中力並不像計算能力等是侷限於活用範圍內的能力，而是對於運動、課業或是創作等各方面都能夠發揮普遍的作用。

對於任何人而言，集中力都是不可或缺的能力。擁有集中力，則在生活各方面都能表現得更好。

因此，集中力可說是讓自己獲得成功的強力武器之一。

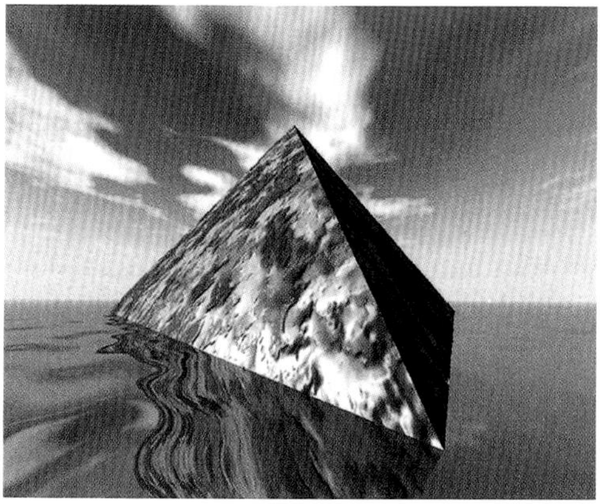

集中力的構造

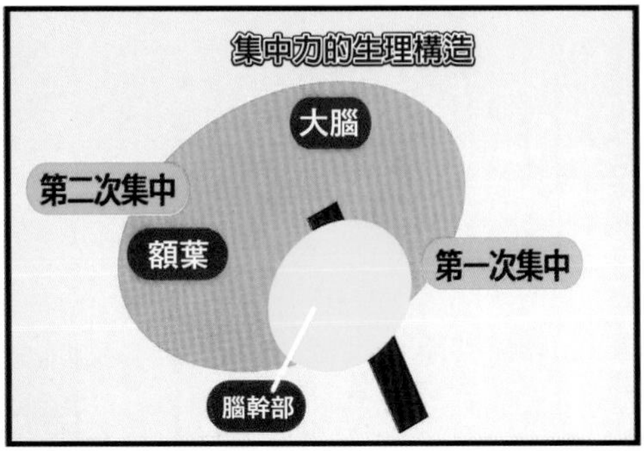

人類擁有二種集中力

接下來就從稱為「腦的軟體理論」的腦力學與生理學的觀點，進一步來分析集中力。

就生理構造而言，集中力分為「第一次集中（第一次集中力）」與「第二次集中（第二次集中力）」。發揮第一次集中力的部位，是在頸部後方延髓附近的腦幹部；第二次集中力的構造，則是以額內側為主，在大腦新皮質部的額葉部。

首先簡單的敘述一下第一次集中力。腦並不會輸入或是捕捉所有的訊息。在具有第一次集中機能的延髓附近的腦幹部，會負責限制訊息的量與品質，藉此維護腦處理訊息的機能。

通常腦幹部對於在車上或是餐飲店裡聽到的他人的談話會忽略不管，而對於某個關鍵字則會產生敏感的反應。換言之，我們在無意識中會選擇性的聆聽周圍的聲音或語言。而進行這個作用的，就是延髓附近的腦幹部。

第一次集中除了限制情報的總量之外，也可以藉著打呵欠等，使身體從精神集中的緊張狀態中解放出來。換言之，兼具潛在的無意識的、身體的機能。

第二次集中是在大腦新皮質的額葉部分進行，以知識性、顯在性與自覺性的方式進行集中。額葉能使思考活動旺盛的進行，同時也是掌管創造、意志、判斷、構想、控制、自我與語言中樞的重要場所。

大腦進行思考集中、小腦進行反射集中

接下來說明大腦與小腦的功能差異，以及和集中力的關係。

大腦是旺盛進行智能思考活動的場所。例如，棒球選手

突然陷入低潮狀態而無法繼續打球時，大腦就會思考該如何恢復之前能夠打球的狀態。

大腦決定的事物由小腦負責實行。例如，對於投手投出的球，大腦決定打擊姿勢，而小腦則反射性的根據大腦的指令打擊。大腦是思考場所，小腦則是「習慣、反射場所」。

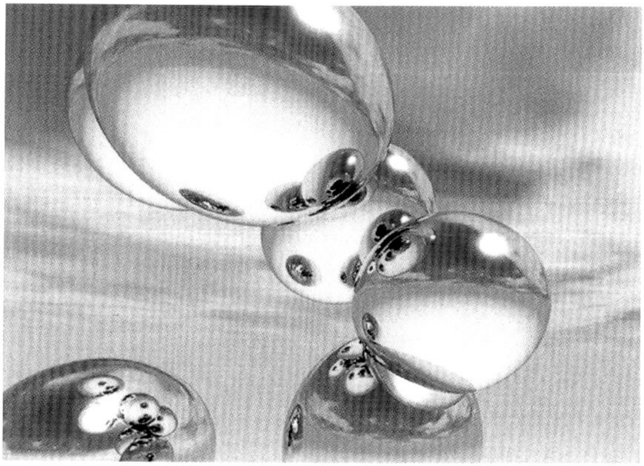

大腦發揮思考集中力，小腦發揮反射與反覆集中力。因此，大腦和小腦集中力的機能各有不同。

大腦與小腦藉由神經纖維互相聯繫，不斷的進行溝通。對於運動員而言，只要能夠順暢的交互使用大腦與小腦的集中機能，就能克服低潮狀態，發現新的技巧。

大腦與小腦頻繁的溝通時，大腦右半球（右腦）集中思考，想像訓練的內容，同時藉由小腦表現於身體之外。

集中力的『超自我』網路能力

根據上述的內容，集中力的定義如下。

「為了達成某個課題，使用將知識（或身體）的各種個別能力組織化的腦的軟體，在更短的時間內產生更好的多產性網路輸出能力。」

集中力並非記憶力、計算力、想像力或是分析力等，亦即並非將某個特定能力單純的組織化，而是將所有能力大大的顯在化並加以統合的能力。

換言之，並不是1加1等於2，而是可能等於3、4或5，具有增強的效果，這才是集中力。

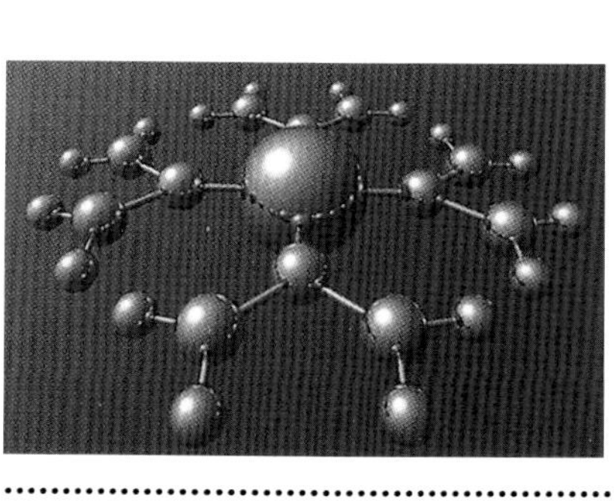

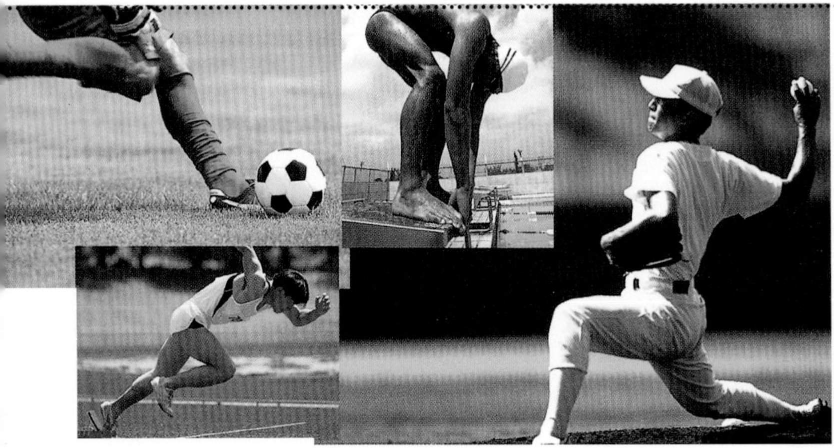

提高集中狀態的七大步驟

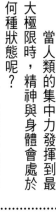

極限的集中狀態——進入「區域」狀態和進入「流動」狀態

當人類的集中力發揮到最大極限時，精神與身體會處於何種狀態呢？

在武士道、運動和坐禪中經常提到「無我（無心）的境界」，如果能夠將集中力提高到這個狀態，那麼就能夠發揮超越自己實力以上的能力，締造新記錄或是展現超級演出。

而能夠完成這個項目的人類精神狀態，就是進入「區域」的狀態。當集中程度提高到極限時，則原本散亂的精神與意識會朝向目的而完全統合，精神狀況非常穩定，而且全身充滿能量。

而所謂的進入「流動」狀態，是指悠閒、平靜和寧靜的自信組合在一起的狀態。

例如，面對許多觀眾而出現想要逃離這種緊張場面的情緒，但只要進入「流動」狀態，就可以將所有的觀眾都想像成願意為自己加油的同志。

然而，像這種一流運動員所擁有的集中力是很難培養的。

不過，也不要一開始就放棄。任何人即使無法到達進入「區域」狀態或進入「流動」狀態，也可以產生接近這些狀態的集中狀態。首先必須逐漸提高集中的程度，踏實的努力。

集中狀態七大階段

這七個項目可以當成集中訓練的課程
也可以用來檢查自己的集中狀態。

Level-1 第一階段	「必須趕緊振作來工作」或「必須趕緊努力」的心情開始萌芽的狀態。
Level-2 第二階段	精神不再散漫，情緒相當穩定。對於外部的關心與雜念開始變淡的狀態。
Level-3 第三階段	不再有放縱或逃避的情緒，完全杜絕三心二意或「因為壓力太大而想要趕緊逃開」的想法的狀態。
Level-4 第四階段	思考與方向性合而為一。對於原本零散的事物開始建立秩序和順序並清楚其關連性的狀態。
Level-5 第五階段	原本朝向外界的向量思考開始朝向內側。不在意外界壓力的狀態。
Level-6 第六階段	「埋首」於對象物或課題的狀態。
Level-7 第七階段	集中的極限狀態。進入「區域」或「流動」的狀態。能夠完成最佳工作，產生最棒的輸出，就是達到這個階段的集中水準。

爲了集中則需要充分的休息

名職棒解說員落合博滿先生，在其擔任職棒選手的全盛時代，經常在完全集中精神、無視於他人存在的狀態下參賽。比賽後，頭痛欲裂，甚至痛到無法洗頭髮，整個頭頂變得鬆軟，好像連拇指都可以插入頭部似的。

原因是經過極度的集中之後，身心俱疲。集中時會動員各種能力發揮作用，比起單純的腦部活動而言，會消耗掉更多的能量。

因此，想要提高集中力、引出幹勁時，就要取得足夠的睡眠與休息。

提高集中力的基礎訓練①

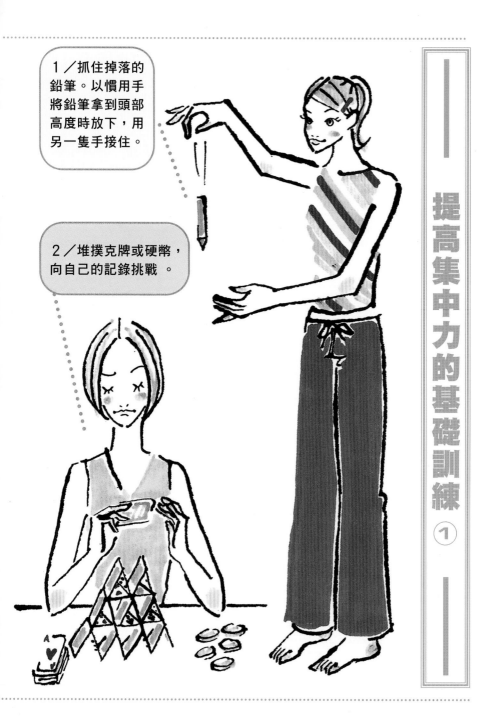

1／抓住掉落的鉛筆。以慣用手將鉛筆拿到頭部高度時放下，用另一隻手接住。
2／堆撲克牌或硬幣，向自己的記錄挑戰 。

4 鍛鍊集中力，創造聰明的頭腦

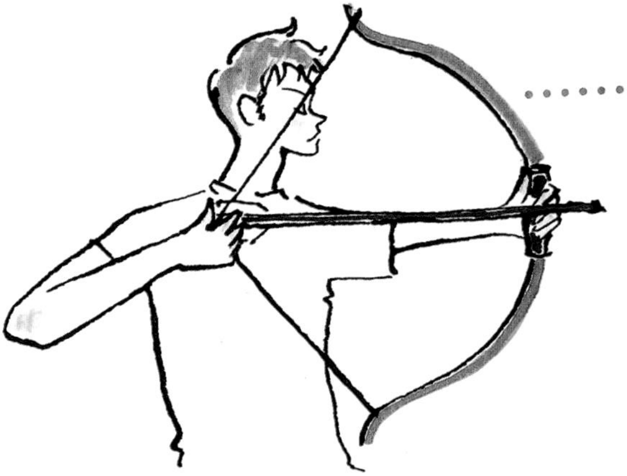

3／向考驗集中力的運動挑戰，例如射箭或射飛鏢等。

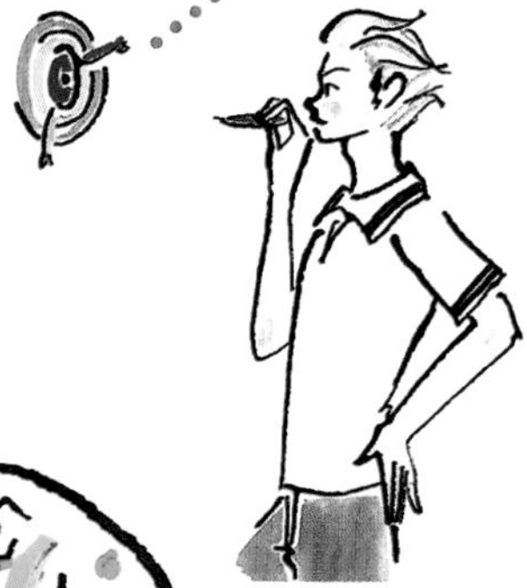

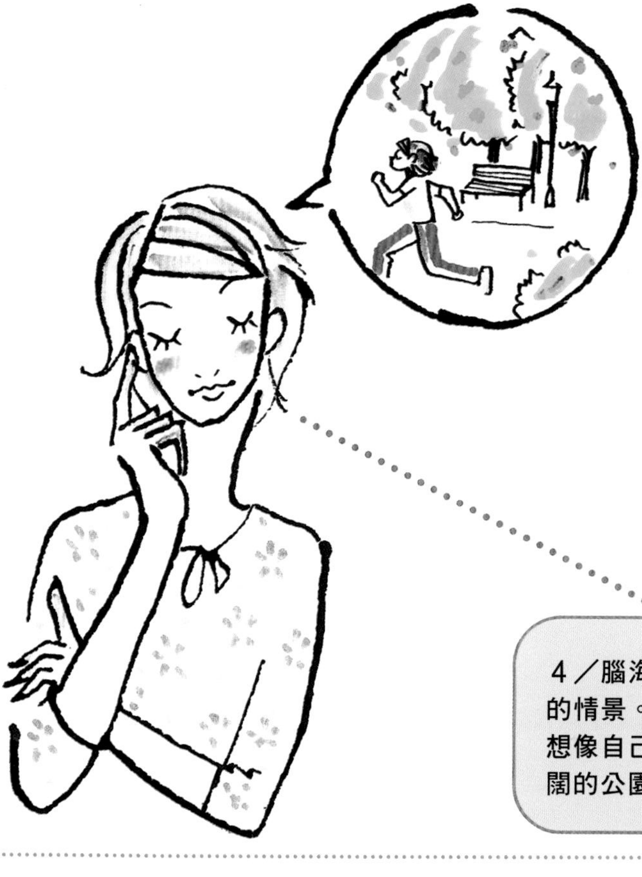

4／腦海中想像慢跑的情景。閉上眼睛，想像自己悠閒的在廣闊的公園中跑步。

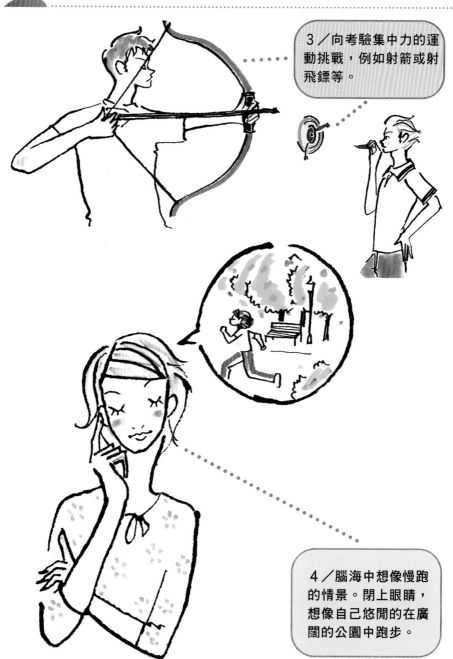

提高集中力的基礎訓練②

穩定情緒的訓練

1／腦中慢慢的數著數，不管數到哪一個數字都無妨 。至少進行5分鐘。

2／冥想、默想。也可以進行坐禪，不必侷限任何形態 。同時，任何場所都可以進行冥想或默想。沒有時間限制 。

3／進行腹式呼吸。重點方法是快速吸氣、慢慢的吐氣 。多花一點時間進行腹式呼吸，就能讓身體慢慢的放鬆多餘的力量。

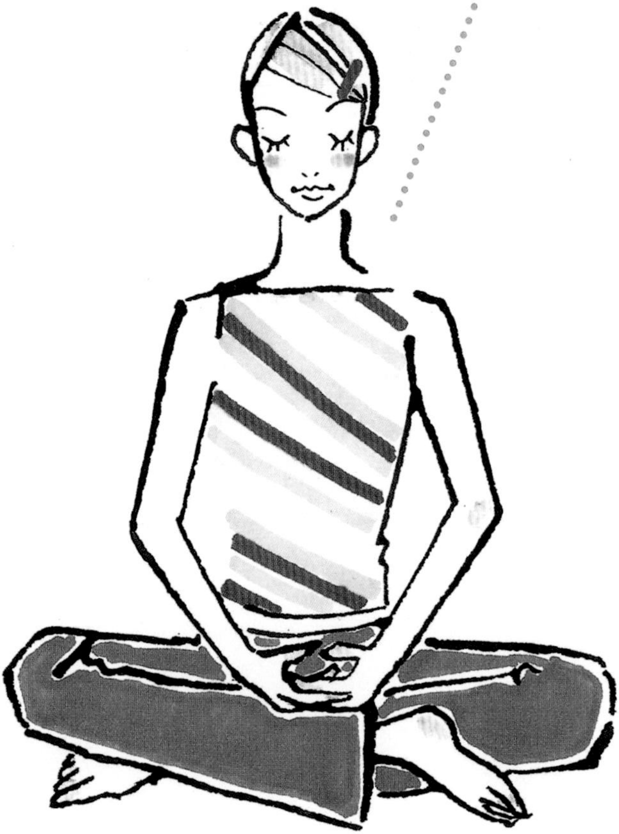

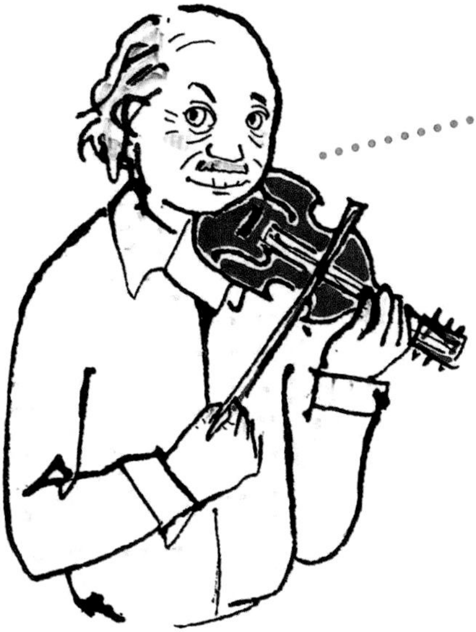

4／聆聽安靜的音樂或自己喜歡的音樂、彈奏樂器等。愛因斯坦會利用研究的空檔拉拉小提琴，讓心情平靜下來。

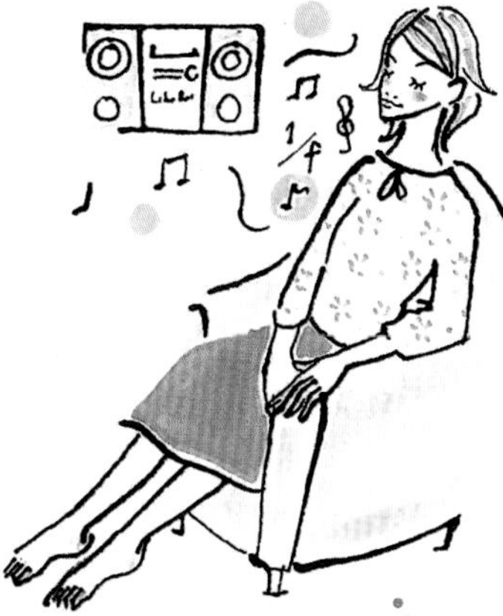

5／聽「1／f」輕音樂 。例如，將微風、潺潺的流水聲等音變成電氣震動，經過頻率分類之後，就變成「1／f」輕音樂。這些音樂透過耳朵傳達到腦部時，能使身心獲得放鬆效果。許多古典音樂或名曲都是「1／f」輕音樂 。

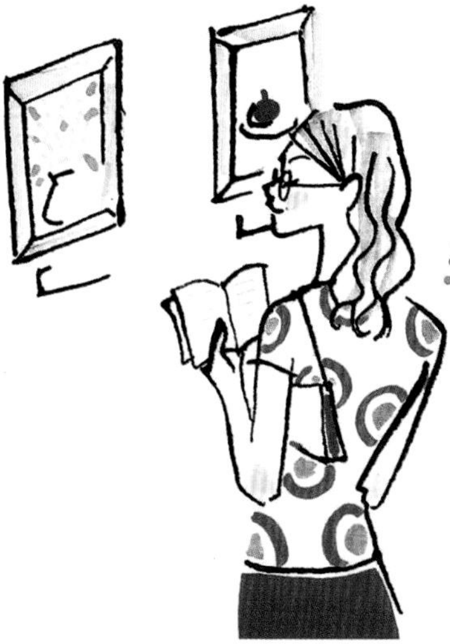

6／欣賞繪畫。盡量選擇風景畫或簡單的繪畫。安靜的美術館或畫廊等地點都不錯。

配合目的強化集中力課程

使思考發揮最大作用，同時定位思考，立順序與關係的集中技巧

① 從一端開始，數映入眼簾的東西，例如奔馳的車輛等。
② 將映入眼簾的東西從一端開始分類。
③ 根據看到與聽到的東西決定主題，正確的記憶固定名詞或數字等。
④ 在零散的思考中，將重要的想法特定化。利用因果關係、主從關係、並列關係與其他的邏輯等串連內容。
⑤ 順利的進行①～④之後，擴大對象，實踐前述方法。
⑥ 思考時如果覺得模糊不清，就立刻查字典確認。
⑦ 盡量排除抽象的想法，具體的思考並且找尋例子。
⑧ 將自己所擁有的具體插曲抽象化、概念化與理念化。

將集中的水準提升到極限的技巧

① 觀察細緻的東西。與其觀察大部分，還不如觀察小細節；與其觀察大動作，還不如注意微妙的動作。
② 雙手拇指抵住兩耳後側。這是昆蟲學家法布爾的方法。
③ 咬緊大臼齒。
④ 一邊折斷幾根火柴棒一邊思考。這是圍棋名人趙治勳的方法。
⑤ 利用核桃等正好可以放入手掌的物品，以一定的節奏轉動。
⑥ 暫時減弱周圍的照明。
⑦ 花5分鐘的時間持續數報紙上的文字。

朝自我內在發揮作用的集中技巧

① 持續漠然的觀察。例如，持續注視流入浴缸中的洗澡水，直到滿溢出來為止。

② 絕對不借用他人的想法，建立自己的想法，尤其是注意幼兒期的體驗或記憶。幼兒能夠埋首於各種事物中，例如，持續玩某個玩具。與大人相比，幼兒的集中程度相當高。因此，一邊思考過去的體驗，同時觀察孩子的言行，和孩子一起玩，努力培養赤子之心。心中產生赤子之心之後，以積極的方式思考並加以肯定、重視，持續維護這種想法。

③ 將焦點集中在 1 公尺以內的近距離。雖然有點困難，但還是要練習凝視近處的東西。

④ 雙手拇指置於顴骨下，其餘 4 指併攏貼於額頭上。姿勢好像帽簷一般，凝視前方。

⑤ 將音響的聲音關小，努力聽出聲音。

產生豐富構想的集中技巧

① 邊走邊思考。

② 立刻記錄浮現在腦中的事物或是走路時想到的事情。這麼做就能使左腦（語言腦）活絡，增加集中力。

③ 畫出浮現在腦中的印象。使右腦（音樂腦）活絡，提高集中力。

④ 同時進行②與③。藉此就能結合左右腦，產生創造性的構想。

⑤ 再次強烈的意識到自己面對的課題或目的。

⑥ 自我評價第⑤階段浮現的想法。了解自己的滿意度。不滿意時必須持續集中思考。

⑦ 平時就要擴大、加深問題的意識，提高問題解決度的滿意水準。利用集中力產生的輸出量，能夠與問題意識的擴大、深度、滿意水準的高度成正比。

集中力與腦波的關係

光靠α波無法提高集中力

集中力與腦波經常被相提並論。遺憾的是，一般人對於兩者的關係大都採取膚淺的想法。

最糟糕的例子，就是「α波＝集中力」的理論。亦即採取「產生α波時就是集中的狀態，為了鍛鍊集中力，只要進行產生α波的訓練就可以了」的論調。

但是，腦波分為α、β、θ與δ四種形態，不眠不休的傳送出來。因此，不僅是清醒時，在剛睡醒時或睡眠時也能提高集中力。

各種腦波與集中力

據說日本首位諾貝爾獎得主湯川秀樹博士決定性的靈感，就是在β波集中時產生的。此外，讓本田成為世界廠牌的本田宗一郎，據說是在夢中掌握決定性的構想。

人類二十四小時的集中活動，會持續產生不同的腦波。因此，「α波＝集中力」，這是一廂情願的想法。

近來導因於講行動電話的交通意外事故增加了。某位專家測量駕駛開車時的腦波狀態，發現集中精神駕駛時，掌管視覺的腦波會增大，眼球不斷的朝左右移動，也會注意周圍的狀況。

相對的，邊講手機邊開車時，很明顯的，有眼球集中凝視於前方一點的傾向，同時腦波出現平坦的狀態。

根據腦波的形狀判斷，開車時為α波，講行動電話時會出現β波。因此，「α波＝集中力」的公式不攻自破。

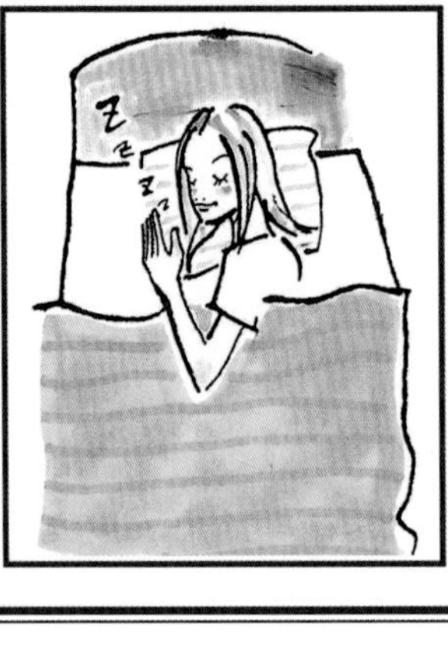

鍛鍊頭腦的運動

從記憶力到集中力、構想力、決斷力…。爲了引出這些能力，首先必須活動身體以活化腦細胞。本章除了介紹適合工作場所或學校進行的簡單運動之外，也介紹正式的運動，這些都是對頭腦有效的訓練方法。

主編：宮崎　義憲　山本　義德　插圖：二宮　博彥

了解運動與腦的關係

在了解活化腦部的訓練法之前，必須先了解活動肌肉對於腦造成的刺激或影響。

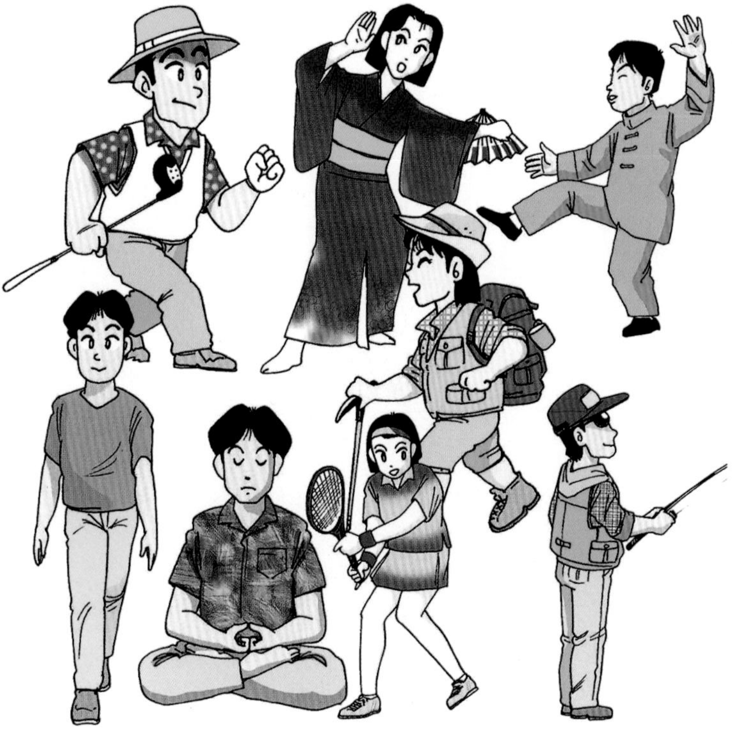

各種腦波與集中力

首先來看看腦清醒的過程。使腦清醒的要素稱為「清醒刺激」，包括光、音、振動、疼痛與冷氣等。

身體各部分（末梢）受到清醒刺激時，刺激會傳遞到腦下方的「腦幹網樣體」。網樣體受到刺激時，大腦會清醒、活化。沒有接受清醒刺激時，則腦進入睡眠狀態。

此外，清醒刺激中也包括肌肉收縮。肌肉收縮時，會產生「脈衝波（神經衝擊）」，脈衝波進入腦幹網樣體，使腦清醒。

相反的，當肌肉疲勞、放鬆時，連光或聲音等清醒刺激也會被阻斷，腦進入睡眠狀態。因此，肌肉會支配腦的清醒或睡眠。

「老化從腳開始」

肌肉與腦有密切的關係，當肌肉衰弱時，腦功能也會減退。為了活化腦功能，平時必須多活動身體。

那麼，應該如何使強化腦的肌肉發揮作用呢？

肌肉包括「速肌纖維」與「慢肌纖維」二種。速肌纖維是由大腦支配的隨意肌，位於身體表面，是運動時所使用的肌肉。

慢肌纖維則是由脊髓或腦幹支配的不隨意肌，大都分布於身體的深層部或下半身，在維持姿勢與步行時發揮作用。

與大腦關係密切的就是慢肌纖維。為了使慢肌纖維發揮作用，則必須刺激腦幹部，並且將此刺激傳達到大腦。

換言之，慢肌纖維能活化大腦，預防大腦功能減退。

為了鍛鍊慢肌纖維，要盡量長時間進行緩慢的運動。其中以走路、爬山（坡度較緩的山脈）較為理想。為了提高腦的功能，基本上，必須鍛鍊能夠獲得長期效果的慢肌纖維。

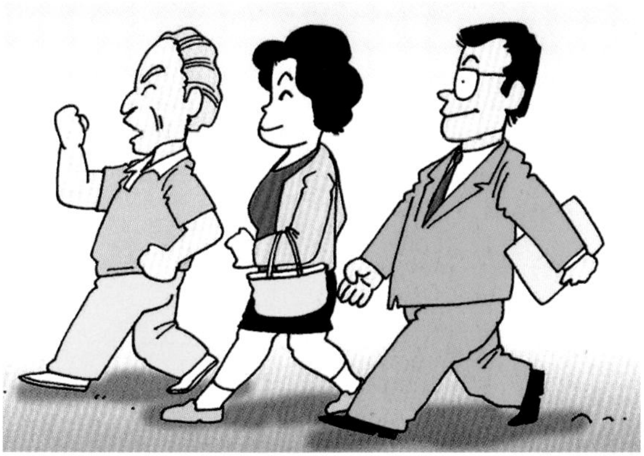

↑多走路，讓腳部肌肉發揮作用

肌肉與熱量來源的合理性

肌肉因為收縮速度之不同，分為速肌纖維與慢肌纖維。因為速度不同，各肌纖維所利用的熱量與其疲勞度也不同。

速肌纖維的熱量來源是糖。速肌纖維在活動時需要很多的熱量，因此，會不斷的消耗掉糖。

但是，糖容易被燃燒，體內的儲藏量較少，因此，速肌纖維無法長時間發揮作用。

慢肌纖維則是以脂肪為熱量。人體內存在著許多脂肪，因此，慢肌纖維比速肌纖維更具持久力，不容易疲勞。

為了強化慢肌纖維，持續進行能夠燃燒脂肪的有氧運動等訓練非常有效，花費較多時間的運動最適合用來鍛鍊慢肌纖維。

只要鍛鍊肌肉就能夠抑制腦的老化

中高年齡層的運動

肌肉支撐腦的功能，因此只要肌肉健康，就能夠抑制腦的老化。

雖說中高年齡層的肌肉比年輕時更為衰弱。但是，只要擁有強健的肌肉，就不容易罹患痴呆症。因此，不光是運動員，所有人都應該要鍛鍊肌肉。

速肌纖維會隨著年齡的增加而逐漸衰退。進行舉重等短時間的瞬間運動時會使用速肌纖維。但遺憾的是，運用速肌纖維所產生的刺激效果無法持續。

無法集中精神工作或讀書時，可以藉著活動身體以轉換心情。這時，只要能夠獲得清醒的刺激就夠了，不必在意運動的種類。

但如果是為了預防腦的老化，則最好選擇具有長期間清醒作用的運動。因此，與其選擇短時間的運動，還不如進行能夠長時間持續的運動。換言之，選擇能夠鍛鍊慢肌纖維的運動更有效。

不要依賴他人

因為受傷或生病而臥病在床時，會導致肌肉衰弱，無法區別清醒與睡眠狀態。亦即腦部機能會逐漸降低，開始出現痴呆症狀。

為了避免這種情況，必須盡量站立走路。光是自己上廁所，就能夠刺激腳部肌肉。實在無法站立走路的人，最好能坐起身體來吃東西。採取坐姿，能夠使用到腹肌和背肌，只要稍微使用肌肉，就能夠防止肌肉衰弱。

由此可見，為高齡者或殘障者打理好所有的事情，並不是親切的表現。

看護內容僅限於協助患者無法辦到的部分，應該讓患者本身擁有主動維持身體機能的慾望。

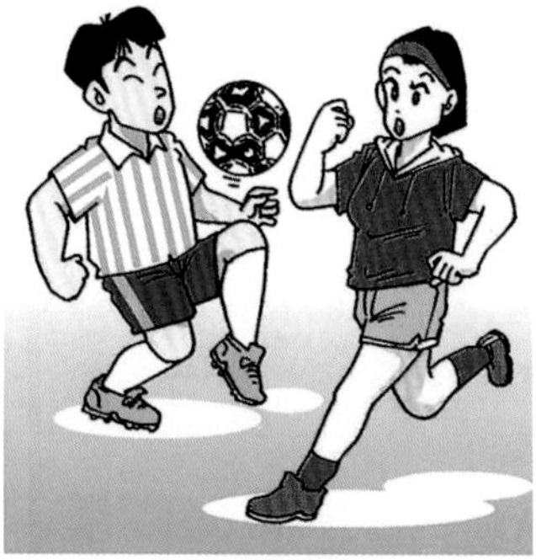

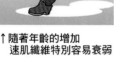

↑隨著年齡的增加
速肌纖維特別容易衰弱

打呵欠與腦的關係

參加無聊的會議，會令人呵欠連連。許多人誤以爲打呵欠是不禮貌、不認眞的表現，但事實上，這正是頭腦想要得到清醒的表現。

以大動作打呵欠能夠活動身體

打呵欠是缺氧所造成的，這是真的嗎？

缺氧時會出現貧血等令人不適的症狀。但是，未曾聽說打呵欠會導致臉色蒼白或是昏倒等現象。

打呵欠是藉著肌肉收縮而產生的一種清醒刺激作用，亦即提醒自己「還不可以睡著」、「要趕快起床」，是想要將睡眠與清醒替換的命令送到大腦時所發生的現象。

在頭頂部的運動中樞會對於在下巴下方的肌肉（舌骨下肌）發出讓下巴往下拉的指令。這時，在下巴上方的咬肌（咀嚼用的肌肉）為了避免下巴脫落，於是就會將下巴往上拉回。

咬肌和舌骨下肌互相拉扯，就能使肌肉收縮。這樣就能夠成為一種清醒刺激，使大腦清醒。

打呵欠時，除了張開嘴巴之外，如果能同時伸伸懶腰，並且大幅度的活動身體，就能夠加強清醒刺激。

早上不容易清醒的人，可以躺在床上伸伸懶腰，而如果能夠站起來伸伸懶腰，那就真的能夠完全清醒了。

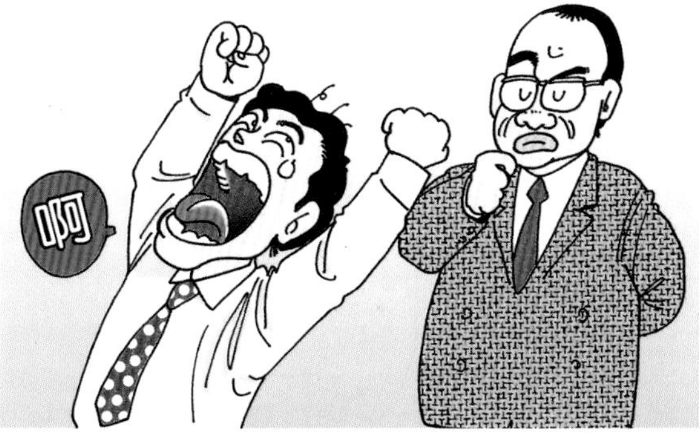

↑真的可以不必在意嗎？

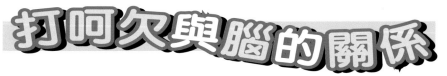

要鍛鍊慢肌纖維 首先要保持正確的姿勢

不良的姿勢會導致頭痛嗎？

鍛鍊腦的第一步，就是注意姿勢。只要挺直背肌，就能鍛鍊附著於背骨的豎棘肌。

人類自從利用雙腳站立步行之後，豎棘肌就開始發達。其他動物則沒有這種肌肉。

豎棘肌是慢肌纖維，因此只要姿勢端正，則自然的就能將清醒刺激送達腦部。結果就能夠提升工作或學習效率。相反的，姿勢不良時，送達腦的清醒刺激中斷，就會出現嗜睡狀況，而腦的功能也會減弱。

換言之，不良的姿勢會減弱腦部功能，因此，千萬不要輕忽姿勢的重要性。首先，必須要採取能夠活化腦部功能的姿勢。

立姿

挺直背肌，輕輕收下顎，

將意識集中在背部往上拉的部分。稍微收小腹，就能緊縮臀部。伸直膝，體重平均置於雙腳。將重心置於拇趾根部的腳底心。

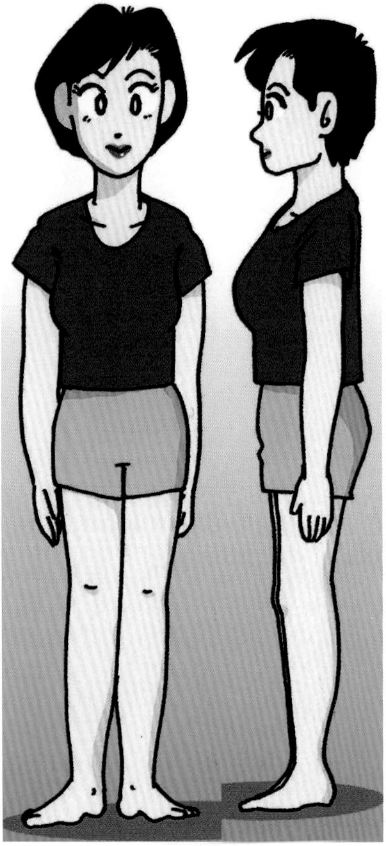

←請他人幫你檢查背肌是否挺直

坐姿

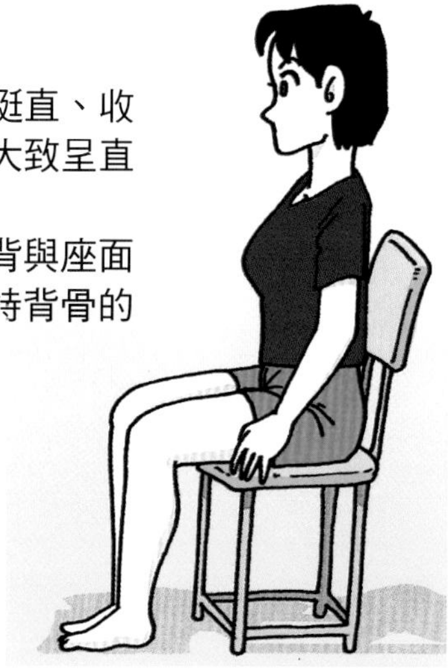

←正確的姿勢讓自己看起來更美

悠閒、深沈的坐在椅子上。背肌稍微挺直、收小腹，體重置於座面上。上半身與下半身大致呈直角。

選擇靠背與腰的幅度吻合的椅子。椅背與座面呈垂直時，必須利用椅墊等抵住腰部，維持背骨的S形弧度。

正坐 - 棋士思考的祕訣

坐在地板上時，最好的姿勢即是正坐 。挺直背肌，體重均勻的置於雙腳，坐下。許多人認為盤腿坐是最輕鬆的坐姿 ，但是事實上卻會壓迫到內臟，增加腰的負擔。

我們經常在報章雜誌體育版上看到圍棋相關報導。雖然圍棋不算是運動 ，但是卻能達成足夠的運動效果。

下棋時，必須挺直背肌正坐。為了保持姿勢，必須長時間使用慢肌。挺直坐下，不僅是禮貌的問題，而且由於下棋時必須持續思考，而為了保持頭腦的清醒，則必須要採用這種坐姿。

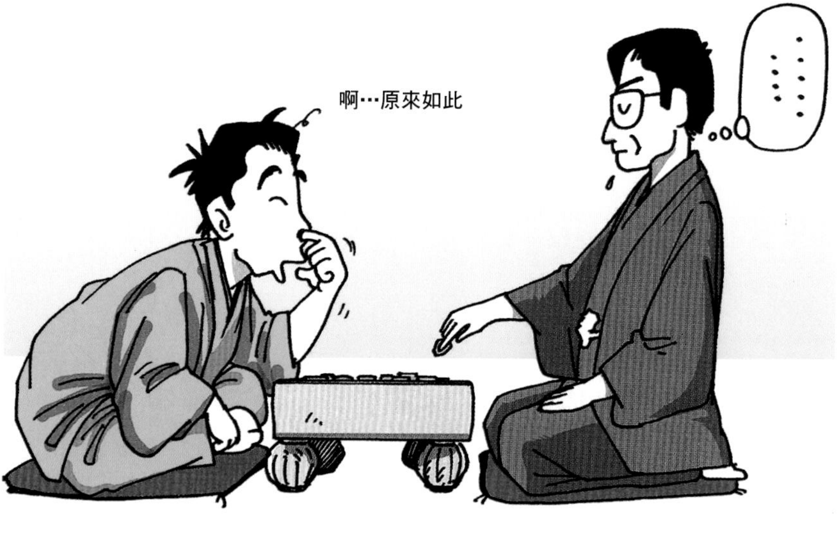

→下棋時正坐可以鍛鍊慢肌

學會腹式呼吸

許多人都聽過腹式呼吸，但是，卻很少有人知道具體的做法與好處。「腹式呼吸」可以活化腦的功能。希望大家都能夠學會這個簡單的腦部活性法－「腹式呼吸」。

腹式呼吸的效果

簡單來說，腹式呼吸就是一邊吸氣使腹部膨脹，同時在吐氣時盡量的讓腹部陷凹，慢慢的進行深呼吸。不僅讓空氣積存在腹部，同時也讓空氣縱向到達肺，增加換氣量。

大家很容易想像大量的吸入氣息，但是更要重視吐氣。吐氣會刺激副交感神經，獲得放鬆效果。

當我們在睡眠放鬆時，很自然的，就會進行腹式呼吸；相反的，處於緊張狀態時，就會進行胸式呼吸。

腹式呼吸的關鍵在於橫膈膜。吸氣時，橫膈膜下降，腹部往前挺出。吐氣時，橫膈膜上升，收縮腹部。由於橫膈膜是慢肌纖維，因此，腹式呼吸與活化腦部有密切的關係。藉由腹式呼吸使得橫膈膜收縮，就會產生清醒刺激。尤其是用力吸氣或吐氣時，橫膈膜產生的清醒刺激更為強烈。

運動時也可以進行腹式呼吸。運動時血流量增加，需要大量的氧氣。而為了獲得更多的氧氣，就必須要進行腹式呼吸。

運動能夠提升身體與腦的作用，再加上腹式呼吸，就更能提升腦的功能。

學會腹式呼吸法之後，隨時隨地都可以進行。

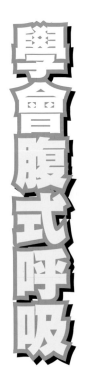

腹式呼吸的基本

仰躺，背肌自然挺直，保持良好的姿勢。

① 呼氣

身體放鬆，手置於腹部。腹部陷凹，想像擠出空氣的情景，嘴巴慢慢的吐氣。

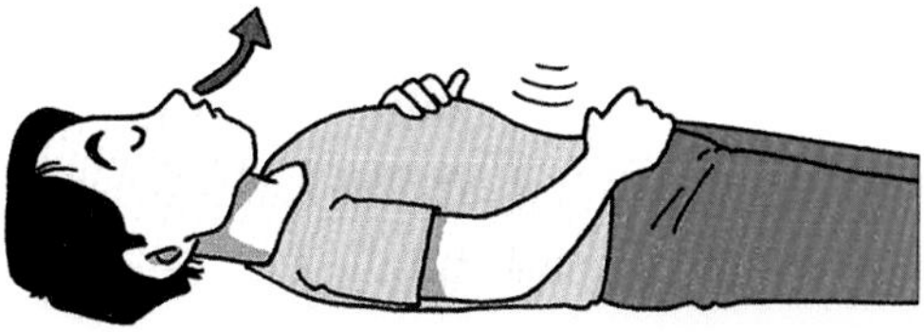

② 吸氣

放鬆腹部的力量。感覺腹部膨脹，鼻子慢慢的吸氣。

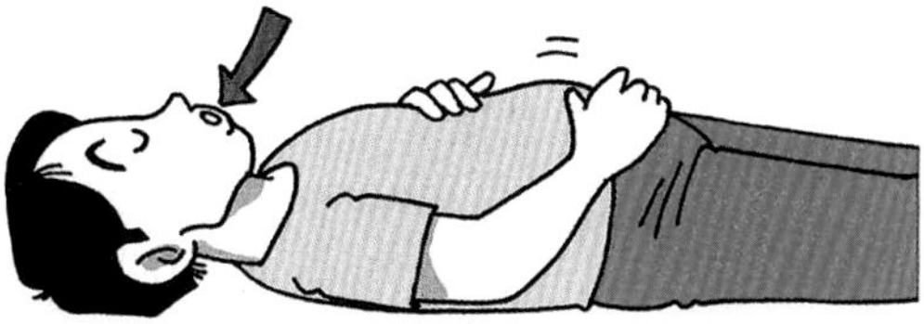

腹式呼吸　其他的訓練法

坐禪呼吸法

挺直背肌，半邊臀部坐在座墊上。嘴巴的前方垂掛線或細長的紙片。盡量不要讓線或紙片飄動，慢慢的吐氣。

用吐氣一半的時間吸氣。

意識到空氣進入肚臍下方3公分處，再從相同的位置吐出空氣。

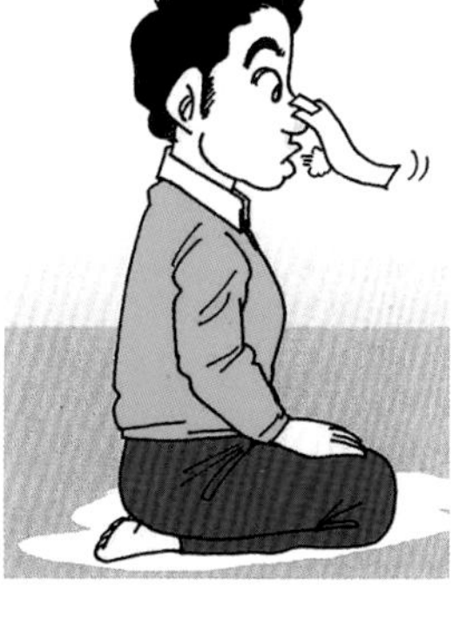

吹蠟燭

在距離嘴巴30公分處點燃蠟燭。緊縮嘴巴，慢慢的吐氣，不要吹熄燭火。然後，逐漸接近火焰，注意不要吹熄燭火，持續的吐氣。

將蠟燭置於距離15公分處，緊縮嘴巴，用力的吐氣，吹熄燭火。接著，慢慢的拉大距離。

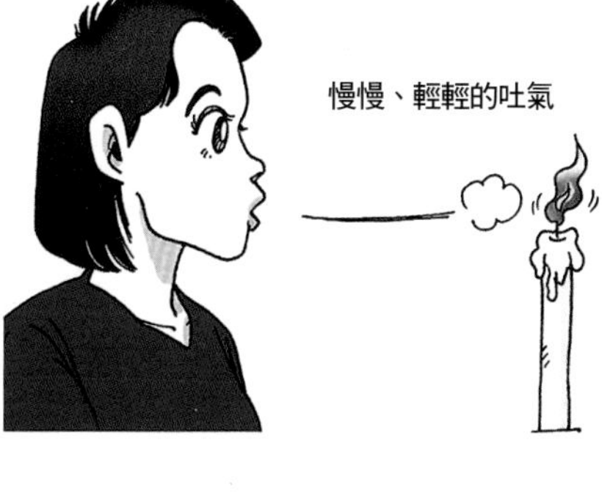

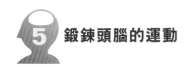

腳的衰弱與腦的老化有直接關係

多走路

接下來介紹正式的運動。基本運動是走路。爲了活化腦功能，最適合的方法就是多花點時間活動腳。正因爲這是非常簡單的運動，因此許多人掉以輕心，認爲隨時隨地都可以進行，結果反而怠忽走路。所以，必須將走路運動積極納入日常生活中。

現代人的步行量不足

腦與腳的關係密切。人類自從利用雙腳站立步行之後，變成支撐上半身的下半身比較發達，結果使得腦部肥大化。遠古時代，人類的腦與腳則同樣發達。

全身的肌肉有一半集中在腿部。與腦關係特別密切的是慢肌。直立步行時，慢肌能夠將維持姿勢的情報送達腦部，使腦的功能順暢。

因為受傷或生病而無法活動腳時，慢肌無法將刺激傳遞到腦部，結果不僅肌肉，連腦都衰弱了。

現代社會由於交通工具發達，再加上許多人從事事務性的工作，因此，走路的機會減少。隨著年齡的增加，腦的功能會加速老化。

積極走路

為了防止腦部老化，必須下意識的多使用腳。走路時，為了維持姿勢，與膝、腳踝等各部位活動相關的訊息會不斷的傳遞到腦部。

此外，腳踢地時的刺激，也具有使腦清醒的效果。能夠提升將指令送達肌肉或關節的神經功能，有助於恢復神經系統的年輕。許多人都知道「老化從腳開始」，但事實上，「防止老化也是從腳開始」。

走路的優點是可以配合本身的體力來進行。即使是肌力減退的中高年齡層，只要持續走路，就能夠防止肌肉老化。一定要嘗試。

走路的基本知識

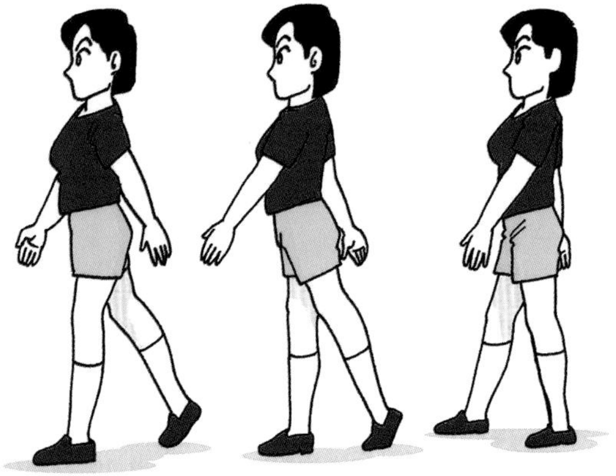

重點是要將意識置於從背部到腳的身體後方部分的肌肉上。鼻子朝前，基本上視線看著正前方，但也可以欣賞周遭的景色。

隨意走路不算是正式的運動。姿勢不良或是加諸多餘的力量，也無法達成效果。必須採取正確的走路姿勢。

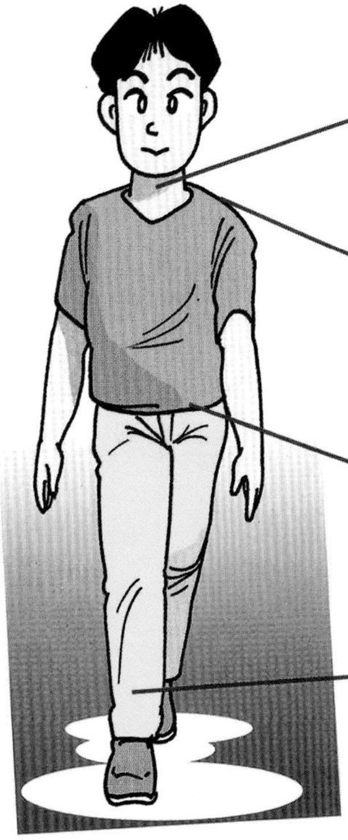

稍微收下顎，鼻子朝行進的方向。

放鬆肩膀的力量，手臂稍微往後拉，配合走路的節奏自然的擺盪。

利用腹肌與臀肌用力的提起身體，挺直背肌。先伸個懶腰做暖身運動，理想的姿勢是雙手自然下垂。

膝輕輕的自然伸直，腳跟先著地，腳尖踢出前進。腳尖朝向正面。

走路前後進行3分鐘的伸展運動

運動前進行伸展運動，能夠使肌肉與關節柔軟，預防運動傷害。運動後的伸展運動，則能夠放鬆肌肉的收縮，有助於消除疲勞。走路也是一種有氧運動，因此，千萬不要忽視暖身與整理運動。

攝影：早坂明　示範：淺野　恭子

暖身運動

抖膝

以單腳為重心腳，彎曲另一隻腳的膝蓋，抬起大腿。放鬆膝與腳踝的力量，以畫圓的方式左右交互繞腳尖。

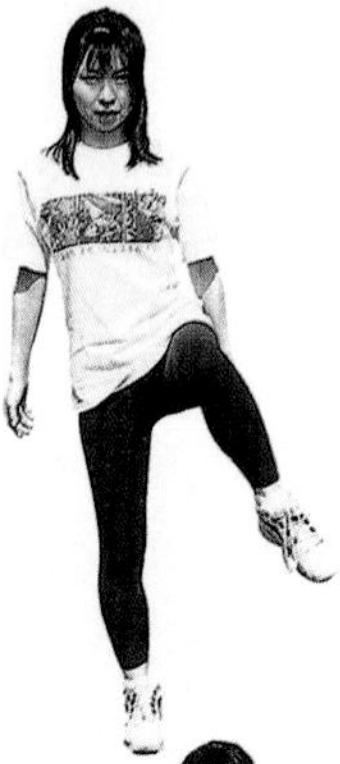

旋轉腳踝

雙腳伸直坐在地板上。雙手置於身體後方的地板上支撐身體。交叉腳踝，用上方的腳壓住下方的腳，使其橫倒在地板上。在不要放鬆上方的腳的力量下讓下方的腳還原。左右交互進行20次。

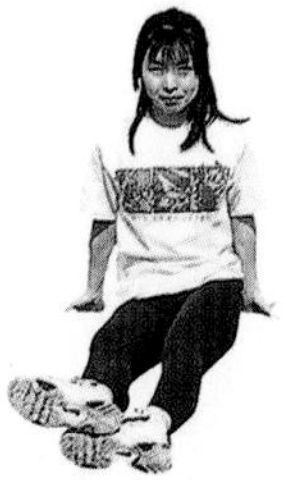

開腿

單腳伸向側面，腳尖朝上，相反側的腳深彎曲。單手置於伸直腳的膝蓋上伸展關節。將意識集中於伸展韌帶與肌腱上。

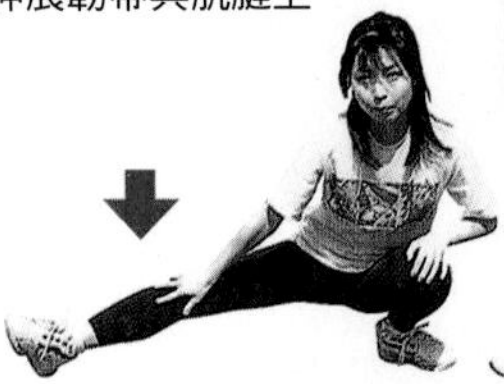

伸展背部

雙手交疊抬到頭上，盡量伸展腰與背部。手臂在肩膀的高度朝側面張開並且慢慢的放下。

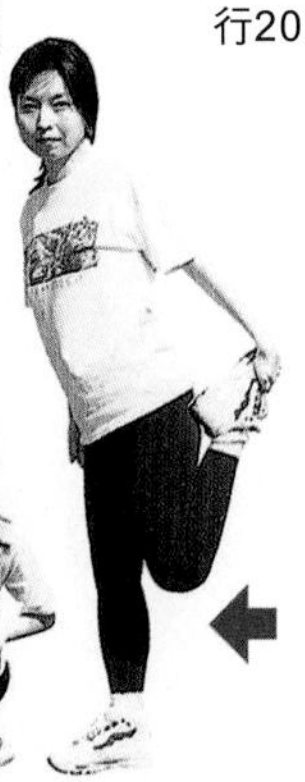

伸展大腿

股四頭肌的伸展運動。單腳站立，彎曲另一隻腳的膝蓋。用手抓住彎曲腳的腳趾，讓腳跟貼於臀部。

整理運動

改善上半身

站立，放鬆身體的力量，雙手連手指一起朝左右擺盪。

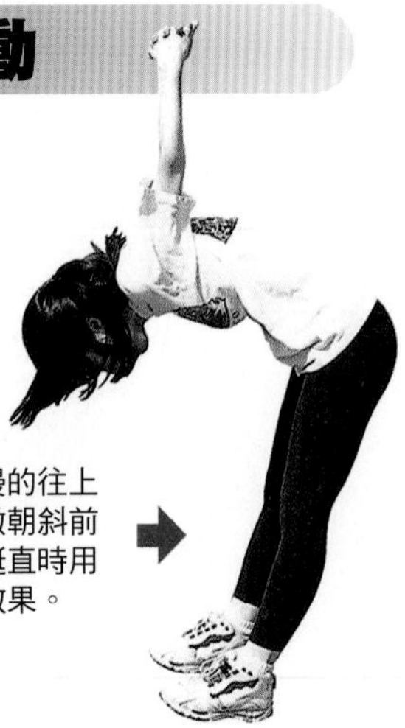

伸展背部

雙手在身體後方反手交疊。手臂慢慢的往上抬起，上身前傾。手與背部呈直角，稍微朝斜前方伸展。上身倒下時用腳趾站立，上身挺直時用腳跟站立。具有放鬆肩膀與背部肌肉的效果。

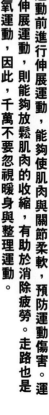

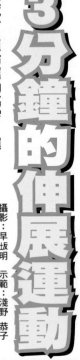

養成走路的習慣

「沒有時間走路」、「假日時想要輕鬆一些」、「無法長期持續運動」……。懶得走路的人，一定要下意識的多走路。無論是平時或假日，都必須要花點心思增加走路的機會。

例如，上班或上學時，可以在目的地站的前一站提前下車。

不要挑最近的商店購物，可以前往遠一點的商家購物。

上二或三樓時，不要搭乘電梯或手扶梯，盡量多利用樓梯。

藉著打高爾夫球而在各路線之間移動，也能夠增加走路的機會。

帶著寵物散步，順便藉著欣賞周遭的花草樹木等轉換心情，這樣也不錯。

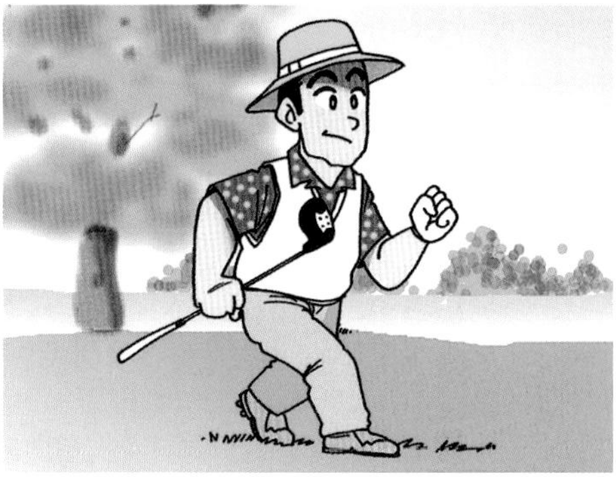

打高爾夫球是很好的走路運動

登山健行

想要改變心情時，可以走走山路。欣賞翠綠的樹木、聞一聞泥土的芳香、聆聽婉轉的鳥鳴、呼吸清新的空氣，享受涼風吹拂。活動雙腳再加上五感的刺激就更能使頭腦煥然一新。

爬山與平時的走路法不同。走在傾斜的地面上時，必須縮小步幅，整個腳底貼於地面，這樣比較容易取得平衡而且不易疲累。下坡時，則用整個腳底承受力量。但這時如果過度注意腳邊的狀況，就會彎腰駝背，容易造成腰部的負擔。應該要將視線置於腳的稍前方，有節奏的走路。

爬陡坡時，腳趾朝外側比較穩定。採取鋸齒狀的步行路線，較容易爬坡。下坡時要屈膝，以膝蓋稍微往前突出的感覺來走路，比較容易取得平衡。使用登山杖等，則能夠減輕膝的負擔。

為了預防肌肉受傷或疼痛，在徒步旅行之前不要忘記做伸展運動。登山時，不要一口氣勉強的到達目的地，中途必須適度的休息，同時補充流失的水分、糖分（熱量）與鹽分。

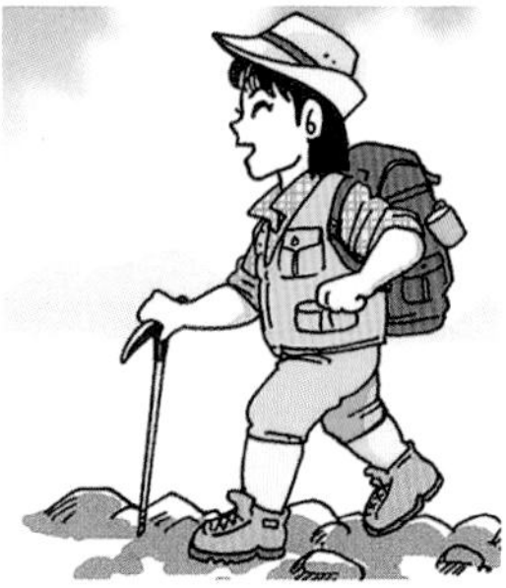

呼吸山上的新鮮空氣也不錯

培養平衡感，活化小腦

攝影：遠滕 潤
示範：荻原小牧

多活動平時未使用的肌肉

做伸展運動，可以活化掌管身體平衡感與運動機能的小腦。訓練平衡感時，盡量使用日常生活中較少使用的肌肉，這樣就可以給予腦與平時完全不同的刺激。

與平常在穩定的地面上活動不同，可以利用彈跳床或球等形成不穩定的環境，藉此訓練平衡感。為了提高小腦的功能，最初要將精神集中於慢慢的取得平衡上，習慣之後，有節奏的加快速度活動身體。

訓練時的呼吸

基本上，用力時吐氣，放鬆力量時吸氣。

以利用球做仰臥起坐為例，挺起上身時吐氣，還原時吸氣。

在維持姿勢等停止動作時慢慢的吐氣。

●檢查平衡感

①閉上眼睛，單腳站立，雙手朝側面張開。能夠靜止二十秒以上表示沒有問題。相反的，身體晃動或是站不到五秒鐘，則表示平衡感欠佳。首先要張開眼睛，左右各進行三套，每套一分鐘，每天都要進行。

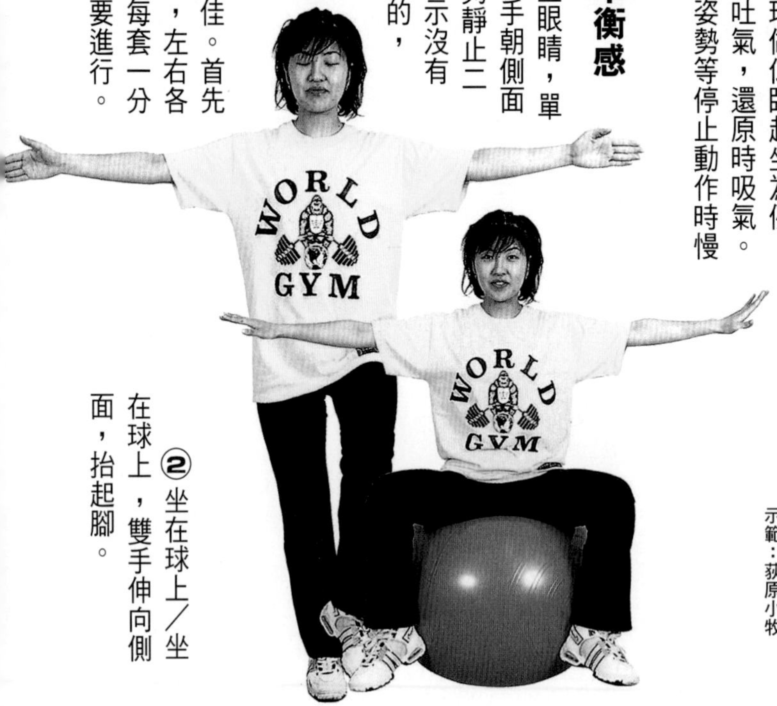

②坐在球上／坐在球上，雙手伸向側面，抬起腳。

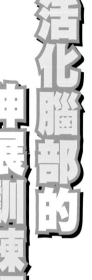

活化腦部的伸展訓練課程

①利用球進行平衡訓練 1

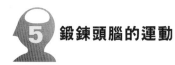

仰躺在球上。沿著球面，背骨後仰，伸展腹肌。以單腳為支撐腳貼於地面，重心置於拇趾肚。伸直另一隻腳的膝蓋，上抬到與地面平行的位置。

進行10秒鐘後換腳，左右腳各自維持10秒鐘。交互1次為1套。等到能夠輕鬆的完成之後，就要閉上眼睛來進行。

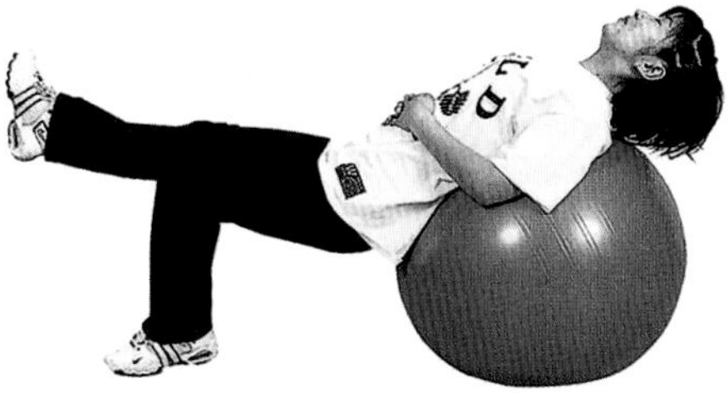

②利用球進行平衡訓練 2

俯臥在球上。沿著球面，收縮腹肌。單腳盡量上抬，與抬高腳相反側的手的拇指朝上，高高的伸向前方。背骨後仰，背肌從頭的中央點（頭頂部的中心）到大腿處成一直線。一側保持10秒鐘之後，交替手腳，同樣持續10秒鐘。

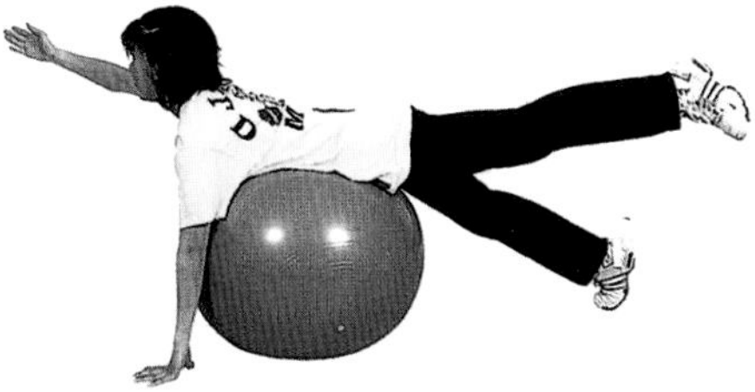

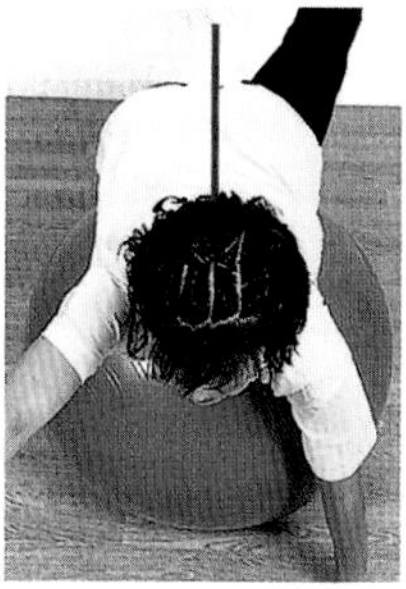

③利用球深蹲

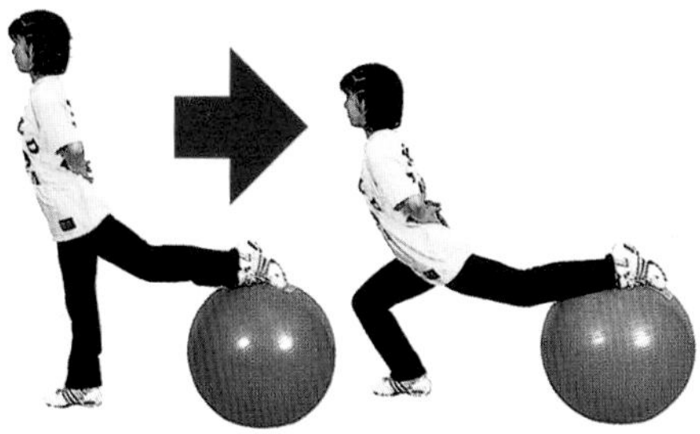

雙腳朝前後張開，內側成一直線。雙手交疊於腰後。後方的腳連腳背都置於球上。彎曲前腳，下蹲到膝蓋大約呈90度的角度。

單腳各進行10次。

④背部壓球深蹲

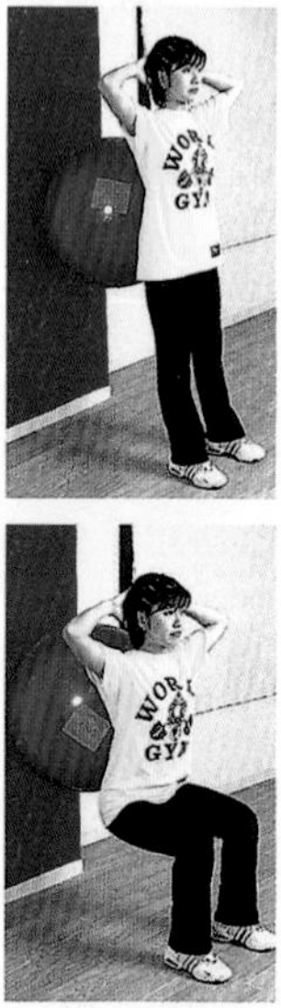

雙腳張開如腰寬。腳趾保持平行。將球夾在背骨與牆壁之間。手在頭後交疊，上半身與地面保持垂直狀態，進行上下深蹲。蹲到膝蓋與腰骨的連結線與地面保持平行為止。一套進行十到十五次。

⑤利用球做仰臥起坐

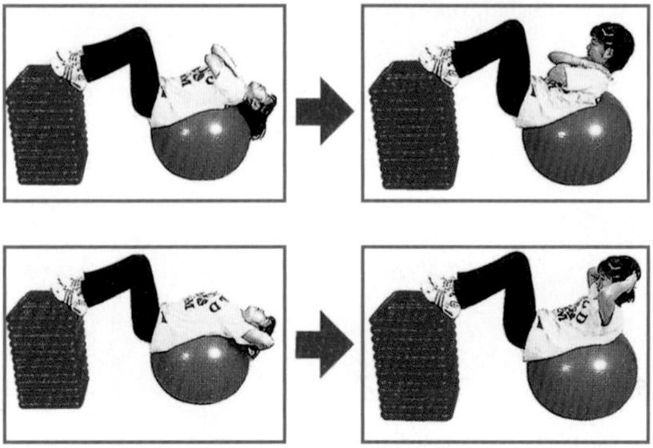

背骨與球面貼合躺下來，伸展腹肌。肌力較弱的人，雙手在胸前交疊，而肌力較強的人，則雙手在頭後交疊。腳可以置於椅子上，放鬆下半身的力量。吐氣時拱起身體，抬起上身。

1套進行15次。

⑥球上推舉啞鈴

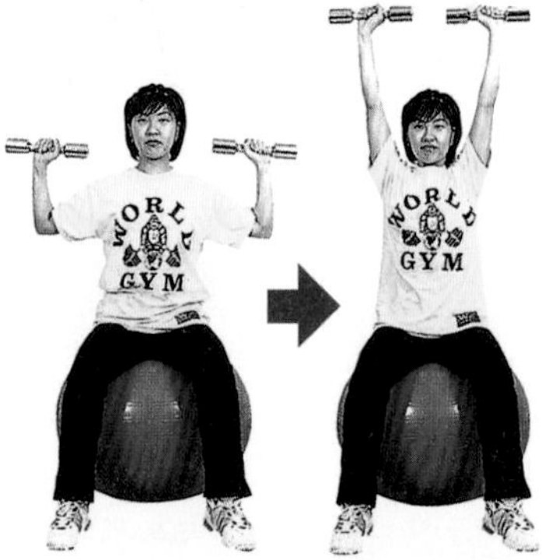

雙手握啞鈴，手肘置於身體正側面。手掌朝前，將啞鈴上抬到下巴的高度。伸直手肘，雙手上抬舉起啞鈴，直到雙臂平行為止。

⑦球上飛舉啞鈴

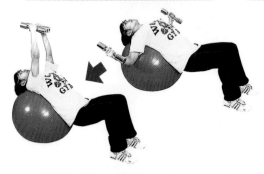

沿著球面躺下，背部後仰，伸展腹肌。雙手握啞鈴，彎曲手肘，同時手臂朝側面張開。利用上半身與雙臂做出十字形。手肘來到最下方時，變成120度的角度。將啞鈴往上舉，同時在頂點的位置伸直手肘。這項訓練不僅能夠鍛鍊腹肌，同時也能夠伸展胸肌。

1套進行12次。

⑧球上低舉啞鈴

同側的手腳置於在球上，另一側的腳則往後退。空出來的手握啞鈴，從肩膀以下垂直往下落。不是將啞鈴抬到正上方，而是手肘以畫圓的方式，將啞鈴低舉到腰部。不要拱起背骨，要保持挺直的狀態。

單側進行15次之後，手腳交替，另一側也同樣的進行15次。

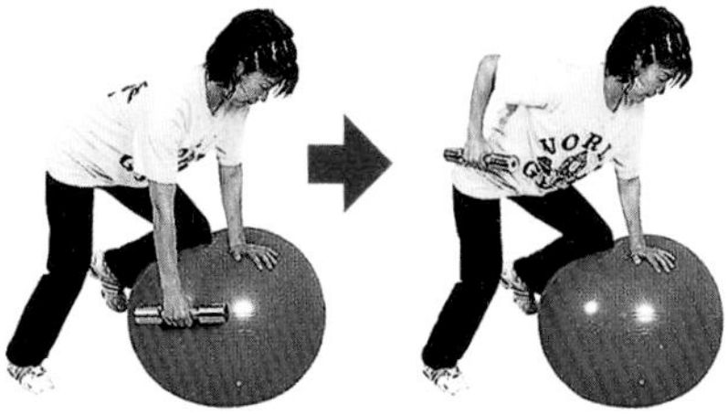

⑨站立（中式拳法伸展運動）

單腳置於另一隻腳的膝上。雙手在胸前貼合，彎曲腳，直到膝蓋呈90度的角度為止。上身不要前傾，盡量與地面保持垂直。

單腳維持10秒鐘。

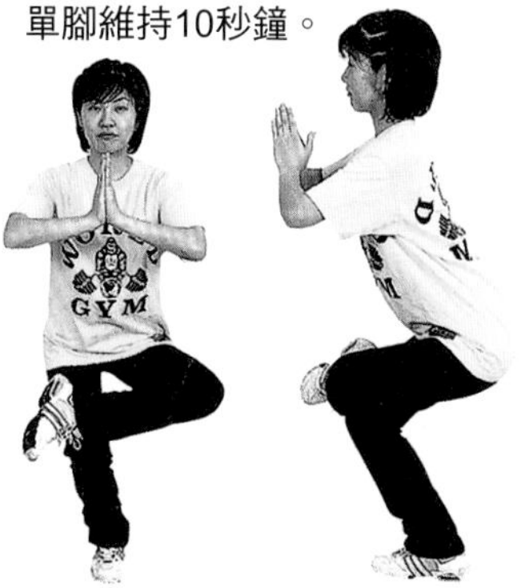

利用簡單的手指運動刺激腦

①印度式數數法

左手拇指置於手掌側的食指根部，當成1，在其上方的關節是2，更上方的關節是3，指尖為4。按照這個要領，依序移動到中指↓無名指↓小指。4隻手指各自分為4處，因此，可以數到16。

最初慢慢的邊看邊數，記住關節與拇指之間的觸感。想像一下拇指到底接觸哪一個關節。

熟練之後，即使不必看也能進行。藉此能夠活化右腦。此外，當拇指任意抵住一處而腦海中立刻就會浮現正確的數字時，那就表示已經提高了左右腦的協調性。

②手指體操

1、張開單手彎曲中指。

2、同時彎曲食指與無名指。

3、同時彎曲無名指與小指。

一套×五次，一天練習五次。具有活化活動的手與相反側的腦的效果。

③加強手指屈肌力的靜力訓練

單手握拳，用另一隻手包住拳頭，用力握緊。加諸力量時閉上眼睛，集中精神，緊握六秒鐘。

左右手交互進行以鍛鍊手指。

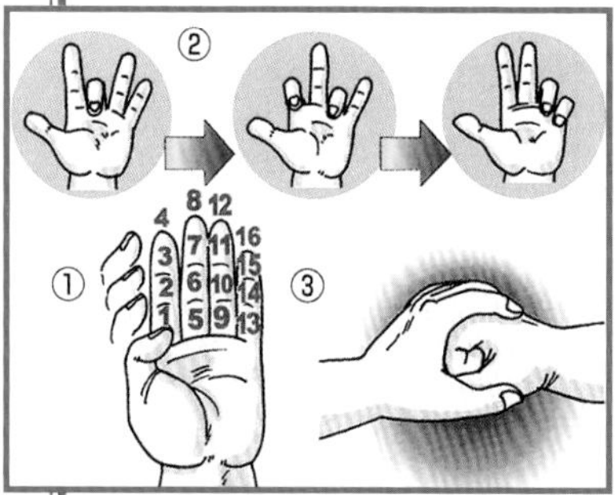

利用東方智慧提升腦力

藉著保持姿勢、重視呼吸、瑜伽動作或穴道按摩時，可以刺激腦……。東方冥想法的確有助於促進腦部的健康。

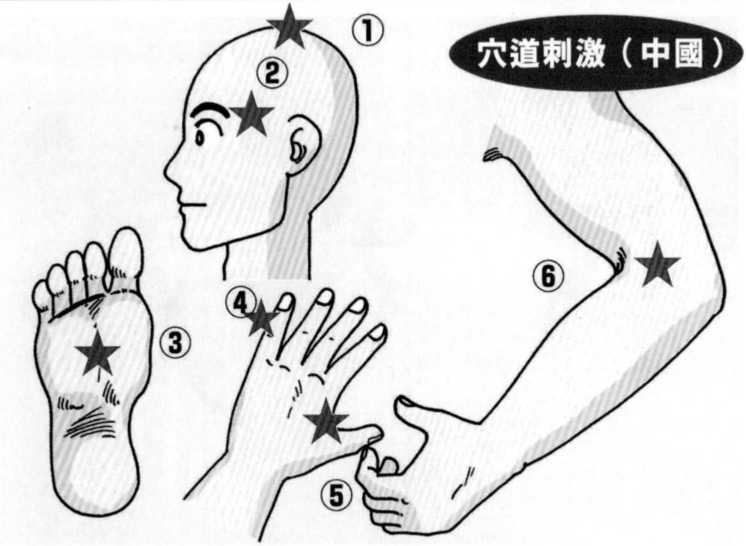

吐氣時按壓穴道，能與副交感神經發揮強化效果

①百會：左右耳垂連結線的中心往上延伸的頭頂部穴道。有助於穩定血壓，在感覺想睡或頭腦不清晰時，按壓此穴，能夠得到改善。

②太陽：眉尾外側與眼尾外側中間邊緣附近距離 1 根手指後方。能夠抑制血管擴張，緩和眼睛疲勞，以及眼睛疲勞所造成的頭痛。

③足心：彎曲腳趾時，腳底陷凹處距離腳跟側 2 根手指寬的部分。起床後加以刺激則一整天都充滿幹勁。就寢前按壓，有助於消除疲勞。

④小骨空：位於小指第 1 關節外側附近。有助於消除眼睛的疲勞。

⑤合谷：手背側的拇指與食指交叉處。除了改善頭痛之外，對於肩膀酸痛與宿醉也有效。

⑥曲池：肘關節內側靠近拇指側的皺褶處。有助於促進額葉的血液循環順暢。在頭痛或頭重時按壓有效。

1 鍛鍊頭腦的運動

瑜伽（印度）

魚姿勢：仰躺，雙手手肘貼地形成支撐點。背部後仰，讓頭頂碰到地面。閉上眼睛慢慢的呼吸。能夠活化腦功能，提高集中力與記憶力。

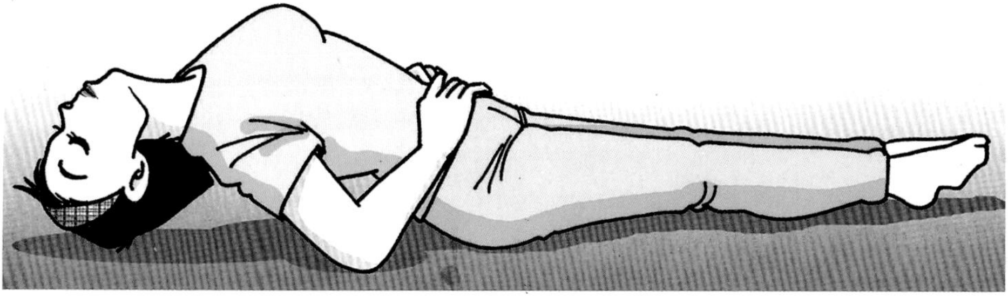

▲採取這個姿勢靜靜的冥想

坐禪（日本）

調身、調息、調心——調整姿勢、呼吸與心靈。

姿勢：雙腳交叉，左腳置於右大腿上，右腳置於左大腿上，手置於膝上。讓鼻子與肚臍成一直線，挺直背肌。腹部用力，想像體重置於其上的感覺緊縮肛門。

呼吸：採用腹式呼吸調整氣息。進入冥想狀態時，就不必在意呼吸法了。

意識：依序整理雜念，到達無的境界。

緊繃、收縮股肌（大腿肌），就能夠產生清醒刺激。

整體而言，坐禪冥想法對於頭腦非常好。

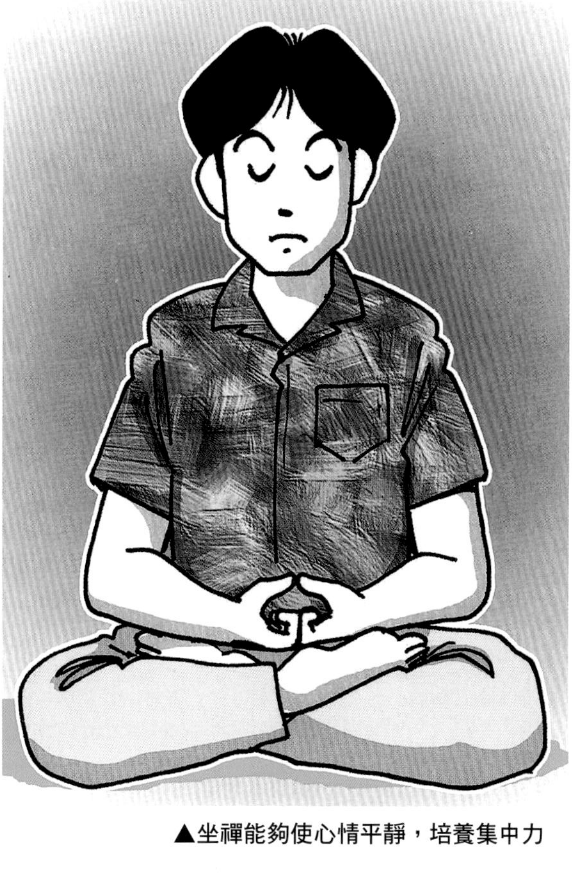

▲坐禪能夠使心情平靜，培養集中力

適合鍛鍊慢肌的運動

只要多花一點時間進行不太劇烈的運動，就能夠鍛鍊慢肌纖維。維持姿勢，利用扭轉等大幅度的活動身體，或是進行使用下半身的運動。長期持續的祕訣，就是將運動當成興趣，以輕鬆快樂的心情來進行。

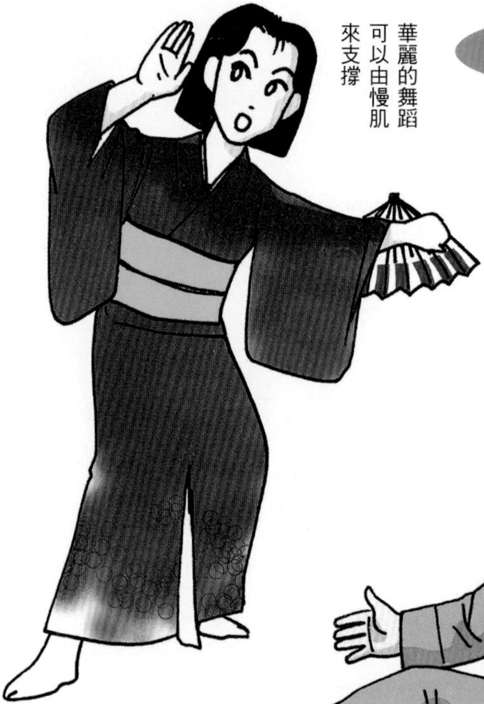
華麗的舞蹈可以由慢肌來支撐

日本舞蹈

腳蹭地的方式有助於使姿勢正確，意識到下腹部，形成自然的腹式呼吸。

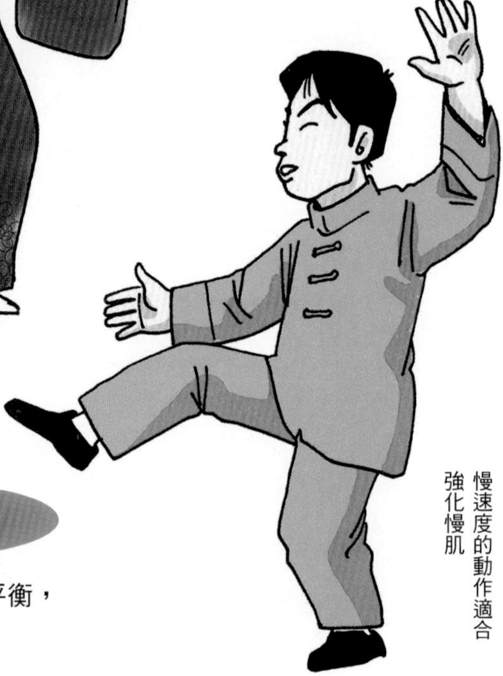
慢速度的動作適合強化慢肌

太極拳

稍微屈膝取得平衡，動作緩慢。

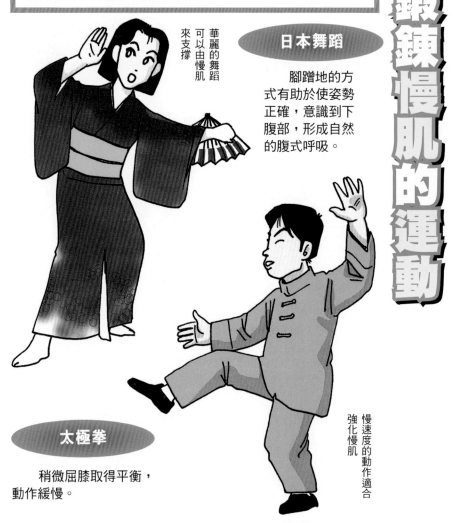

5 鍛鍊頭腦的運動

打網球

包含許多扭轉身體的動作，藉此能夠活動身體深處的慢肌。雙打不像單打那麼辛苦，同時能夠長時間進行，因此最好進行雙打。

釣魚

無論是站著或坐著釣魚，在等待魚兒上鉤的無意識中，就能鍛鍊慢肌。

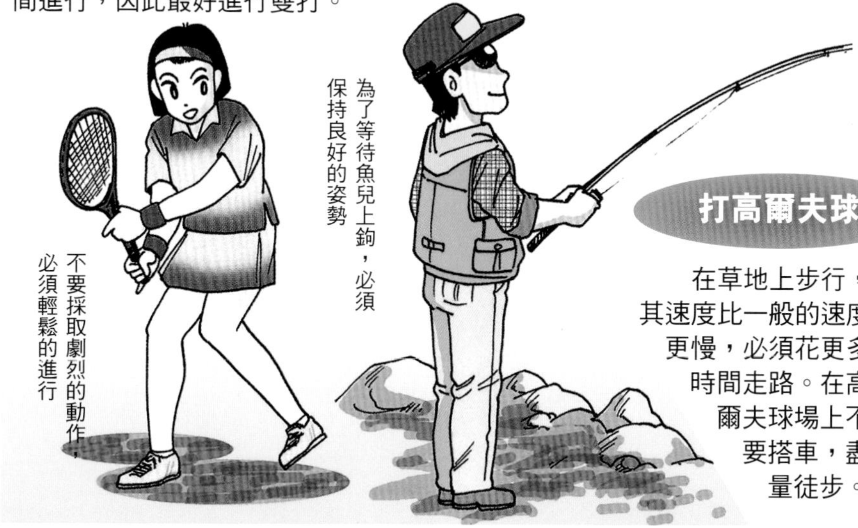

為了等待魚兒上鉤，必須保持良好的姿勢
不要採取劇烈的動作，必須輕鬆的進行

打高爾夫球

在草地上步行，其速度比一般的速度更慢，必須花更多時間走路。在高爾夫球場上不要搭車，盡量徒步。

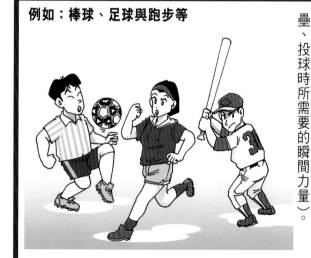

速肌運動適合更新身心

劇烈運動或是在瞬間、短時間內進行的運動，必須使用速肌。藉此能使頭腦完全清醒，暫時使頭腦與心靈保持清晰（雖然打棒球所需的時間比較長，不過實際活動的只有揮棒、跑壘、投球時所需要的瞬間力量）。

例如：棒球、足球與跑步等

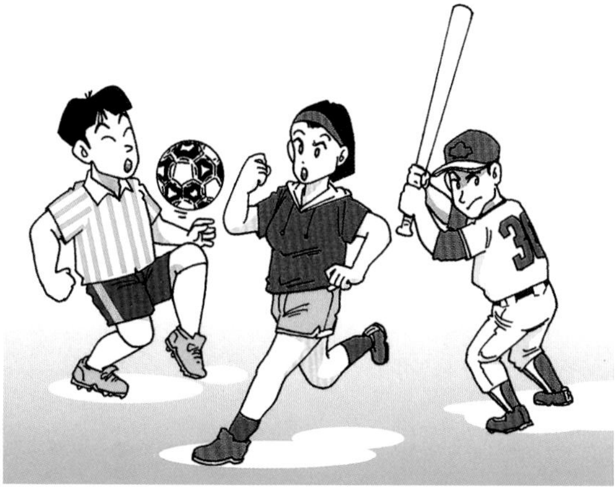

睡眠、休息與腦的關係

睡眠的作用

雖然說運動能夠活化腦的功能，不過活動身體之後，立刻就會覺得疲累。為了維持腦部的健康，休息與運動同樣的重要。最好的休息方式就是睡眠。

睡眠的作用是為了補充第二天的能量與消除疲勞。肌肉收縮時，成為清醒刺激，使腦清醒，肌肉放鬆時，無法將清醒刺激送達腦部，因此會覺得想睡。

換言之，肌肉放鬆，能使腦放鬆。白天因為運動而導致全身的肌肉疲累時，晚上放鬆肌肉，就能熟睡。

睡眠時，副交感神經（休息神經）緊張，就能夠促進胃或腸等消化系統的活動。旺盛的進行消化與吸收作用以補充能量。此外，副交感神經也能使得肌肉或心臟等消耗熱量的器官得到休息，如此一來，就能夠儲備隔天所需要的熱量。

「愛睡覺的孩子容易長大」，這是事實嗎？

孩子白天時充滿幹勁的玩，因為身體疲憊，晚上就容易熟睡，這是一種理想的生活。

孩子的發育，需要休息與熱量，俗話說「愛睡覺的孩子容易長大」，這的確具有科學根據。

一般人在白天的飯後會想睡覺，這是因為食物進入胃中，使得副交感神經反射性的緊張，為了讓營養轉換為熱量，會分泌胃液。此外，副交感神經也能夠抑制熱量的消耗，使肌肉的緊張放鬆，因此會產生睡意。

晚上睡眠不充分時，會導致低血壓或自律神經失調等身體不適的狀況。失眠的原因，與其說是壓力等心理因素，還不如說是肩膀酸痛或腰痛等原因所造成的。

身體部分的酸痛，稱為局部疲勞，局部的肌肉出現收縮的狀態，就會引起酸痛。出現局部疲勞時，疼痛會成為一種清醒刺激傳達到腦部，結果就會導致睡眠障礙。為了擁有舒適的睡眠，最好白天儘可能的多活動身體，讓全身疲累。

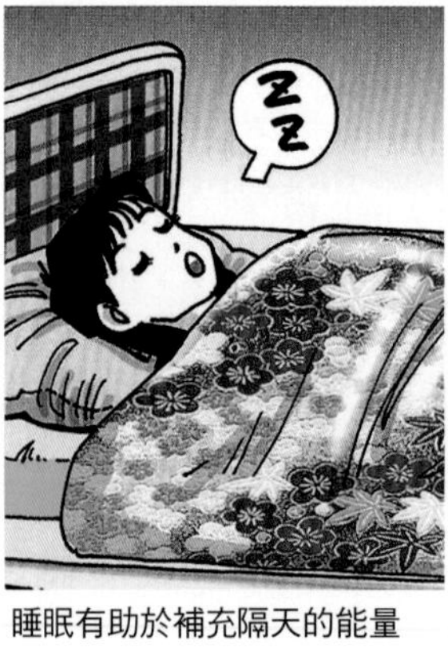

睡眠有助於補充隔天的能量

「打盹」和「睡懶覺」對腦會造成何種影響？

速波睡眠與慢波睡眠

整晚都睡得很好，這是最理想的狀態。不過，當腦部疲勞時，則睡魔隨時都可能會潛入你的身邊。

勉強與睡魔作戰，會對腦造成反效果，因此必須趕緊打個盹。

睡眠狀態包括「速波睡眠」與「慢波睡眠」二種。慢波睡眠是深沈的睡眠，屬於肌肉放鬆、腦也得到休息的狀態。

速波睡眠較淺，是屬於腦休息但肌肉沒有休息的狀態。打盹就是屬於速波睡眠。只有腦休息，是腦內暫時補充熱量的時間。

但是，最好利用夜晚集中補充肌肉的熱量。白天時，如果進入慢波睡眠狀態，肌肉放鬆，則反而容易使身體疲累，擾亂夜晚睡眠的規律。

白天時不要躺在床上打盹，只要暫時坐在椅子或沙發上小睡一下即可，避免讓睡眠過於深沉。

睡懶覺並非毫無意義

但是，利用休假日「睡懶覺」，這與打盹的情況不同，也就是睡眠時間比平時更長。

但是，利用睡眠補充熱量與消除疲勞的時間，則以五到六小時最為適當。一旦超過這段時間，則由於熱量已經達到飽和狀態，因此，即使睡得再久也毫無意義。副交感神經與交感神經（活動神經）的生物規律，也就是睡眠與清醒的週期不會每天變動，所以，只要擁有身體已經適應的普通睡眠量就足夠了。

不過，睡懶覺也並非毫無意義，藉此可以得到「感覺已經消除疲勞」的心理效果，有助於消除壓力與精神疲勞。

疲勞時就小睡一下吧

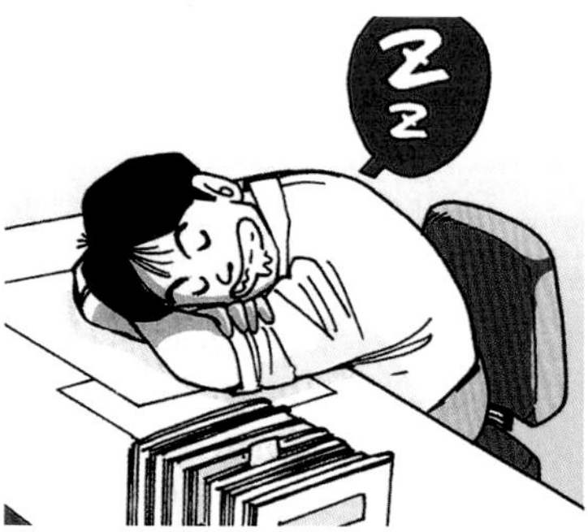

有效的抑制疼痛！偏頭痛對策

何謂偏頭痛

通常頭痛並不是腦本身感覺疼痛，而是周圍的血管或頸部、肩膀的肌肉收縮而產生的疼痛。

依症狀或原因的不同而有各種不同的形態。偏頭痛是單側額頭、太陽穴與脈搏同調，產生跳痛感，起因於肩膀酸痛。

當肩膀的肌肉酸痛時，外頸動脈流到頭外側的血液，循環變惡化。此時，血管膨脹，壓迫到周圍的肌肉而引起疼痛。按摩太陽穴會覺得舒服一些，這就表示血液循環不良。

對症療法包括攝取咖啡或柑橘類（維他命P），以及用力按壓太陽穴與冷敷患部等。

預防方法—防止肩膀酸痛的運動課程

等感覺疼痛之後再處理，那就比較麻煩了。最好在出現頭痛之前先加以預防。長時間保持相同的姿勢來工作，容易造成肩膀酸痛，進而導致偏頭痛。

換言之，因為頸部肌肉沒有進行收縮與放鬆，持續維持緊繃與僵硬的狀態，結果血液循環不順暢。這時，只要伸伸懶腰或是做頸部運動，就能夠促進血液循環。感覺肩膀或頸部疲勞時，最好依照下圖來進行運動。

如果在還沒有察覺肩膀酸痛時就出現偏頭痛，那該怎麼辦？為了抑制偏頭痛，一定要讓膨脹的血管收縮。熱敷會促進血管擴張，使疼痛更為劇烈。因此，在出現偏頭痛時要冷敷頭部。

最迅速的方法就是冷濕布療法。在洗臉盆中加入十到十五度的冷水，放入毛巾浸泡。也可以使用市售的冷濕貼布。將濕毛巾或冷濕貼布貼於太陽穴，安靜的休息，直到偏頭痛消失為止。

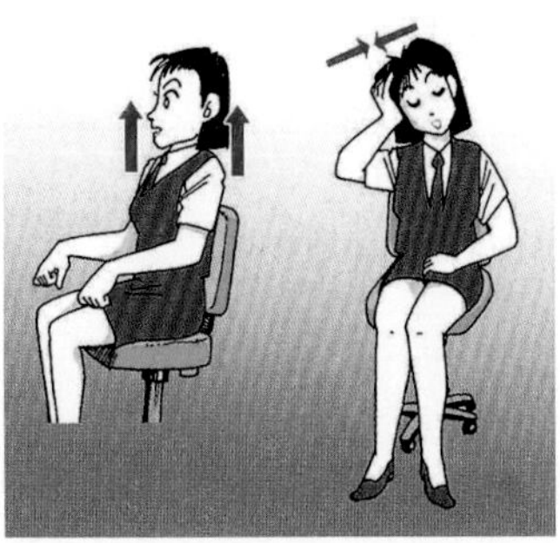

（右）
▲頸部的靜力運動（側屈）
（左）
▲兩肩上抬放下，放鬆肩膀

口才好表示聰明嗎？會話術的祕訣

即使擁有豐富的知識或很好的構想，但是一旦說話方式不高明 ，那就沒有任何意義了。如何透過有效的話語來傳達自己的想法呢？本章將簡單明瞭的傳授「名嘴」的談話祕訣！

攝影：坂本智之／落合淳一

看著對方的視線來進行交談

請教政治學家・舛添要一先生

聰明人的會話術

舛添先生經常參加電視演出或是演講活動，擅長表達自我意見。請看看他是如何產生敏銳且深具說服力的言論。

舛添先生親身說明頭腦的健康法與談話的技巧。

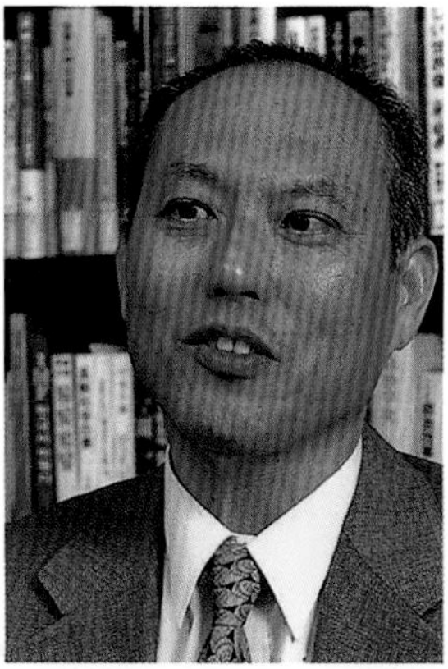

■將自己的意見傳達給對方知道的注意事項

無論是演講或是參加電視談話節目與寫作，必須傳達自己的意見時，我最注意的，就是「看著對方的視線與他交談」。

我平均每年在全國各地進行一百場的演講，會場中有各種年齡層的人，男女人數和職業也各有不同。當然，想聽的內容也不同。

有時主辦單位會請我談論政治相關議題。

無可避免的，當然必須探討當天的政治改革案對於經濟所造成的影響。任何相關政策都可能會影響所有國民的經濟

舛添要一

1948年出生於福岡縣。畢業於東京大學法學部。擔任國外研究所客座研究員。曾任東京大學教養學部副教授，現任舛添政治經濟研究所所長。活躍於各個媒體。99年以無黨派身分參選都知事，獲得 84 萬票。著書非常多。

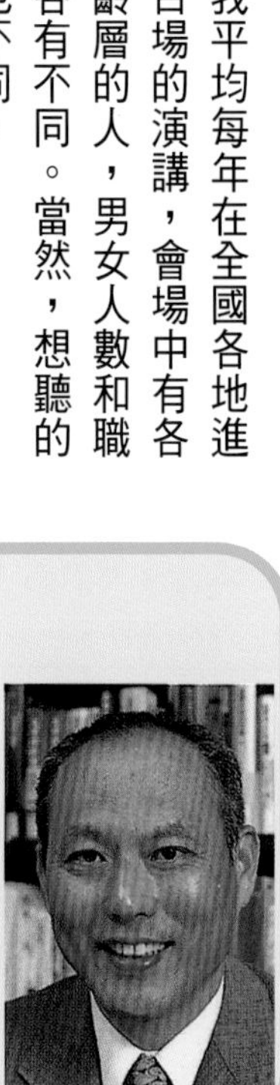

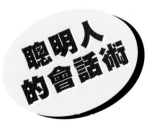

6 口才好表示聰明嗎？會話術的祕訣

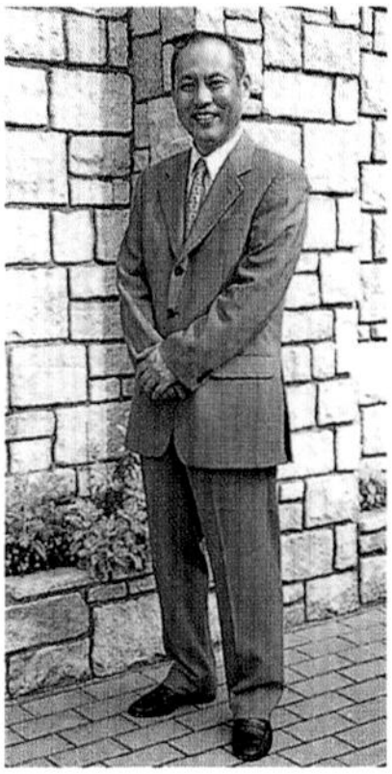

與福利。因此，我會以聽眾切身相關的事情為主開始談論。首先，站在講台上環視觀眾，決定演說的內容。

聽眾特別抽空前來聽我演講，我當然不能談論一些令人聽了就想打瞌睡的內容。

首先要了解聽眾到底對於哪些事情感興趣，同時站在相同的視線交談。

感覺上就好像是一對一的談話一樣。主動提出對方感興趣的內容，這才是高明會話的第一步。

■表達政治、經濟相關話題時的注意事項

面對較為艱澀的話題時，若還是以專業術語來表達，那就不算是高明的談話。除非對方具有相關的專業知識，否則以簡單明瞭的方式來敘述艱深的內容，這才是談話的關鍵。

具體而言，即使是談論專門、深度的主題，但若聽眾為中學生，那麼，一定要採取中學生能夠理解的說話方式。我經常注意這一點。

演講內容必須配合聽眾的程度。對學生演講時，必須用學生的語彙。如果對象是中學生，那麼，只要以中學生能夠理解的程度來進行就可以了。

即使是天才物理學家愛因斯坦的相對論，也要以孩子能夠了解的方式來說明。

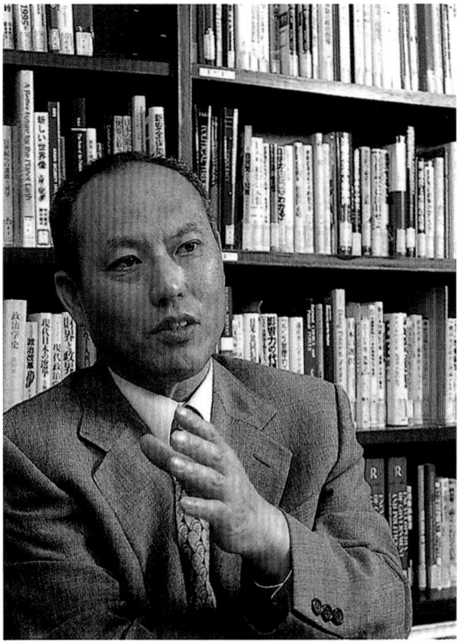

從對方感到關心的事物開始交談，這才是高明談話的第一步。

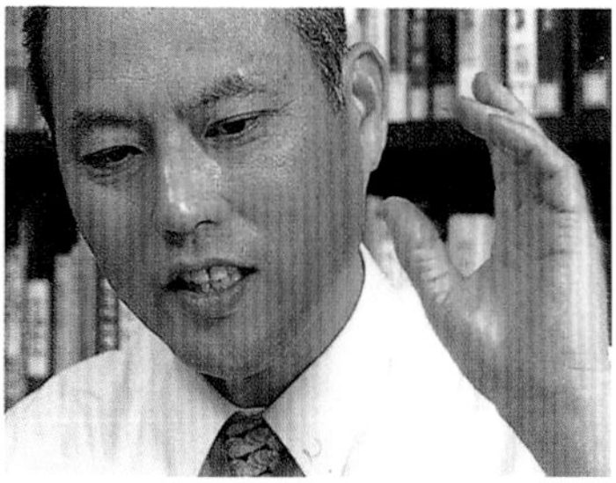

採用連中學生都聽得懂，容易理解的說話方式。

■讓難懂的話題變得簡明易懂

最好的方法就是多舉例。許多名嘴都擅長舉例。

例如，有關銀行的不良債權問題，可以轉換為一般家庭的住宅貸款問題來討論。有關經濟問題，也要採用相同的比喻。總之，重點是提出對方非常了解的事物來加以說明。

在對中學生進行演講前，最好和鄰居的中學生聊天，這樣就知道應該如何來表達了。

在討論電視、報章雜誌上與兒童相關的難懂新聞時，我會站在孩子的觀點，簡單說明這些難懂的新聞，這樣孩子比較容易被接受。

■炒熱談話內容的祕訣

在談話中，隨時都應該表現出幽默感。避免利用對方或不在場的人製造笑話。

偶爾可以使用具諷刺效果的美式幽默。基本上，應該醜化自己的容貌與性格等而讓聽眾發笑，這是很棒的幽默感。例如我會說：「原本我的頭髮非常茂密，但因為歷經了辛苦的參選，所以，現在頭髮只剩下這麼一點點了。」

談論較為難懂的話題時，有時必須摻雜一些幽默，這樣就能使談話內容更為熱絡。

■如何使談話更爲順暢？

首先，應該擁有豐富的資訊與知識。多多利用報章、雜誌或是電視等來掌握世界的動態。

此外，必須擁有自己的看法與意見。不要光是填塞訊息，而必須彙整、統合訊息並加入自己的意見。

培養廣泛的興趣，也很重要。與初次見面的人談話時，

不要一味的將訊息塡塞在腦海中，必須養成加工的習慣。

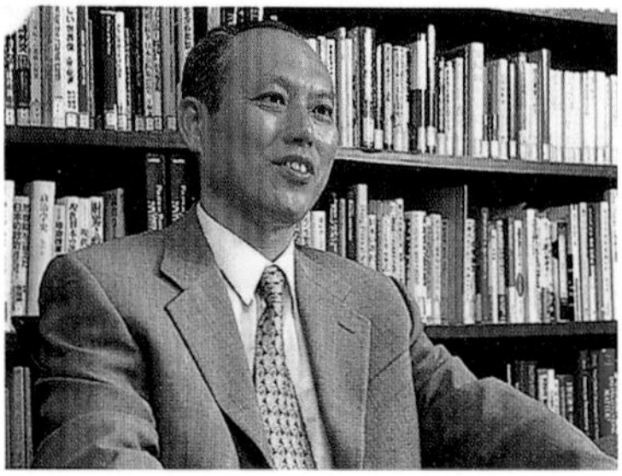

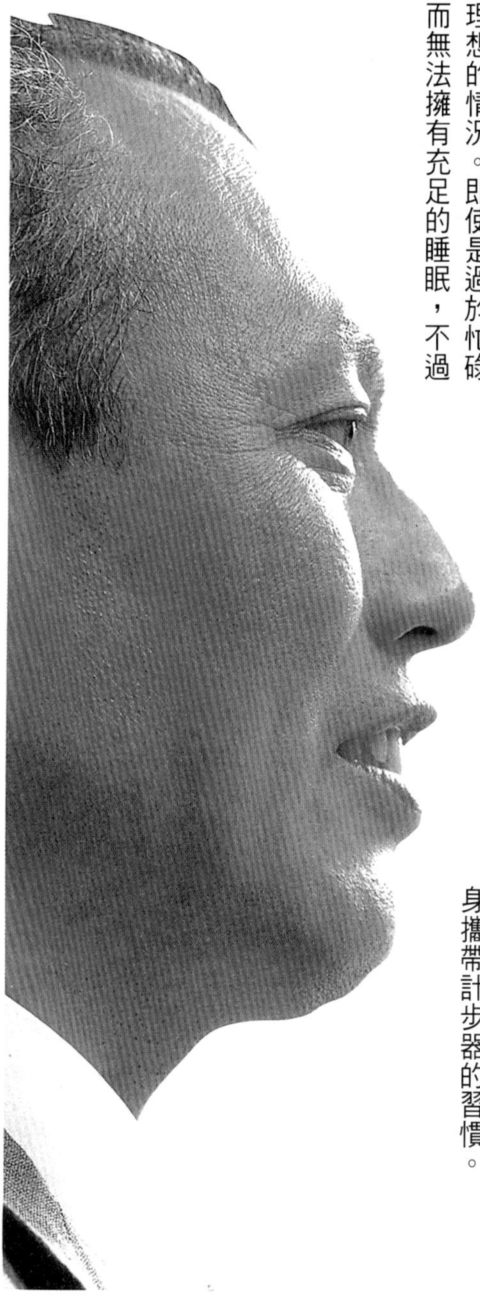

話題越多，就越容易找到共通點，藉此就能夠打破疏離感。不過，一味的勉強對方接受你的看法，會令人討厭。雖然拿捏分寸有些困難，但基本上最好還是能夠多多讚美對方。

■使腦健康的方法

首先是—「累了就要睡覺」。規律的睡六到八小時是最理想的情況。即使是過於忙碌而無法擁有充足的睡眠，不過一旦感覺疲憊時，就要打個盹兒，時間大約十到十五分鐘就夠了。睡過頭反而會使頭腦茫然，只要稍微闔眼休息片刻就可以了。

此外，也要養成在車上等狀況不良的地方立刻睡著的習慣。

飲食和運動也很重要。不吃東西頭腦就無法充分活動，而酒則無法思考難題。

盡量選擇輕鬆的運動。劇烈的運動會使身體疲累，無法完成任何事情。我經常到附近的公園散步，盡量走一萬步，回家淋浴之後，頭腦清晰，有助於提升工作效率。

走路能夠給予腦適度的刺激。因此，要多利用雙腳，不要過度依賴車子。最好養成隨身攜帶計步器的習慣。

聰明人的會話術

向單口相聲學習談話祕訣

請教單口相聲家・立川文都先生

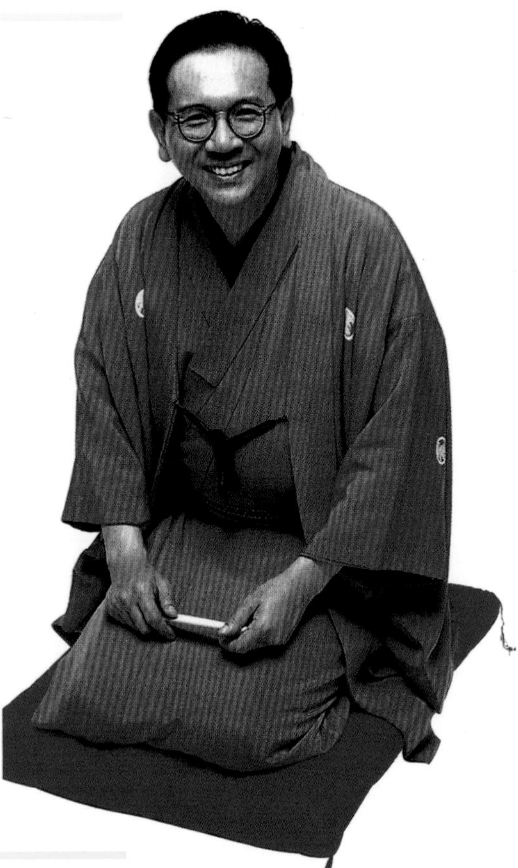

文都先生是立川流的中堅單口相聲家。他善用獨特的關西口音，不僅是曲藝場表演台上的專家，同時也活躍於資訊節目中，堪稱是一位語言專家。現在我們就一起來向這位高手討教說話技巧吧！

■現代的單口相聲，要求快速的技巧。文都先生的表演相當精彩。對於單口相聲家而言，到底是頭腦靈活還是舌頭靈活比較重要呢？

這我就不知道了（笑）。說話表演需要相當多的練習。

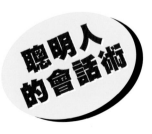

換言之，就是俗稱的「心是熱的、頭腦是冷的」。對於在那兒滔滔不絕表演的自己，以及在背後客觀的凝視表演的自己，兩者都很重要。

如果失去在背後監督的自我，那麼，就會陷入低潮的狀態，不知道自己到底應該要說些什麼，腦中一片空白。

此時，就必須趕緊設法克服低潮狀態。

■表演時的說話技巧爲何？

不要拼命的找尋詞彙。因為不可能花三十、四十分鐘記住所有的內容。

絕對不能忘記故事中的關鍵字，而至於其他的內容，則只要靠印象記住就可以了。

■原來如此。充分利用右腦來進行想像思考，就能使頭腦與舌頭變得靈活嘍？

也許吧！最近我改變了練習方法。為了健康著想，我會前往附近的公園走路，同時反覆練習。

這樣，就能夠促進血液循環，不僅能使頭腦清晰，更清楚的記住內容，同時也能深入思考內容的真髓。一般人必須在眾人面前演講時，如果能夠前往附近的公園散散步應該也不錯。

■還有其他的練習方法嗎？

我和師父及其他的師兄弟一起練習時，會徵求大家的同意，使用錄音帶錄音，然後邊聽錄音帶邊練習。

不是單純的追逐詞彙，說話時，必須要忠實的表達出音調與節奏，這才是學會獨特腔調的祕訣。

伏筆必須逼真的敘述，絕

立川文都

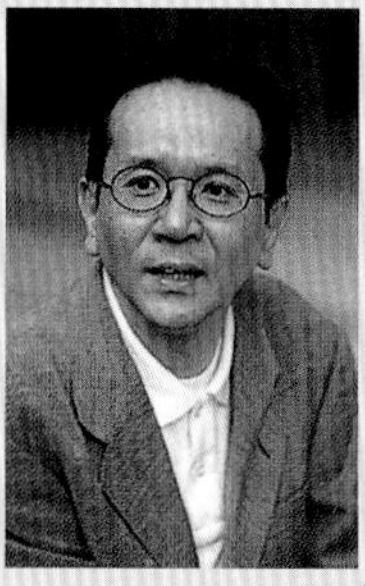

１９６０年出生於大阪市。本名國府秀剛。畢業於大阪學院大學外語學部。84年加入立川談志。88年晉升為「二頭目」，成為立川談坊。翌年，前往美國科羅拉多大學演講，決定成立全美橫貫單口相聲會。98年10月晉升為「真打」，承襲第六代文都之名。特徵是開朗、活潑的關西腔表演風範。同時擔任電台與電視資訊系列節目的播報員對不能讓聽眾發現那是謊話，這正是單口相聲最有趣之處，也是最困難的地方。

■在表演台上必須進行分析性的談話，而能夠吸引眾人聆聽的說話祕訣又是什麼？

以在結婚典禮上的致詞為例，一般人會先將致詞內容錄在錄音帶裡。單口相聲家的做法則與一般人不同，會加入一些特有的曖昧詞彙。如果能夠豐富的使用連接詞或修飾語，那麼就能使語言更具變化，成為眾人百聽不厭的說話方式。

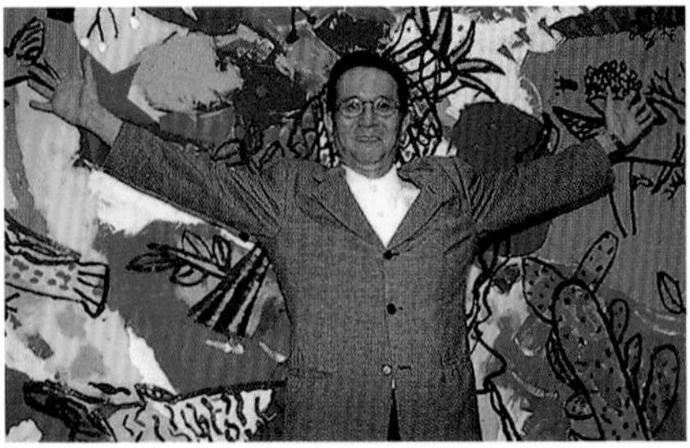

只要活用連接詞與修飾語，就能擁有他人百聽不厭的說話方式。

■應該如何培養這種說話方式？

聽單口相聲是最好的啦（笑）！單口相聲可說是集會話大成的表演方式。雖然並非所有的單口相聲家都是『很會說話的人』，不過都是嚮往成為很會說話的人。

我認為單口相聲家就是因為自己對於說話產生自卑感，因此努力練習，最後擁有高明的說話技巧。不過有些人是天生的語言家，只是因為過於年輕，所以，無法站在表演台上冷靜的觀察聽眾。即使不太會說話的人，只要接受訓練，也能慢慢的提升自己的實力。

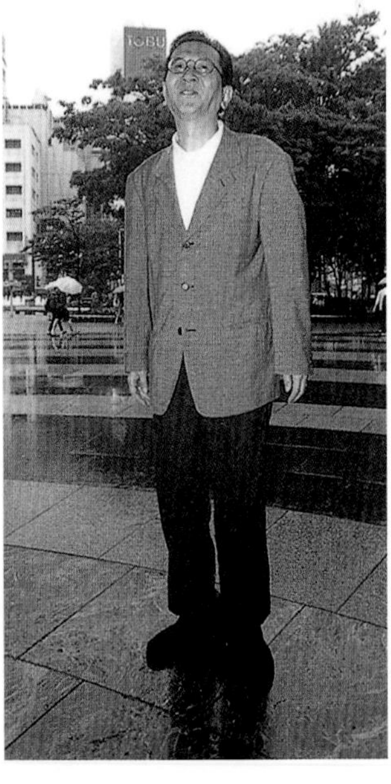

單口相聲中充滿男女老幼談話的典範。

6 口才好表示聰明嗎？會話術的祕訣

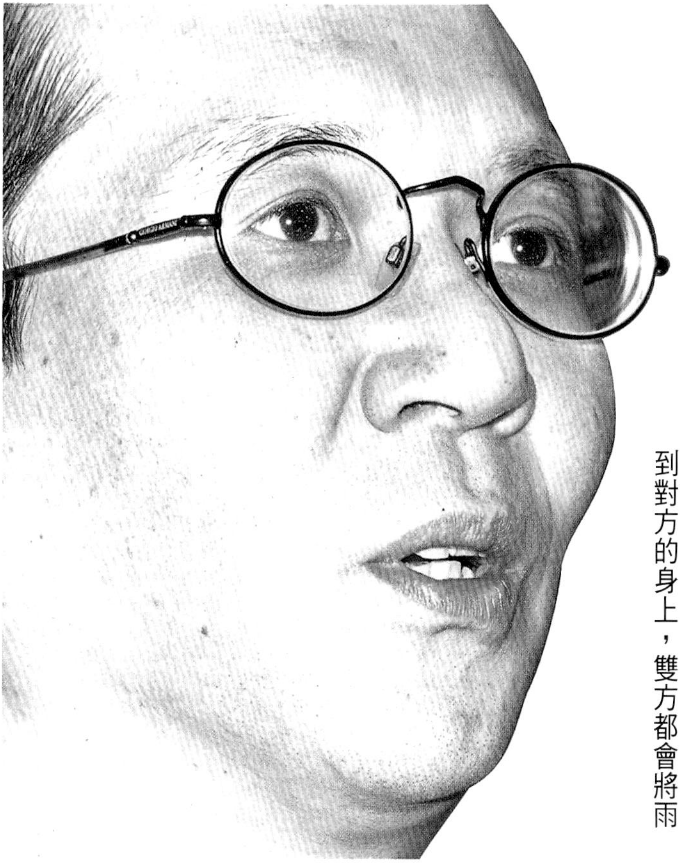

■現在手機非常流行，在和他人談話時如果手機響起，則一般人通常會說「對不起」，然後接聽電話，但是這種做法似乎很不禮貌。

過去的人比較重視禮貌。例如，下雨天在狹巷和他人擦肩而過時，為了避免把雨水滴到對方的身上，雙方都會將雨傘側拿。但是，現代人幾乎不會顧慮這麼多。

不顧慮他人的感受，就會被抱怨「真是粗魯」。而相對的，顧慮禮節的人則會備受稱讚。因此，即使在現代，適度的禮節也非常重要。

■語言能使人際關係變得更順暢嗎？

語言原本就是為了讓對方了解、傳達雙方的心意而形成的。為了避免誤解，應該快樂的談話。

無論男女老幼，幾乎都能站在自己的立場與程度來接受單口相聲這種談話的表演，但是其中也有失敗的例子。

單口相聲也會敘述人類的負面表現，對於人類的好壞兩方面都予以肯定……。

聰明人的會話術

重點是說話之前要先聽他人說話

電台播音員 島岡美延女士

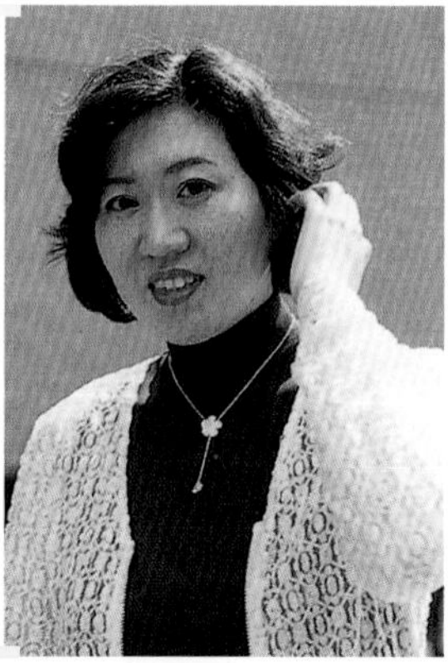

島岡女士從小就習慣對他人說出自己的感動，並且從中獲得喜悅。現任廣播電台播音員，親身參與企劃節目、溝通、選曲與專訪等工作。請聽聽這位堪稱「說話專業人士」與對手交談的祕訣，學習她高雅的說話技巧。

■島岡女士是專業的說話人對於一般人的交談有什麼看法？

與他人見面時，創造一個不會令人緊張的氣氛是先決條件，因此，展露笑容很重要。在身體語言之中，笑是世界共通的語言。笑代表『我對你完全沒有敵意』。

只要展露笑容，就能夠成功的製造一個輕鬆的氣氛，予人良好的第一印象。即使遣詞用字上有些怪異也沒有關係，只要在他人面前不要過度緊張就沒問題了。

■如何避免在就職面談或與初次見面的對象談話時產生緊張感？

島岡美延

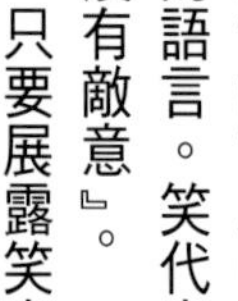

1965年出生於札幌市。畢業於明治大學法學部，曾任職於不動產公司與大學補習班。嚮往談話性的工作，因此成為播音員。現任廣播電台播音員兼製作人，每週9小時負責音樂、表演、電影等生活資訊播報工作。此外，也擔任專校與文化學院就職面試對策與自我表現座談會講師。

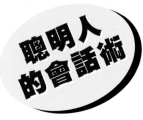

6 口才好表示聰明嗎？會話術的祕訣

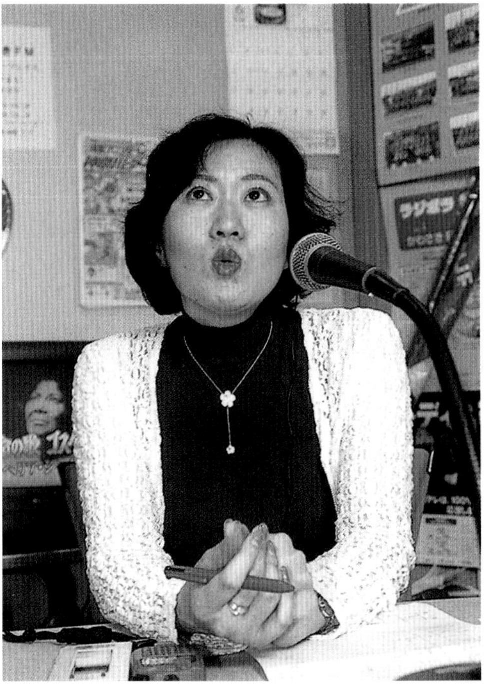

一味的逃避會使結果變得更糟，但是，也不要硬著頭皮作戰。面談時完全不看主考官一眼，那一定會喪失錄取資格。

首先要向對方打招呼，視線看著對方的眼睛，面露微笑的說：「請多多指教。」

某電視台在徵選女播音員時，面談佔有極重的比例，最後的錄取者一定是「滿面笑容的人」。雖然說笑容不是萬能的，不過對於創造一個交流的氣氛而言，的確能夠發揮很大的作用。

■學校幾乎沒有教導學「先聽對方說話然後自己再說話」的基本技巧，因此許多人對於面試三分鐘的自我介紹感到困擾。

在眾人面前說話，確實需有足夠的準備。不能一味的背稿子，否則一旦某個地方出錯時，就會信心動搖，舌頭打結，說不清楚重點。

其實，只要依序記住內容要點或關鍵字並對著鏡子多練習幾次，那就沒問題了。

■與人交談的重點是什麼？

自己在說話之前一定要先成為高明的聽眾。沒有人願意和與自己意見相左的人說話。同時，聽話時並不是單純的採取「被動的姿態」。

當我訪問他人時，光是附和對方的話語，就能使整個談話內容完全改變。因此，當聽眾也需要技術。

認為自己不太會說話而感覺自卑的人，只要努力成為好聽眾，自然的就會成為說話高手。

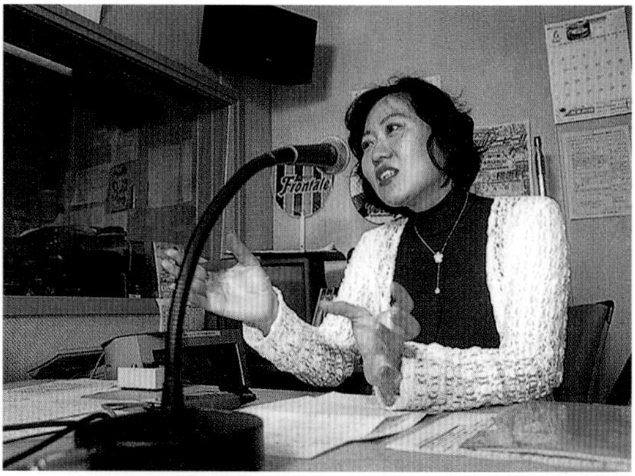

展露笑容具有創造溝通氣氛的重要作用。

■不會說話的人一定要好好的聽對方說話嗎?

是的。當朋友說「今天的天氣不錯」時，如果你回答這還用你說，那麼，接下來的話就談不下去了（笑）。而如果回答「是啊！你要到哪裡去呢？」這樣就能使談話順利的進行。當對方說「昨天我到鬧區購物了，你可以問他」情況如何呢。接受對方的話語，同時準確的『附和』，就可以很快的成為會說話的人。

■從事電台播音員工作，讓談話順利進行的祕訣是什麼？

有一位沈默寡言的音樂家來上我的節目，雖然我們是初次見面，但是，彼此卻能滔滔不絕的交談。當時我請教他，音樂家的職業令人產生愉快的感覺，不知祕訣為何。因為對方對於這個話題深感興趣，因此滔滔不絕的說明。

一旦對方敞開心扉說話之後，不要立刻轉移話題，應該讓對方針對這個話題繼續談下去。

任何人都想和他人說話，都希望別人聽自己說話。只要深入感受這種心情，那麼，每個人都會變成很會說話的人。

■島岡女士的聲音低又非常甜美。如何才能擁有這麼甜美的聲音呢?

以聲音的高低而言，女性應該努力的將聲音放低，因為長時間聽女性的高音會感覺疲累。過去我因為聲音比較低沈而感覺自卑，但是從事播音員工作之後，低沈的聲音反而讓聽眾感覺舒服，我也因而產生了自信。

男性的聲音原本就較低，因此只要口齒清晰，維持一般的音階就可以了。如果還是聽不清楚，那麼，可以面對鏡子，努力的張開嘴巴進行發聲訓練，藉此就能夠矯正缺點。

■最後請教如何使說話具有魅力

有些政治家的聲音算不上是好聽，但是，他們的說話方式卻充滿魅力，非常吸引人，甚至說話方式成為他們的武器之一。

自認為聲音不好聽或是不會說話的人，必須將聲音當成自己的個性，甚至可以當成是一種「武器」。不要自悲。如果無法在眾人面前進行說話訓練，那就更不會說話了。

說話或是聽他人說話的技術，都是開拓人際關係的管道。由這層意義來看，高明的說話術並不是一種目的，因此，不一定要擁有這種技巧。首先應該努力的讓自己成為高明的聽眾，這樣自然而然的就會變成很會說話的人。

只要成爲高明的聽眾，就能成爲談話高手。

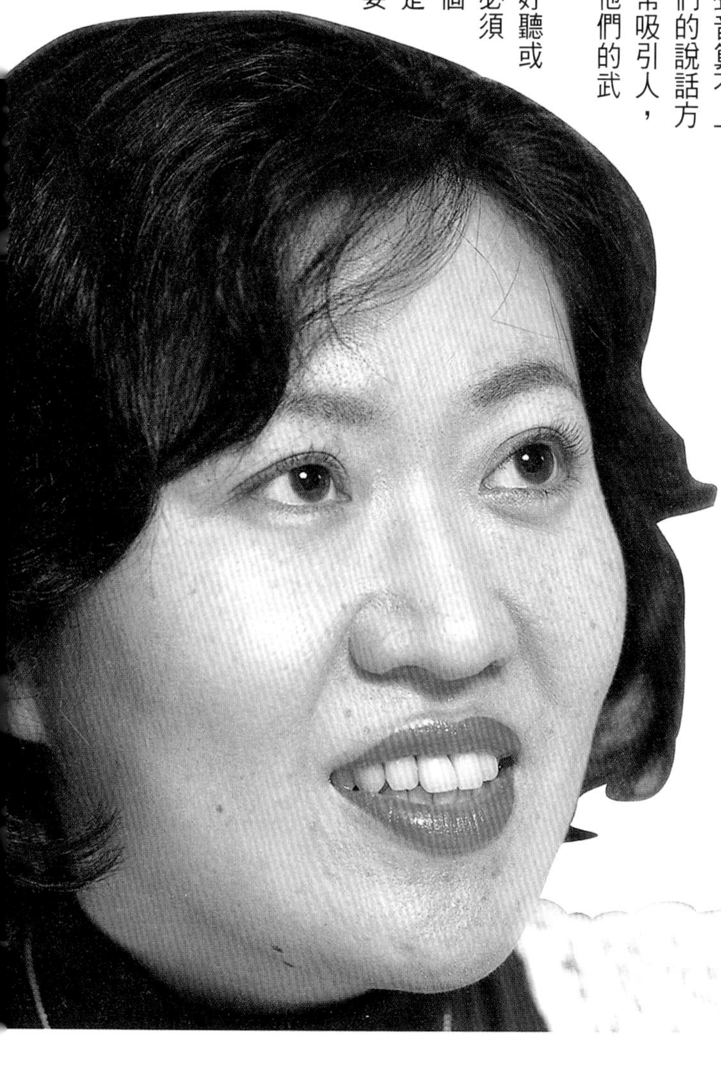

鼓勵他人的話語與談話

請教講道學校・持田教練

我經常對孩子們說：「你們要將自己的情緒與想法用語言表現出來。」在運動世界中，必須過著團體生活，不融洽的團體無法成為堅強的隊伍。我希望每一位成員都能夠成為擁有確實意見的競技者。

我在責罵學生的時候，除了當事者之外，也要讓周遭的孩子們覺得「說得對」。當孩子們有所領悟時，他們的表情會變得很開朗。讓孩子主動去思考非常重要。有關柔道的技術，如果從頭教到尾，那麼學生就無法自行思考，而會將接受教導當成是理所當然的事情，同時，在失敗時，也會將全部責任都推給指導者。因此，我認為只要給予他們關鍵字非常重要。

但遺憾的是，通常學生們在面對老師時都沈默寡言，因此，我經常挖空心思想要了解學生們的想法。即使說明同樣的內容，也會根據學生的狀況而改變表達的方式，否則他們會聽膩。只要仔細的去了解對方並認真的對待，那麼，對方也會敞開心扉。我將上述的做法融入生活中，結果使得我們的道場更為強大。

我曾經辭去教練的工作。當時我只在乎社會對我的評價與學生的勝敗。離職後，許多人給我鼓勵，但是我並未因此而改變心意。不過，學生們的「請您回來教我們吧」的這句話則是使我心軟。換言之，表面話不及發自內心的真心話更具說服力。

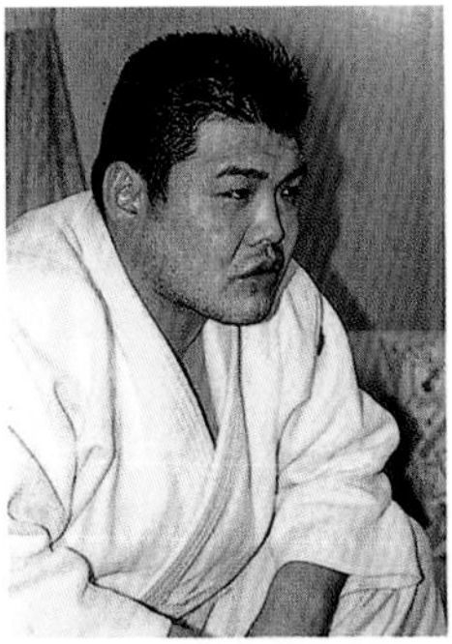

持田　治也

1964年出生於東京都。是世田谷學園教師。大學時代獲得全國大學冠軍賽優勝。曾任職於警政署。1992年擔任母校教練，獲得８次金鷲旗大賽優勝、３次全國高中冠軍賽優勝。

1975年創設講道學校。聚集希望成為柔道家的12到18歲的孩子，過著住宿生活。調教出來的名選手包括古賀稔彥、吉田秀彥、瀧本誠、北田典子等４人。

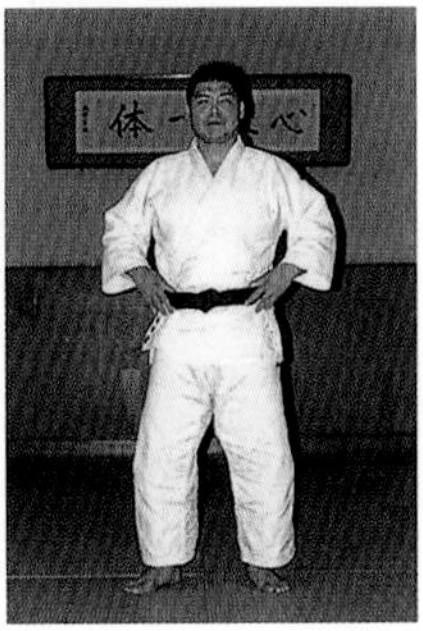

何謂真正
聰明的頭腦？

IQ、偏差值、學歷…。估計頭腦好壞的標準有很多，你相信哪一種呢？根據最新的腦研究而發現的「頭腦好壞」的新標準進行徹底檢證。

插圖：城戸行幸

偏差值與IQ不足以採信嗎？

牛頓的IQ不高嗎？

愛因斯坦的智商為一七三、歌德為一八五、伽利略為一四五，牛頓為一二五……。這些被稱為天才者的IQ（智商）值約為一一一～一二五，一般人為九十～一一〇。

據說智商一四〇以上就算是天才。以這個數字來看，則牛頓的IQ可說是「只比凡人稍高一些」，令人頗感意外。

IQ（intelligence quotient）是判斷智能的標準，智能發達程度是以精神年齡（為表示心理發育的程度而規定的年齡）和實際年齡之比來表示。例如，十歲孩童具有十二歲孩童的精神年齡，則IQ為一二〇。如果與年齡符合，則平均指數為一〇〇。

以這個方法為基礎而想出了現在的「智能測驗」。以加法或除法等基本計算，或立體方塊數目等簡單的題目，在決定的短時間內解答出越多的題目，就表示IQ越高，利用這個方式來判斷IQ。

天才需要擁有「如同孩童般的旺盛好奇心」

先前敘述過「IQ一四〇以上是天才」，這只是一個大致的標準。不過，想要估計IQ內容時，則因為智能的發達與生活面的發達具有個人差，故不能以此來斷定頭腦的聰明與否。

天才之所以成為天才，理由就在於其擁有凡人無法想出來的嶄新構想。牛頓曾經懷疑「蘋果會掉到地上，但是，月亮為什麼不會掉下來呢」，以此為關鍵而發現「地心引力法則」。

一般人很難產生這種疑問，即使產生，恐怕也不會深入探討並且理論化。

美國認知心理學家哈瓦德•加德納堪稱是天才研究的第一人者，他曾經說：「天才是指對於自己的工作擁有如孩童般的喜悅感而能夠埋首於其中的人。」

愛因斯坦也說過：「我的智能發達比一般人慢。一般人在孩提時代對於宇宙或時間方面的疑問，我直到長大成人之後才開始思考。」

偏差值與IQ同樣的，只不過是人類「能夠用功學習」、「擁有成熟大人般的思慮」的一種表現罷了。

關鍵在於腦海中的基本設備是否完善？

重「質」不重「量」

佔整個腦十分之一的神經細胞支撐著腦的活動。

那麼，是否神經細胞越多就表示頭腦越聰明呢？也許你會產生這樣的誤解。

神經細胞位於距離腦的表面二～三毫米之間。腦的皺褶越多，表面積就越擴大，細胞數也比較多。昔日有些人認為天才的腦擁有較多的皺褶。

但是，根據近年來的研究結果，發現海豚的腦其皺褶比人類更多。

海豚雖是頭腦聰明的動物，但是，卻沒有如同人類一般精密的腦。

因此，決定頭腦好壞的關鍵，並不在於神經細胞的數目。

「訊息傳遞快速」才是頭腦聰明的條件之一

像愛因斯坦這些天才的腦，與凡人中被視為「有才能」的人的腦相比，兩者之間具有很大的性能差。

腦透過眼、耳等接受訊息（刺激），神經細胞發揮作用產生電氣信號。而從神經細胞延伸出來的軸突經由突觸將訊息傳遞到其他的神經細胞。

軸突越粗，則訊息的傳遞速度就越快。據說愛因斯坦其能夠使訊息飛躍快速傳遞的細胞數為「有才能的人」的四倍。換言之，頭腦聰明與否與訊息的傳遞速度成正比。

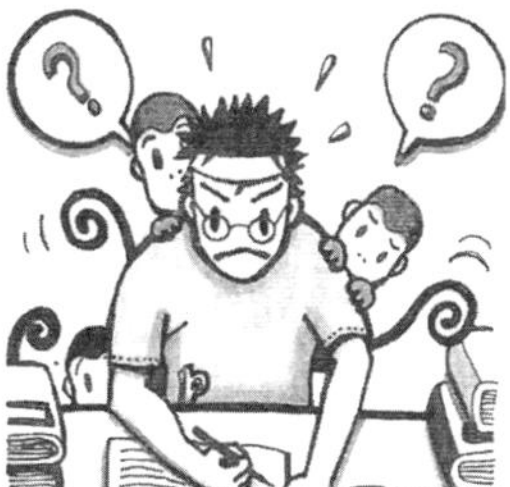

▲越使用頭腦，越能提高腦的性能

擁有完善的連絡網

雖說傳遞速度非常重要，但是，如果支撐訊息傳遞速度的連絡網欠完善，則訊息也無法順暢的傳遞。唯有神經細胞之間能夠順暢的傳遞訊息，才能夠產生劃時代的構想或理論。

此外，掌管藝術與直覺的右腦，和掌管理論、語言的左腦，透過胼胝體提供訊息，互相擴大與協調，就能夠建立更高度的印象。

決定頭腦聰明與否的關鍵，就是年輕時好好的培養腦的神經細胞，使得完成的訊息連絡網更為精緻。

鍛鍊腦的指令塔「額聯合區」

決定頭腦聰明與否並不在於神經細胞的數目，而是在於細胞間連絡網的精密度。擁有旺盛的好奇心，再加上「持續思考」，就能夠提升腦力。爲了建立強韌鞏固的連絡網，就必須要鍛鍊有腦的指令塔之稱的「額聯合區」。

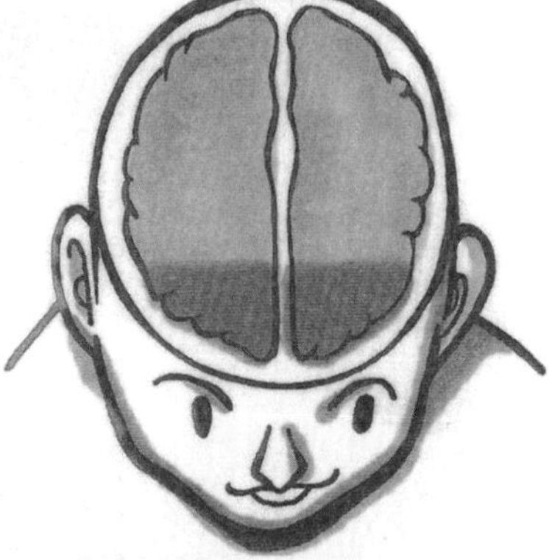

▲額聯合區在腦的前方

聯合額區的力量

預想・計畫力

預料可能會發生的情況，包括處理法在內擬定計畫。因此，必須引出必要的記憶。而關鍵就在於要提升腦內網路的密度。

記憶力

神經細胞之間的網路越精密，記憶力就越高。相反的，不使用腦，額聯合區的活動遲鈍，就會成為阿茲海默症（早老型痴呆）發病的要因。

決斷力

想像所有的狀況或危險性而擬定結論，為了迅速實行，要將信號立刻送達相關神經細胞的網路。

構想・創造力

產生構想或是疑問時，神經細胞間的網路，會從之前固定在細胞中的許多記憶中，找出相關的事物加以連結而找出答案。

7 何謂眞正聰明的頭腦

藉由刺激額聯合區產生「慾望」

大腦新皮質裡塞滿一四〇億個細胞。在額側額葉的「額聯合區」是腦的最高指令機關。這裡廣泛分布稱為「快樂神經」的A10神經，負責人類的精神活動。

進入腦的訊息，由海馬經由負責的器官最後到達額聯合區。越使用頭腦，就越能活化額聯合區，使整個腦的控制活動更順暢的進行。

神經細胞的細胞膜中含有一種稱為「β澱粉樣蛋白」的蛋白質。持續不使用腦，則老舊、剝落的β澱粉樣蛋白就會濃縮、成塊，再次附著於神經細胞上，破壞神經細胞。這正是引發阿茲海默症的一大要因。

此外，享受快樂事物時，A10神經會分泌快樂荷爾蒙「多巴胺」，藉此引出幹勁或創造性。因此，如兒童般擁有好奇心的態度，才是決定頭腦聰明的第一條件。

藉著改善飲食來強化腦的連絡網

為了使頭腦聰明，平時就要多使用腦以刺激額聯合區。此外，也可以藉由食物來強化腦的連絡網。

如想要強化連接連絡網的突觸，則攝取鮪魚等「DHA」（二十二碳六烯酸）含量較多的魚類很有效。此外，腦內神經傳導物質之一的「乙膽鹼」的原料大豆卵磷脂和膽鹼也很重要。

納豆和嫩豆腐、煮大豆中含有豐富的大豆卵磷脂，而蛋和肝臟中則含有較多的膽鹼，必須積極攝取。

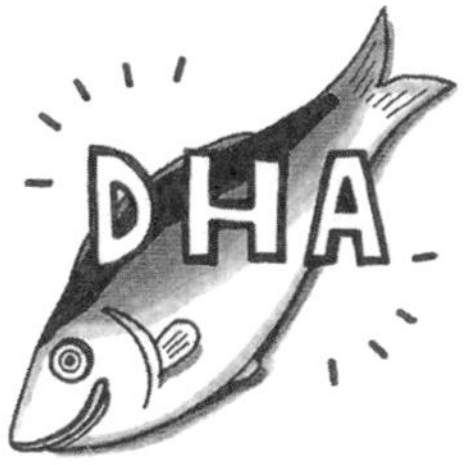

▲DHA能夠提升腦部功能

工作記憶

現代是一個資訊化的時代，生活周遭充斥各種資訊。即使擁有超高性能的腦，也無法記住所有的訊息（印象），立刻就會超過記憶量。

所幸，在腦內有一種可以選擇應該殘留或忘記的記憶功能，稱為「工作記憶」。在額後方的層狀組織進行感覺訊息的處理，幾乎可以和所有的領域相連結，彈性的應付各種課題。這種功能非常可貴。

例如，動手將羅列的數字抄寫下來時會記住一些數字，但是寫完後立刻就忘了，這就是工作記憶的作用。

用完之後就不再需要了。換言之，這是一種將可以忘記的訊息暫時貯藏下來的記憶。

提升左右腦的平衡感覺能增加腦的聰明度

這時應該使用哪一邊的腦呢？

	左腦	右腦
閱讀	看報紙等以印刷字體為主的文章	看寫真集或圖畫較多的內容
電視	新聞或烹飪、語文、猜謎節目等	想像印象、綜藝節目
音樂	聽有歌詞的曲子	只有音樂的曲子，尤其是古典音樂
電腦	製作文書或表格　模擬或職務實地演練教育訓練法系列的遊戲	製作圖形或插圖

左腦

數位思考的左腦

左腦與右手、右腳、右耳、右眼視野等右半身的神經、感覺相連。具語言相關的優秀能力，掌管邏輯、分析與代數思考（數位思考）等。

可以利用意識加以使用，因此，也稱為「意識腦」。該做什麼事情、什麼事情非做不可等，進行意識思考時是由左腦發揮作用。

討厭的事物由左腦引導來發揮作用

依訊息內容的不同，人類會交互的使用左右腦，讓一側的腦暫時休息。但實際上，左腦發揮較多的作用。

例如購物時，挑選物品而感到快樂的瞬間，右腦發揮作用，看到價格而開始迷惘時，左腦發揮作用。享受遊戲時，右腦發揮作用，無法獲勝而思考攻略方法時，左腦發揮作用。開車馳騁在順暢的道路上覺得很舒服時，右腦發揮作用，遇到塞車而感覺焦躁時，左腦發揮作用。與情投意合的朋友一起打高爾夫球時，右腦發揮作用，必須勞心勞力，以打高爾夫球的方式和他人交際應酬時，左腦發揮作用。換言之，伴隨義務感而不會覺得快樂時，是由左腦發揮作用。

生存在現代社會中，經常會有身不由己的情況發生，因此，會無意識中過度的使用左腦。為了體貼左腦，則要積極的運用右腦。

右腦

類比思考的右腦

與左手、左腳、左耳、左眼視野等左半身的神經、感覺相連接的右腦，具優秀的想像力、空間認識、色彩藝術的感覺能力，掌管直覺、綜合、幾何學的思考（類比思考）。

右腦是在無意識中使用的，因此也稱為「無意識腦」。若無其事的展現行動，或是不必深入思考而自然去做的事情，都是由右腦發揮作用。

右腦也處理音樂相關事物，因此，也稱為「音樂腦」。

在危機狀況時右腦發揮作用

左右腦之間有稱為胼胝體的橋樑，兩者之間藉此交換訊息。通常必須靠左腦的機能來應付社會生活。陷入危機狀態，或是腦海中突然閃過重要的靈感、遭遇重大事件時，訊息由右腦傳到左腦。

幾乎不懂語言的右腦會傳送印象，而左腦捕捉印象之後，會將其替換成語言。「雖然了解，但是，無法好好的用語言表現出來」，這就是右腦理解的印象，無法像左腦以語言或邏輯的方式處理。

首先運用右腦

右腦與左腦互助合作，處理訊息或行動，是最自然的使用腦的方法。

例如，光靠左腦「默背」的狀態，如果沒有一些特殊的記憶方式，則經過一段時間之後就會忘記。

但是，若經由右腦將訊息印象化之後加以「記憶」，那就不會輕易忘記了。

右腦產生的印象在左腦化為語言或邏輯，或是將想要表現的事物想像之後寫下來，這是眾人在不知不覺中進行的作業。

愛因斯坦曾說：「我在思考的時候無法用語言思考，而是以躍動的形態、印象去思考。必須付出相當大的努力加以整理之後才能替換成語言。」

下意識的利用左腦將右腦的印象邏輯化、語言化，則不僅有助於提升右腦的想像力，也能使左腦的表現力發達，具有強化作用。

持續使用左腦，只有左腦獲得訊息的信號，則會造成額聯合區無法發揮正常機能的危險性。

必須注意的是，如果持續過著過度使用左腦而不使用右腦的生活，會使腦的平衡瓦解，成為痴呆的原因。

活化右腦的重點

只要活化平常較少使用的右腦，就能同時活化左腦。那麼，具體的做法如何呢？在此教導各位刻意的多使用右腦的方法。

利用積極思考渡過快樂時光

「我頭腦很差，什麼事都做不好」……。在開始做事之前就產生消極的想法，就會使得腦功能變得遲鈍。必須展現積極的思考，心想「我很聰明，並且具有實行力」，想像成功時的情況。

此外，做任何事情不能只是為了盡義務。做自己喜歡做的事情，右腦自然就能夠發揮作用。因此，必須盡量的培養興趣。用餐時，不要討論工作上的事情，可以談論一些快樂的話題來營造愉快的氣氛。感覺不順心時，只要花點工夫找出讓自己快樂的方法，就能使右腦發揮作用。

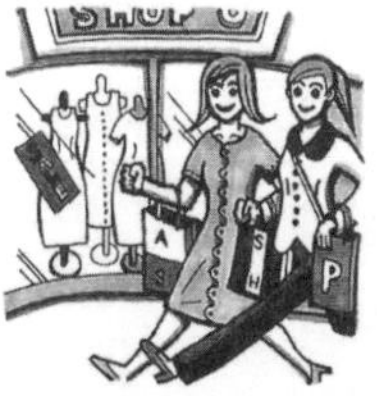

▲在快樂的狀況下能夠活化腦功能

寫繪畫日記

思緒凌亂時，可以拿出紙筆來畫圖。繪畫能使整體像變得鮮明，同時也能從中得到解決問題的啟示。

養成在日常生活中繪畫的習慣，例如寫繪畫日記。除了用文字寫日記之外，也可以在角落畫插圖。這麼做不僅能夠刺激右腦，同時固定對於記憶也有幫助。

嘗試在素描繪本上畫下周遭的景色或季節的變化。

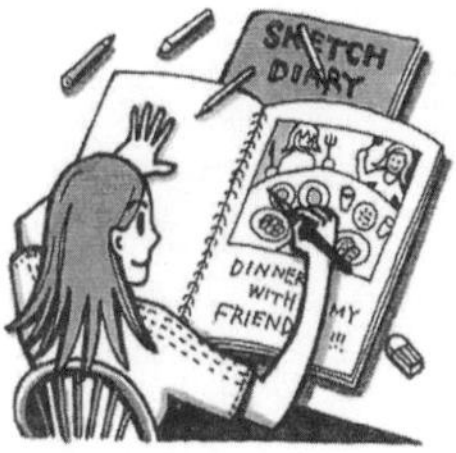

▲在腦海中進行想像非常重要

做左手手指運動

慣用右手的人如果能夠活動左手手指，就能促進右腦側的血液循環，使得神經纖維的功能順暢。因此，必須下意識的多活動左手手指以提高感覺。

進行手指伸展運動，或使用左手（或兩手）彈鋼琴、敲打電子計算機、練習用左手寫字及繪畫等，都是不錯的方法。

另外，也可以利用左手敲打電腦鍵盤。勇於向新事物挑戰，就可以防止老年痴呆症。家庭主婦在做家事時，也可以下意識的多使用左手，但要在安全考量下進行。

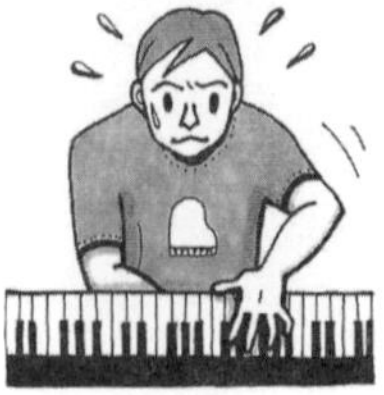

▲試著使用左手手指看看

聽音樂

右腦具有捕捉音樂的作用。為了活化右腦，應該聽一些以旋律為主的慢板古典音樂。同樣是音樂，但是聽有歌詞的曲子時，為了了解其意義，左腦會發揮作用。而不會說英文的人，在聽英文歌曲時也會使用右腦。

依精神狀況的不同，有些音樂的節拍會讓人感覺舒服。相反的，當節拍不對時，就會成為壓力的原因。可以使用能讓自己平靜下來的間隔，藉著輕拍自己的膝或桌子等，數十秒鐘內的次數，然後再乘上六倍（一分鐘內的次數）。也可以利用節拍器等加以確認。符合這種節拍的曲子，就是能夠活化你的右腦的音樂。

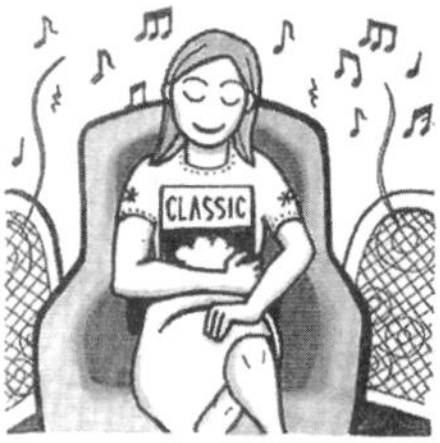

▲發現適合自己的節拍

唱熟悉的歌曲

唱卡拉ＯＫ或是邊洗澡邊唱歌時，要盡量選擇自己所熟悉的歌曲。多唱自己拿手的歌曲，能使右腦的功能活絡。

唱不熟悉的歌曲時，必須拼命的去想旋律，或是眼睛忙著看歌詞，如此一來，就必須使用到左腦。為了活化右腦，最好選擇不需要看歌詞就能輕鬆唱出來的歌曲。

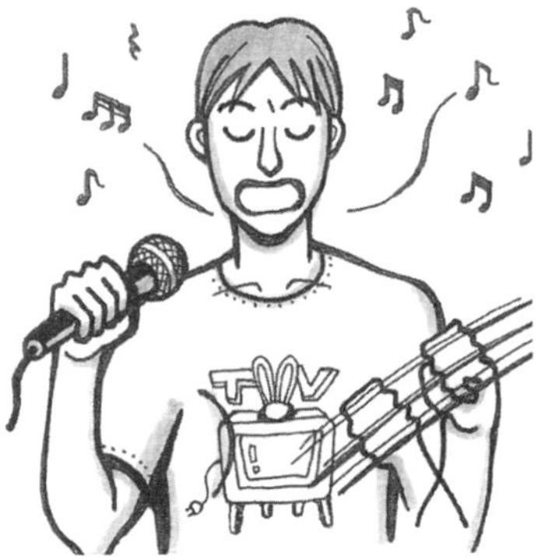

▲盡情的唱自己拿手的歌曲

模擬顛倒繪畫

利用家中的繪畫或照片，將其倒過來並且模擬。

畫眼睛看到的東西或記憶中曾經看過的東西時，會產生先入為主的觀念，因此，會使用進行邏輯思考的左腦。

但只要將繪畫或照片倒過來放置，就會感覺陌生。成為對象的印象可以用單純的線條或想像加以捕捉，如此一來，就能進行以右腦為主的作業。

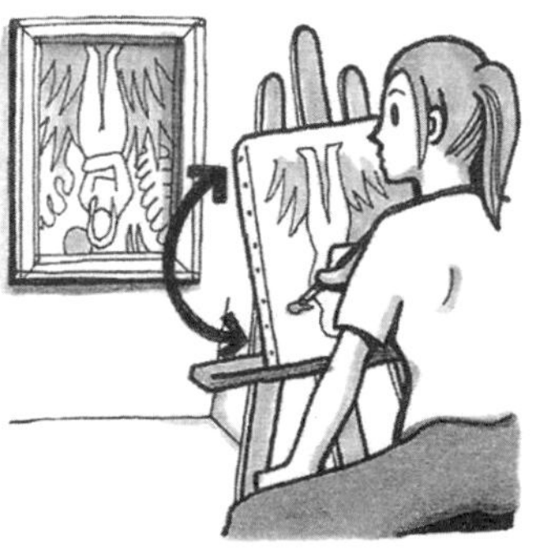

▲用右腦的印象來捕捉對象

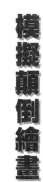

任何人都能輕易辦到

使頭腦聰明的ＤＩＤ訓練

「Dialogue in the Dark＝黑暗中的對話」是一個名稱怪異的訓練。目前備受腦科醫學界的矚目。取單字的開頭字母簡稱為「ＤＩＤ」。亦即是藉著在黑暗中進行作業以提高腦的性能。

人類藉著眼睛而獲得大部分的訊息。八成的訊息都是經由視覺送達到腦。ＤＩＤ不依賴視覺，而是使用其他的感覺來認識事物。只要多磨練這些感覺，就能活化細胞的功能。

這項訓練的優點是所有的人都能夠輕鬆的進行。可以選擇工作空檔、休假日或等待的時間來進行。要盡量的向自我挑戰。

做法

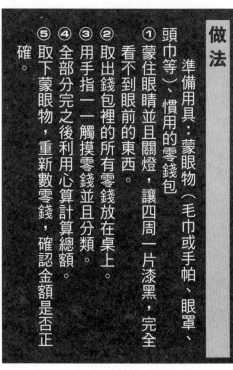

準備用具：蒙眼物（毛巾或手帕、眼罩、頭巾等）、慣用的零錢包

① 蒙住眼睛並且關燈，讓四周一片漆黑，完全看不到眼前的東西。
② 取出錢包裡的所有零錢放在桌上。
③ 用手指一一觸摸零錢並且分類。
④ 全部分完之後利用心算計算總額。
⑤ 取下蒙眼物，重新數零錢，確認金額是否正確。

手指在腦的運動區佔有相當大的比例，原本手指就可以藉由微妙的感覺來捕捉事物。算錯零錢數時，表示手指的感覺遲鈍。

不過，即使失敗也不要氣餒，只要多加練習，就能夠得到正確解答。

這個訓練本身有其意義存在。就算得到正確解答也不要停止訓練，要定期的練習。

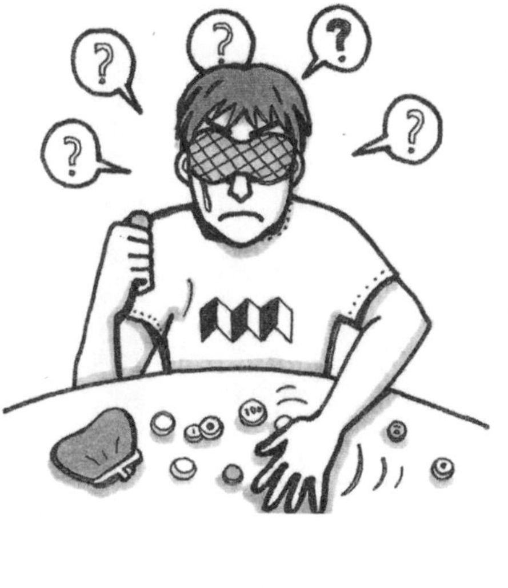

使構想力更豐富的技巧

爲了產生豐富的構想力，必須擁有明確的目的意識與旺盛的好奇心。只要學會本章所傳授的15種構想力，就能夠連續產生嶄新的構想。

主編：中川昌彥　插圖：摩耶薰子

構想的構造

腦是產生構想力的黑盒子

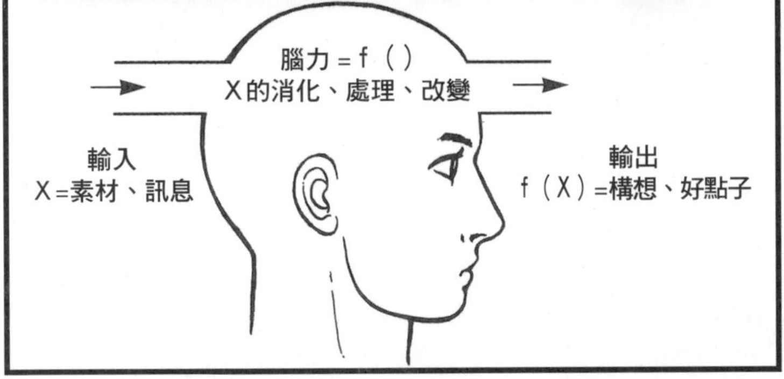

每個人都擁有驚人的構想力，只不過因為沒有察覺，所以無法充分活用。

基於這個前提，首先我們來研究一下構想的構造。

我們的感覺、情感、思考、行動全都是受到腦強力的控制。但是不斷的放出內藏構想力的也是腦。不僅是構想力，腦也是人類所有的感覺、能力的泉源。腦擁有「力量」，稱為『腦力』。

但問題在於是否能使腦力充分活化並加以活用。有些人膚淺的認為，頭腦的聰明與否是來自於天生的資質。但是事實上，頭腦的聰明與否決定於腦力的運用方式，亦即是端賴軟體（智慧）來決定的。構想力的情況也是一樣。

思考構想力這個字眼時，浮現在腦海中的關鍵字包括問題意識、集中力、潛在意識、放鬆與靈感等。

這些關鍵字都和構想力密不可分，如果零散的發揮機能，則根本沒有幫助，一定要藉著「互助合作」才能發揮驚人的構想力。德國的生理、物理學家赫爾曼•海姆霍爾茲，將產生創造性構想或靈感的過程分為三個步驟。

停止思考的階段＝「準備期」→休息、恢復階段＝「暖身期」→突然、出現靈感的階段＝「啟示期」。

歷史上許多偉大的發明與發現誕生時，都會出現這三個階段。換言之，如果能夠利用配合這三階段的規律來進行訓練，就容易產生構想。

將這三個階段當成有效的手段並加以活用，藉此就能夠產生構想力。

8 使構想力更豐富的技巧

除了少部分的天才之外，大部分人的資質中其構想力所佔的比例是相同的。只要充分運用頭腦，則任何人都能夠提升能力。無法產生好點子，是因為存在著各種妨礙構想的要因。因此，首先必須要找出「構想之敵」。

產生構想的八大障礙

1固定觀念

執著於某種想法，不再思索其他的想法。會產生固定觀念，就是因為常識、習慣等成見使然 。

2先入爲主觀念

就廣泛意義而言，也包括在固定觀念中。不過較具感性。因為掉以輕心或想太多，導致面對狀況的處理方式錯誤。

3機械性反應（條件反射）

以機械方式思考的反應，展現既定的行動形態。心理學用語稱為條件反射，是產生柔軟構想的大敵。

4禁忌

存在於團體或組織中的某種禁止事項。一旦禁忌增加時，就會妨礙開放、坦率的溝通。

5自我限制

與禁忌類似，但發生於個人身上。在自由思考的範圍內設置禁止地帶。一旦養成這種習慣時，就無法產生自由奔放的構想。

6前例

因為過去曾經進行，所以並未追究做法的根據。由於「因循前例」而無法產生新的構想。

7（組織的）慣例

在組織中，很多事情都是依照以往的慣例來進行。一旦抱持「侷限於慣例」的態度，就無法產生任何的構想。

8（個人的）習慣

分為好習慣與壞習慣。即使是好習慣，但也會因為「是一種習慣」的心理而變成惰性。因此，培養重新評估自己習慣的態度非常重要。

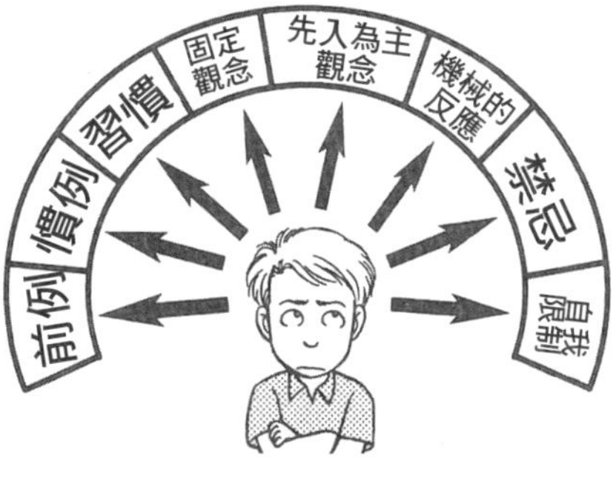

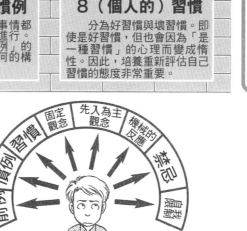

十五種構想力與強化的技巧

許多人都誤解構想力，將它想成是一種固定化的能力。事實上，構想力具有許多不同的感覺。首先必須發現自己欠缺的構想感覺，同時實踐培養這種感覺的方法。

①「大的」構想力

規模很大，也就是擁有雄偉構想的構想力。要強化「大的」構想力，首先不能夠壓抑自己的慾望。同時，必須不斷的活化想像，使其發揮作用。因此，擁有「大的」構想力需要藉著想像的幫助。

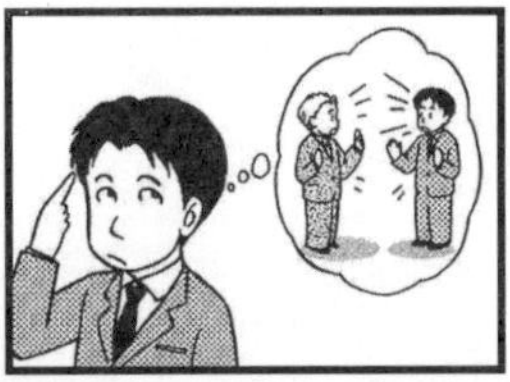

●提高想像的技巧

◆在車上看週刊雜誌等的廣告時，想像其內容，然後與實際的內容進行比較、檢證。

◆看書時跳過部分內容，想像跳過的部分。

◆根據一點小事或小消息來製造出一個故事

◆在與他人見面之前，腦中先想像見面的狀況，進行假想問答。

②「廣大的」構想力

必須站在廣大的視野才能夠產生的構想與點子。為了擁有廣大的視野，則對於各種事物都必須要抱持「關心、好奇心」。抱持「關心、好奇心」，就能夠形成並擴大視野。

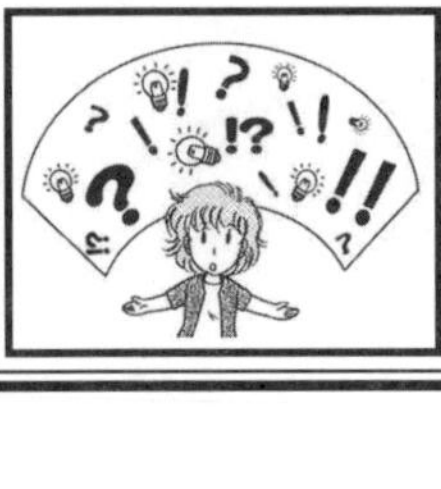

●提高關心的技巧

◆同時面對「舊東西」與「新東西」的二種選擇時，必須毫不遲疑的選擇「新東西」。

◆同時面對「沒有變化」與「有變化」的二種選擇時，必須毫不遲疑的選擇「有變化」。

◆對於他人建議的好機會，即使不感興趣，也要稍微應付。

◆對於「未知」的範圍和主題，必須比「已知」的範圍和主題更表關心。

8 使構想力更豐富的技巧

③「著眼的」構想力

「著眼處一定是好的」。擁有這種感覺與能力的構想力很重要。只要是著眼的事物，則無論大小都覺得是好的，就能獲得構想的啟示，搶先一步領導他人。

●培養優秀著眼感覺的技巧

◆對於同樣的場所或建築物，可以更換位置或角度來觀察。

◆對於第一次造訪的街道，要詢問計程車司機或當地人名勝古蹟所在地等。

◆前往陌生的場所時，不要看地圖，也不要向當地人問路，要四處走動以熟悉環境。

◆來到不知名的街道時，無論是繁華的大街或是荒涼的街道，都要有效率的掌握街道的印象。

◆心想「今天一定會遇到有趣的事情」而興奮不已，以冒險、探險的心情走在街道上。

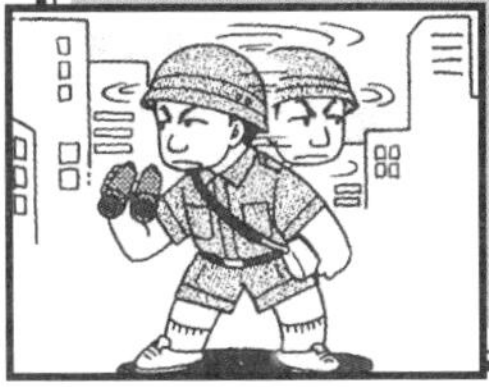

④「多元化的」構想力

擁有各種觀點、視點、著眼點，從不同的角度，採取多元化的看法與想法，這樣才能夠培養構想力。如果能夠從各種不同的角度來看事物，那麼，就能夠從中找到最適合的角度並產生最棒的點子。

●利用看電視強化構想力的技巧

◆不斷的更換頻道。快速磨練感覺與直覺的認識力。

◆看連續劇並且預測後續的發展。或是只看中段與結尾部分，猜想最初的劇情。

◆藉著不同的頻道來比較新聞，找出在報導方式上的差異。

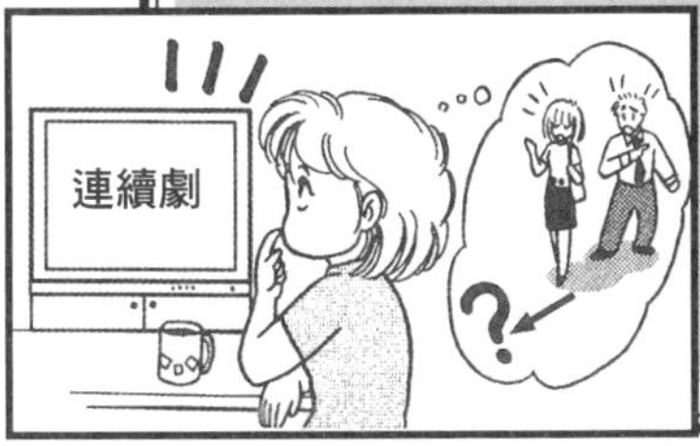

⑤「敏銳的」構想力

敏銳、正確的掌握事物之間微妙的差異、價值差、人的心理與心情、情緒的轉變等，因而產生構想力。

●培養並提升纖細感性的技巧

◆參觀服裝表演或自己搭配服裝、配件、飾品等。

◆不斷的接觸報章雜誌、書籍、電視、漫畫等資訊，不要感覺厭倦。綜合媒體能夠成為活化所有感性的有力戰略與戰術。

◆積極接觸感性敏銳的人。多和年輕人交往。

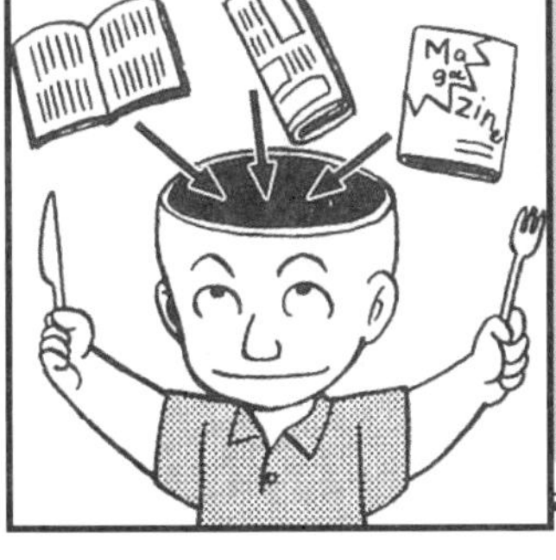

⑥「想像的」構想力

大腦分為左腦與右腦。左腦掌管詞彙和語言，因此，稱為語言腦；右腦掌管想像或直覺，因此，稱為印象腦。為了提高想像的構想力，必須活用平時很少使用的右腦。最理想的做法，就是讓左右腦不斷的交流，當兩者一起發揮作用時，就能產生很棒的點子。

●有效活用左右腦的技巧

◆養成將詞彙、文章、邏輯等轉換為印象的習慣。

◆偏重左腦的人，要閱讀印象性較強的漫畫，積極接觸電視等情報媒體或具有想像力的人。偏重右腦的人則採取相反的行動。

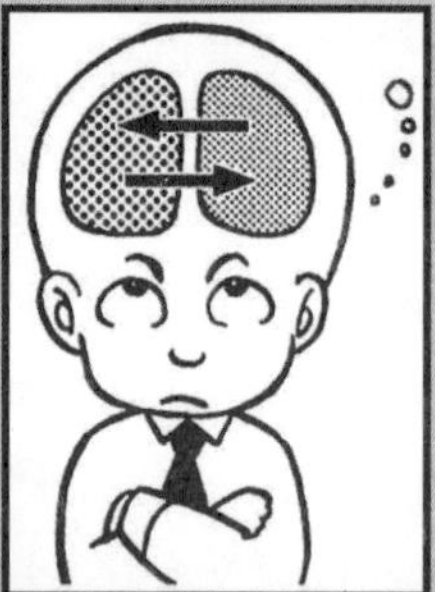

⑦「快速的」構想力

現代社會中凡事都講求速度，深信「時間就是金錢」。現代社會對於「快速」構想力的評價非常高。所謂快速的構想力，就是即斷即行，毫不猶豫的採取行動。

●使腦高速運轉的技巧

◆訂定「時間管理法」，對於思考或是行動主題，設定緊湊的時間範圍，例如「二十分鐘內要完成這項任務」，「利用明天一整天的時間來完成這項工作」等，努力在這個時間內完成工作，藉此控制思考與行動。與順其自然的使用時間的方式相比，思考的速度與成果出現的速度都會大幅度提升。

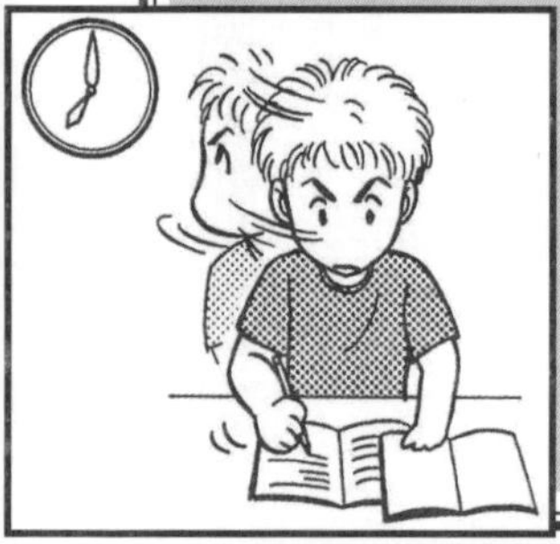

⑧「深入的」構想力

正如水井越挖越深一樣，縱向往下挖，就能突然產生靈感或有價值的東西。所謂「深入的」構想力，是藉由深入產生的。

●開發、提升「深入的」構想力的技巧

◆首先對於任何事物都必須先進行邏輯分析或判斷。不這麼做，就無法產生「深入的」、具有創造價值的好點子，因為邏輯不可能自動形成。由這層意義來看，必須培養邏輯思考法。為了強化邏輯思考能力，必須認清邏輯是由——（複數事物之間的）關係——意義——順序——構成的。

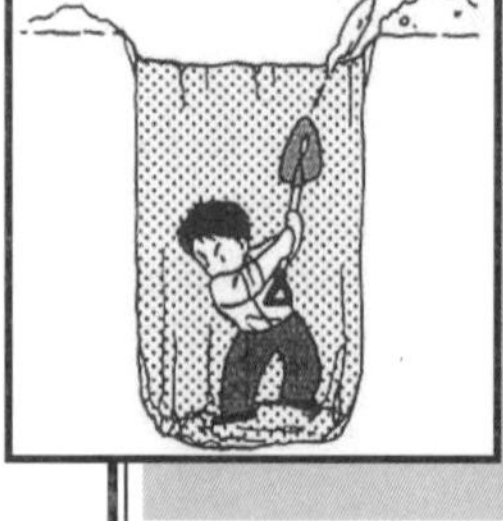

8 使構想力更豐富的技巧

⑨「柔性的」構想力

在現實環境中，必須擁有能夠適應狀況、進行柔性思考來實現好點子的構想力。在柔性的構想力中，特別能夠發揮極大作用的就是「判斷力」。能夠找出與現實之間的連接點、與現實妥協的感覺就是來自於判斷力。

●產生柔性構想的技巧

◆算出好點子的數目或增加選擇的項目，準備替代方案以便隨時應付突發狀況。想法必須富於彈性。不要強求滿分，要抱持「八十分主義」。

◆做好事前準備工作，過程中再加以調整。配合必要時也可以使用「妥協」這種政治手段。

◆找尋好的範本。參考其他成功的企劃或好點子。

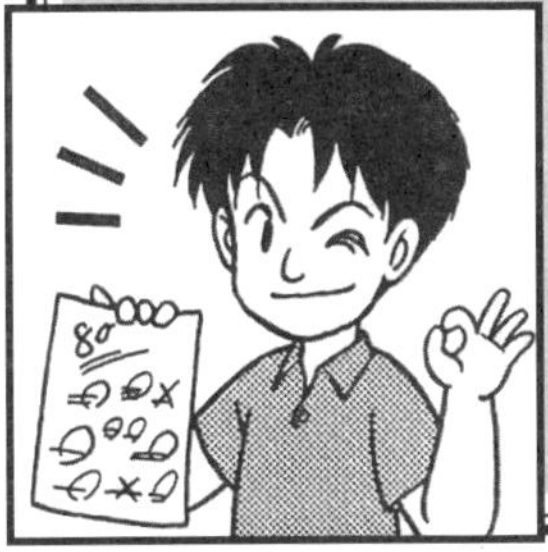

⑩「強力的」構想力

具有持續力與耐性執著等特徵的構想力。腦中突然產生靈感是最好的情況。雖然不是明顯的感覺，但卻是重要的感覺。

●培育「強力的」構想力的技巧

◆「反芻思考」。正如同牛會將食物反芻好幾次一樣。反覆思考某個問題或主題，才能夠延伸構想，使構想發展。

◆盡量「列舉」。法國哲學家盧內・笛卡爾將所有的例子全都想出來，稱為「列舉」。這是最重要的兩大思考法之一。「列舉」是很棒的思考技術，毫不放鬆，執著、用盡各種方法持續思考，就能從中找出很棒的點子。

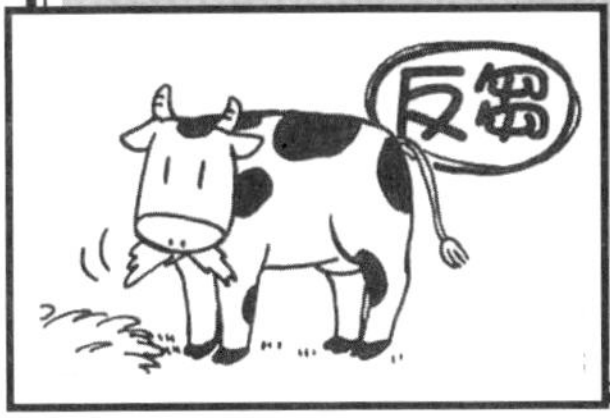

⑪「變換的」構想力

以構想的材料為主，徹底的進行多方面的變化，就能想出更棒、更具價值的好點子。例如，想要換車或將電腦升級。

徹底變換構想的材料。例如J・瓊斯的前衛小說『尤里西斯』，就是以古希臘英雄記「奧迪賽」為原著，改編成現代都柏林市民的故事。

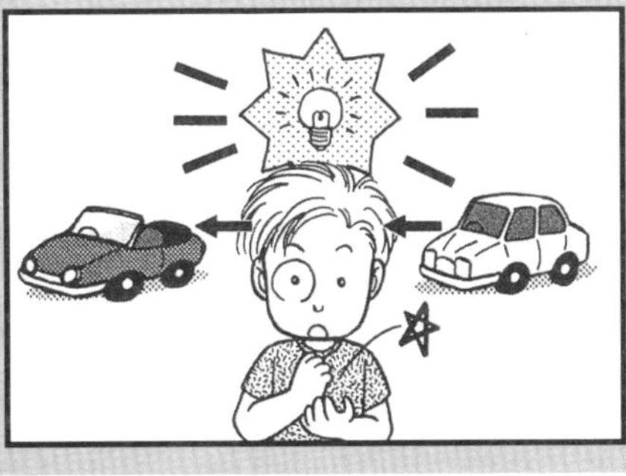

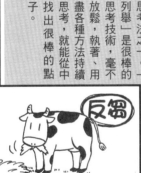

⑫「自由奔放的」構想力

不要侷限在一定的範圍內，而要展現「自由奔放」的思考行動。不必在意他人的眼光。不必重視規則、前例、慣例、常識。逃脫規定的束縛，甚至反其道而行。

●強化「自由奔放的」構想力的技巧

◆像傻瓜一樣盡情的遊玩。

◆「越界」。故意超出範圍。不受前例或權威所束縛，展現自由的思考行動，久而久之就會習慣成自然。

◆「變得更輕薄」。許多被後世之人認為有「先見之明」的名人，在當時都被視為輕薄才子，例如織田信長、坂本龍馬、福澤諭吉等人都是。

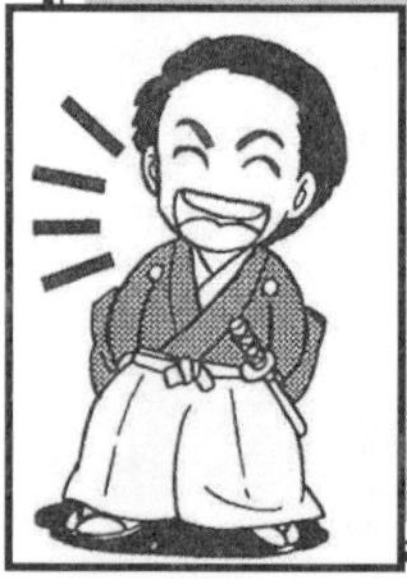

⑬「獨特的」構想力

擁有「獨特」構想力的人，抱持強烈的自我意識與執著。非常重視自我的性格，因此才能夠培養出「獨特的」構想力。

●提升性格的技巧

◆表現出原來的自我。保持自我的姿態非常重要。自我的存在所展現的行動與生活方式，才是性格的原點。

◆所有的一切都是由自己開始的。無論做任何事情，都要從出發點開始思考，並且展現行動。

◆不要害怕自己與眾不同。

◆靠自己的力量來完成所有的事情。

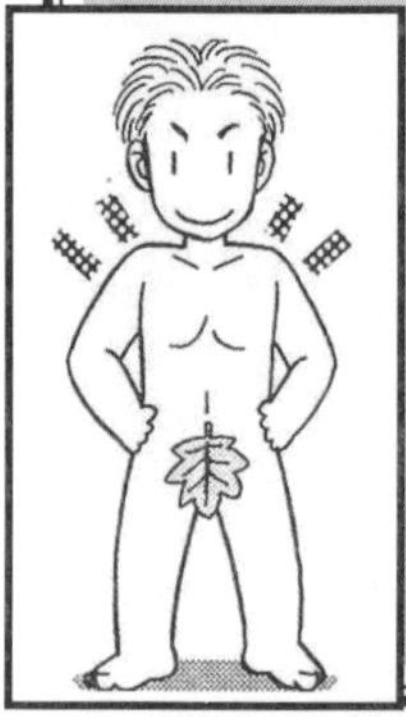

⑭「偶然活用的」構想力

不要放過偶然的機會，要敏銳的掌握。既然是偶然，因此本質上是無法控制的。無法得知何時會有偶然的機會或機會從何而來。

●提高掌握機會能力的技巧

◆為了提高遇到偶然的機率，必須盡量擴大視野，藉此才能夠發揮這方面的能力。

◆擴大行動範圍，多與他人接觸，擁有各種經驗，增廣見聞。

◆對於感覺驚訝或不安的事物不要放任不管，要清楚的了解其意義或本質。

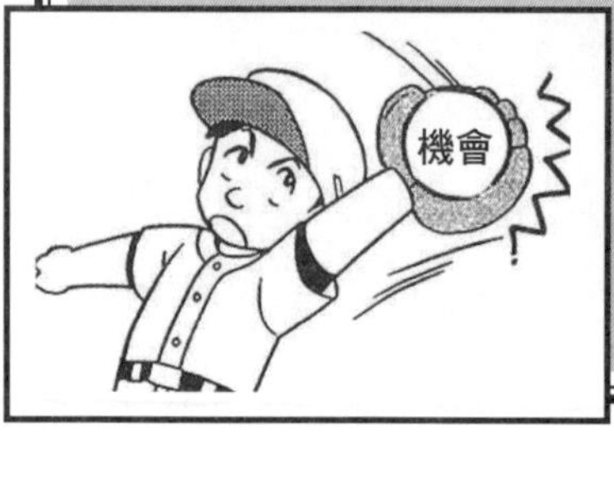

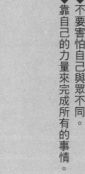

⑮「聯合的」構想力

將看起來零散、毫無關係的東西串連在一起，加以整編結合、統合而產生好點子。能夠在最深處支撐這個構想力的，就是「關係化思考」。換言之，就是找出異質或分開事物之間所隱藏的關係，或是讓零散的事物之間建立關係的頭腦運用法。

●提高「關係化思考」的自薦技巧

◆「強制聯想法」。設立強制的聯想規則，將分開或異質的事物連接起來。雖然聯結構想很辛苦，但是唯有這麼做，才能夠達到活化「聯合的」構想力的效果。

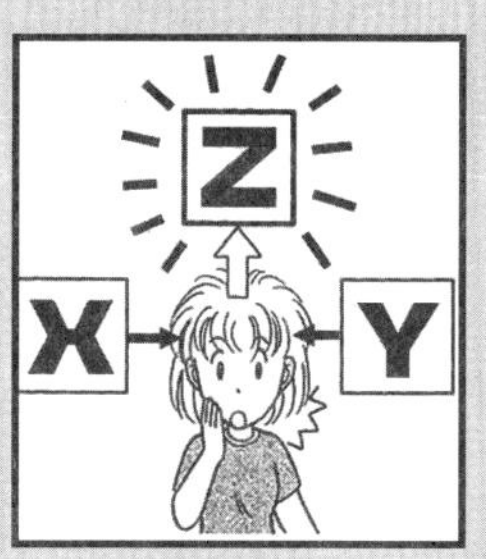

適合構思的「三上」場所

1 枕上

躺在枕頭上。一般人在放鬆的環境中大都能產生好點子。嘗試將早上清醒時或晚上就寢前十分鐘當成構想訓練時間吧！

例如，對於前一天所發生的事情，可以從不同的觀點重新思考。

2 馬上

以現代的表現法來說，就是在交通工具中。搭車途中是容易集中精神的環境，可以利用這種環境鍛鍊構想力，進行思考實驗。

從看車廂廣告聯想到報紙報導的內容，或是看看窗外的各種風景與人物。

3 廁上

也就是在廁所裡。許多人都曾經在廁所裡想出好點子。身處狹窄、簡單的空間，有助於提高集中力，同時因為產生安心感，所以能使腦放鬆。

泡澡的情況也是相同。在不會造成家人困擾的情況下，盡量的待在廁所裡吧！

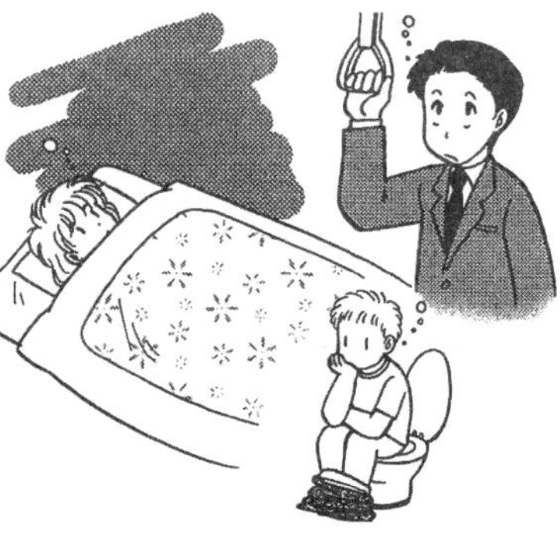

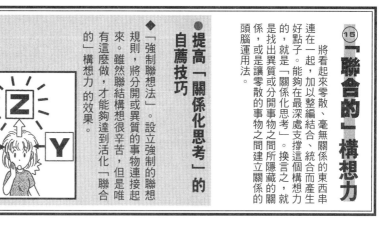

適度的休息能夠提升構想力

先前提及生理學家海姆霍爾茲產生創造性好點子的三個步驟。

在此來說明一下第二個步驟「休息、恢復階段（暖身期）」，尤其是「休息」與構想有何關聯。

一般提到「休息」，就是指讓頭腦和身體放輕鬆。換言之，就是讓頭腦什麼也不想的空白狀態。而睡眠時幾乎就是處於這種狀態。

但是在腦中一片空白或舒服的打盹時，也許突然腦海中會浮現一些好點子。相信大部分的人都曾經擁有這種經驗。這到底是怎麼回事呢？

當腦中浮現好點子或構想時，在此之前一定會出現一些行為，相信你也一定有過這樣的經驗。請想想當時的情況。

無論是工作、讀書或從事感興趣的事情，在休息之前一定拼命的思考某一件事情。經過努力思考卻找不到解決方法時，這些未定事項就會深印在腦海中。

在思考過程中，腦不僅會記憶這件事情，同時也會展開找出解決方法的行動。

就在你放鬆或舒服的打盹時，大腦依然的在思考未定的事項。

突然浮現意想不到的好點子，這並不奇怪，而是腦的構造使然。

活用這項實踐技巧，努力深入思考主題，則好點子的構想之芽就會比「暖身期」先行一步到達「準備期」。重視腦的這項構造，那麼「只要睡覺等待好構想出現」就可以了。

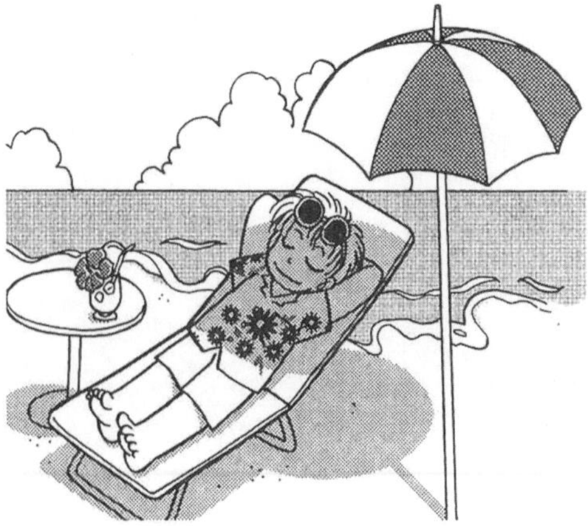

有關「頭腦聰明與否」諸說的真假

「腦內皺褶越多的人越聰明」，「吃蘘荷容易健忘」……，街頭巷尾充斥著各種有關「頭腦好壞」的說法。實際情況到底如何？現在我們就利用最新的腦科學徹底的進行檢證吧！

主編：中川昌彥　插圖：及川百合子

適度的休息能夠提升構想力

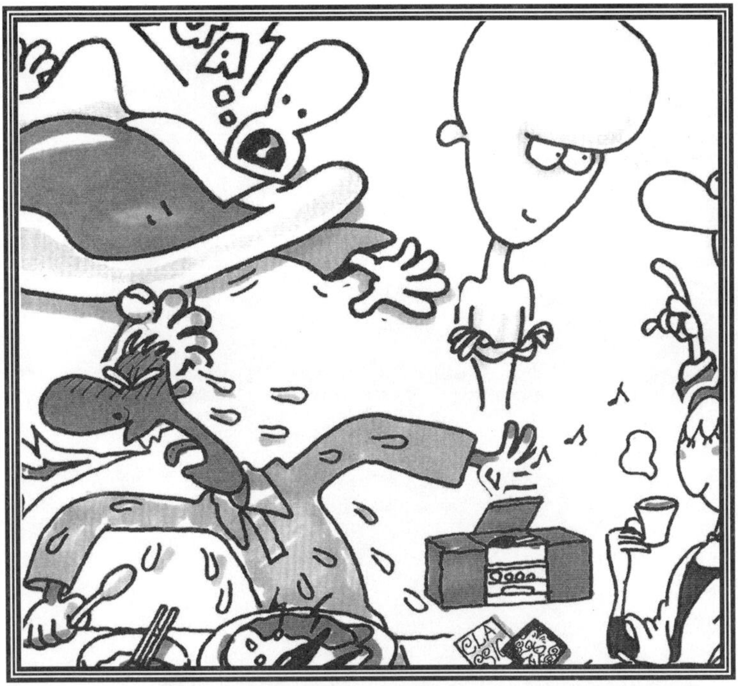

腦具有動力的網路組織。功能多樣化，同時具有驚人的力量。腦與知性問題有關，此外，還具有自我進化與控制的能力，能夠控制自己，檢查自我，並且加以改變。本章就以此為前提，說明有關腦的各種傳說。

有些人會舉出部分特殊的例子，以偏概全，這種草率的說法令人質疑。反過來說，注意腦的多面性、多次元要素的說法，可信度較高。

因此，對於主觀而草率的說法，必須抱持懷疑的態度。「只要做A就會成為B」的說法，乍聽之下好像是真的，但事實上並不盡然。

不仔細思考「只要是A，那麼成為B的機率有多少」的問題，就可能會誤解人類的腦。

現在就以此為前提，徹底檢討有關腦的各種說法吧！

9 有關「頭腦聰明與否」諸說的真假

◆Q1：打鼾是頭腦不好的證明嗎？

A：答案是「NO」。

打鼾是因為身體不好，或因為鼻蓄膿症等呼吸系統的疾病，或是器官較弱而造成的。有些人經常打鼾，有些人偶爾打鼾或是很少打鼾。頭腦聰明的人，也可能會因為鼾聲大作而使得周圍的人不得安寧，當然也有完全相反的情形。

因此，打鼾和頭腦聰明與否完全無關。不過，罹患鼻蓄膿症等疾病時會影響集中力。就這方面而言，的確有可能會使腦的功能稍微遲鈍。

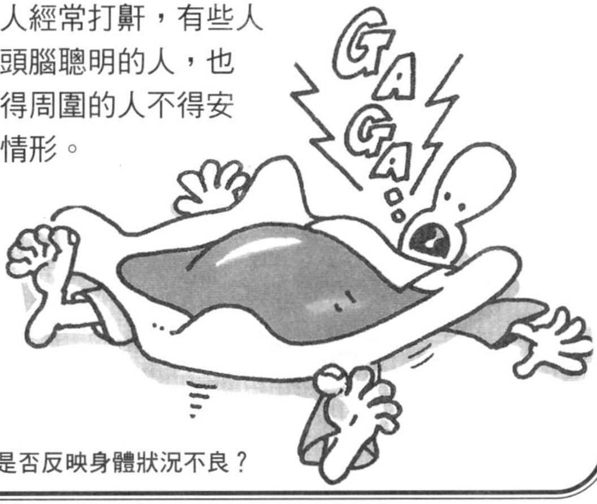

●打鼾是否反映身體狀況不良？

◆Q2：吃納豆有助於提升記憶力嗎？

A：答案是「YES」。

但是只能間接對腦部造成好的影響。對腦有益的食品，包括DHA或EPA等存在於秋刀魚或鯖魚等魚類中的養分。此外，葡萄酒具有抗氧化作用，可以防止腦內活性氧的作用。活性氧會抑制血清素等酵素的功能，因此，只要抑制活性氧，就能使腦部功能變好。

納豆是一種大豆蛋白，能夠活化腦或體內荷爾蒙之一的雌激素，對於提高腦部功能有間接的貢獻。

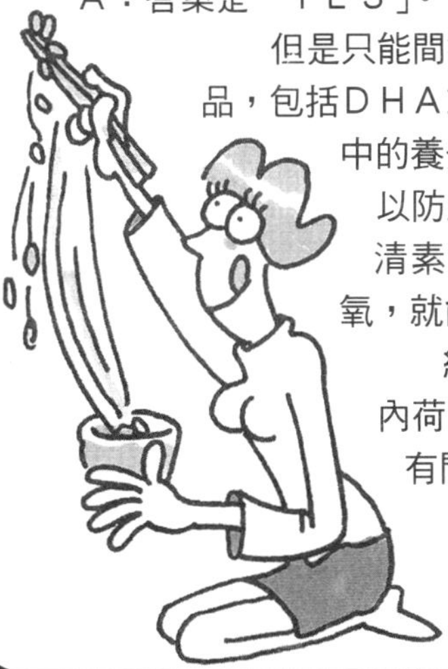

●納豆中含有許多營養

◆Q3：視線左右交互持續移動，能夠提高記憶力嗎？

A：答案是「ＹＥＳ」。

這種說法很合乎邏輯。當視線朝左右交互移動時，大腦內的右腦與左腦受到刺激。由這層意義來看，的確具有使左右腦相輔相成的效果。

此外，用單眼或雙眼看到的東西不僅有所差別，同時對於所得到的訊息的質與量也會造成影響。尤其是看移動物體的細微部分時，光靠單眼接收的訊息有限。想要仔細的捕捉對象時，兩眼的視線必須左右交互旺盛的移動，這樣就能夠給予腦部更多的信號，增加訊息的處理量，提升注意力，當然，也能有效的提升記憶力。

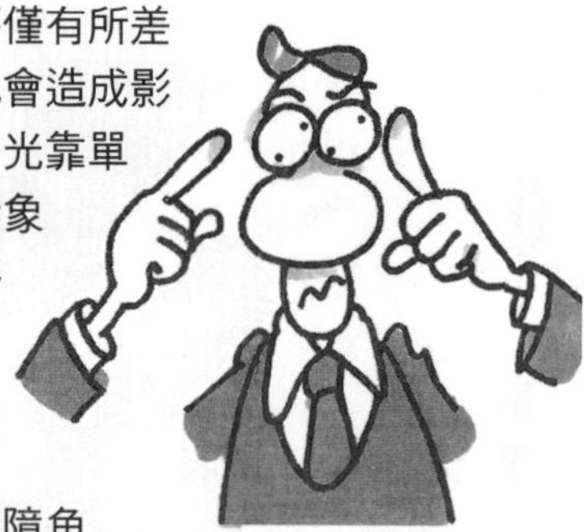
●盡量多活動雙眼

在小說『模倣犯』中，出現一位智障角色。經過醫學證明，這是因為從小開始就只用單眼看東西所造成的。

◆Q4：腦部皺褶的多寡與頭腦的聰明與否有關嗎？

A：答案可能是「ＹＥＳ」……。

一般而言，動物進化之後腦的皺褶數會增加。而如果就後天的情況來考量，頭腦的聰明度與腦的皺褶數似乎有關。腦是由神經細胞所構成的，連接細胞的纖維物質非常發達，形成順暢的線路時，對於腦的功能會造成極大的影響。

以黏土為例，柔軟的黏土（柔軟的年輕腦）比較容易造型，堅硬的黏土（年長腦）就很難塑型了。由這層意義來看，皺褶數的多寡似乎與頭腦的功能成正比。

有些腦生理學者也認為腦的皺褶數與腦的聰明度成正比。不過目前真相仍然不明。

◆Q5：聆聽古典音樂能活化腦功能嗎？

A：答案是「YES」。

右腦是音樂腦，能夠處理與音樂、藝術相關的訊息。對右腦特別好的音樂，就是莫札特或巴哈的音樂。聆聽沒有歌詞的音樂，能夠使右腦的功能發揮到最大極限。而聽有歌詞的音樂，則必須思考歌詞的意義，因此會刺激左腦。

貝多芬、舒伯特、蕭邦、孟德斯鳩等人的音樂，對於左、右腦都會造成好的影響。而貝多芬的音樂則具有很高的戲劇性，其樂曲本身就非常純真、完美，適合用來刺激左右腦。

但是，國人的右腦未開發的傾向較強，所以最好選擇對右腦較好的莫札特或巴哈等人的音樂。

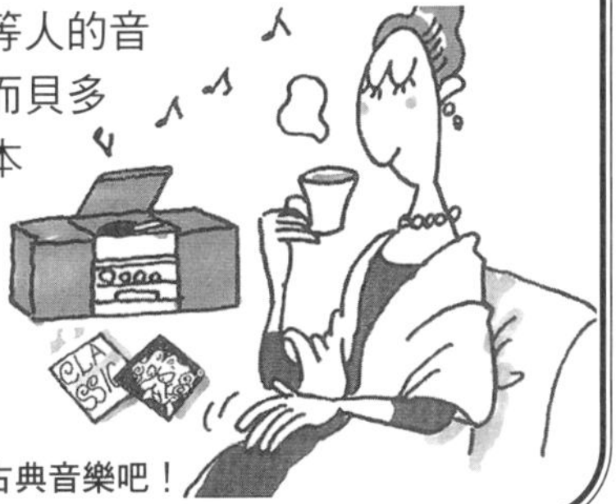

●輕鬆一下，聽聽古典音樂吧！

◆Q6：頭腦的聰明度會遺傳嗎？

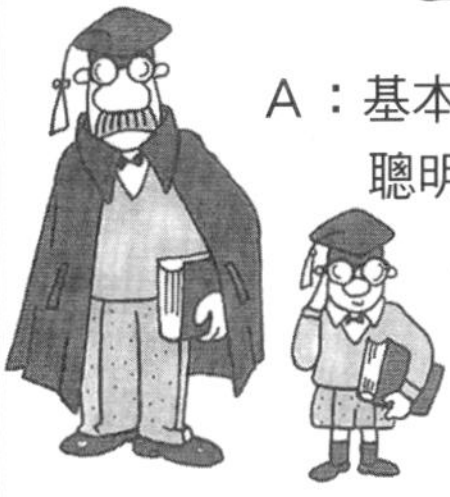
●青蛙的孩子畢竟還是青蛙嗎？

A：基本上答案是「NO」。

聰明人的孩子頭腦聰明的比例當然比較高，但這只是就比例而言。頭腦的聰明與否，受到個人的資質與環境所影響，而不完全是由遺傳來決定。

以巴哈為例，巴哈一族都是著名的音樂家。自從他懂事以來，父親和叔伯輩就經常在他的周圍彈奏樂器。在這種環境中成長，音樂就成為一種潛在意識進入腦內，因此，巴哈走向音樂之路的機率自然就會提高。換言之，在這種環境中成長，當然能得到很好的音樂素養。

俗話說「佛門前的小和尚不需要學習就會念經」，意思是說，人類是環境的動物，受到環境的影響極大。有些法學家認為犯罪會遺傳，但這只是提到遺傳話題時的差別論而已，並不是事實。

◆Q7：腦的大小與重量和頭腦的聰明度有關嗎？

A：嚴格說起來答案是「NO」，但是，根據統計學的數字顯示，的確具有某種程度的關聯性。

腦較重的人與腦較輕的人相比，可能比較聰明。

一般而言，腦的平均重量為2400~2500公克，據說達爾文的腦重量是3500公克。但是天才畫家拉斐爾的腦只有1500公克重。因此，即使是腦重量比平均重量更輕的人，也有許多是表現優秀被稱為天才的人。

鯨魚的腦，雖然比人類的腦更重，但是，卻沒有如人腦般的高度功能。重點就在於掌管腦中傳遞途徑的纖維（線路）密度是否較高以及是否活性化。

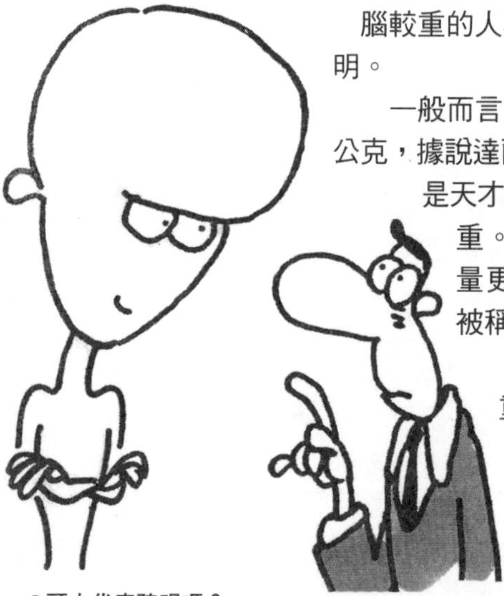

●頭大代表聰明嗎？

◆Q8：火災時的蠢力與腦有密切關係嗎？

A：答案是「YES」。

面對極度的危險狀況時，腦的功能「三次元構造×網路」達到總動員的狀態，能夠發揮火災時的蠢力。據說當人類頻臨死亡時，以往的人生會如同走馬燈般的浮現在腦海中。置身於極限狀況中時，人類具有的能力全都濃縮了。

換言之，腦具有將其本身所控制的能力列舉成果的原則（腦的軟體），是擁有目的而發揮作用的組織。

當面臨危機時，會強烈發揮集中的原理，產生驚人的力量。

Q9：爲什麼一口氣吃下許多刨冰頭部會產生刺痛感？

A：並不是頭的表面疼痛。吃下冰涼的刨冰之後，頭部疼痛的部位是在腦球體的正中央附近。

自律神經的調節中樞在丘腦與丘腦下部。該器官維持生命活動，同時也是進行性慾等本能活動的重要場所。受到零度等冰冷的刺激時，則掌管舌頭等口中感覺的自律神經面對殘酷的刺激（可能會威脅生命的危機狀況），就會產生疼痛感。

前往寒冷的地方，手腳等末梢神經會疼痛，這也是相同的道理。

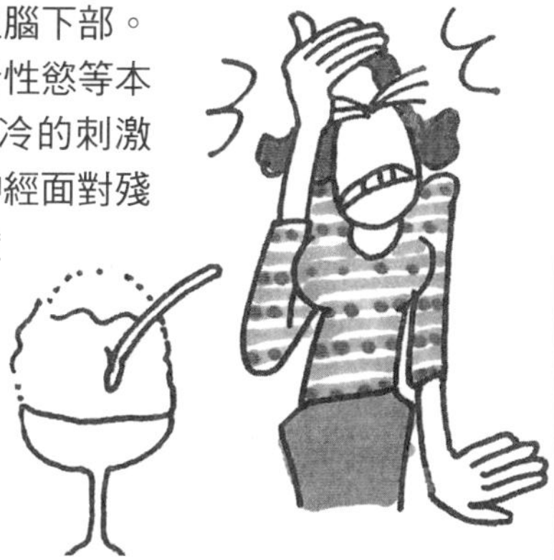

●這是夏天的風情畫嗎？

◆Q10：吃甜食能使頭腦聰明嗎？

A：答案是「NO」。

甜食含有糖分，在體內會成為葡萄糖或蔗糖。葡萄糖是腦的熱量原料，為了使腦細胞發揮作用，葡萄糖是不可或缺的營養素。

但是，正如給予車子大量的汽油也不見得就能夠提高車子的性能一樣，雖說糖分是身體必要的養分，但是，吃甜食就能使頭腦變得聰明的說法不合邏輯。

為了使頭腦聰明而大量攝取甜食，這是錯誤的做法。不過，疲勞時，稍微攝取甜食能夠消除疲勞，因此，可以適量的攝取。

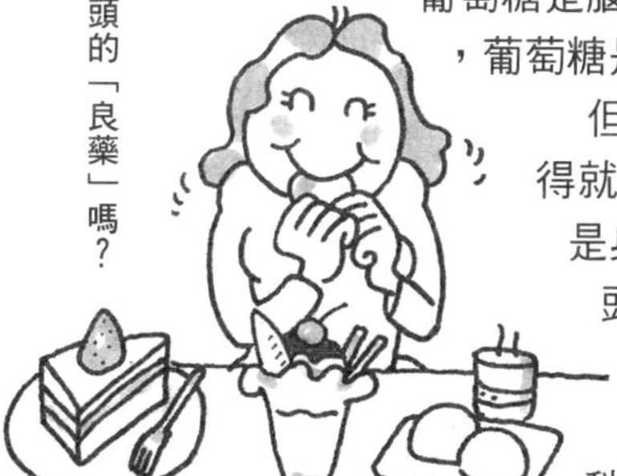

●甜食是頭的「良藥」嗎？

◆Q11：吃太多辣的食物對頭腦不好嗎？

Ａ：基本上答案是「ＮＯ」。

作家阿佐田哲也先生在成名之前，為了忍耐貧窮與驅寒，在飯上淋上許多的辣椒或芥末等調味料。長期持續這種飲食生活之後，最後喪失思考能力，經過很長的一段時間才得以復原。任何事情都是過猶不及。

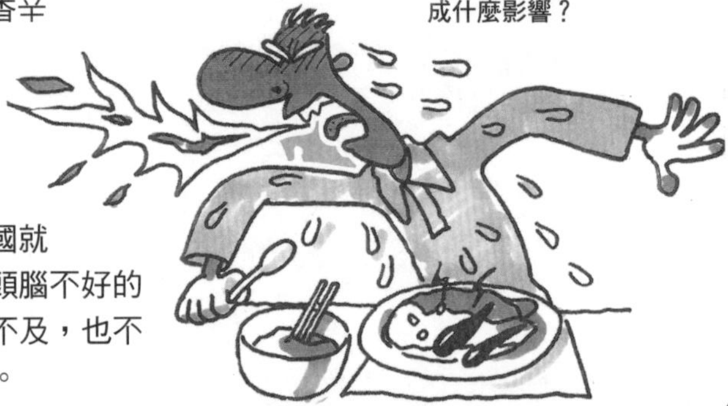

●太辣的料理對腦會造成什麼影響？

攝取少許的香辛料，能夠刺激頭腦，使其清醒。如果說吃辣的食物對頭腦不好，那麼亞洲諸國就會出現到處都是頭腦不好的人了。但是過猶不及，也不能吃太辣的食品。

◆Q12：吃蘘荷容易導致健忘嗎？

Ａ：這是「迷信」之說。

正如「晚上剪指甲家中會遭小偷」的說法一樣，完全不合邏輯。吃蘘荷容易健忘，可能是因為過去曾經有人在吃過蘘荷之後罹患健忘症，因此，才會出現這種傳說。

另外，還有一個「煮青蛙」說。內容是說將青蛙放在讓牠感覺最舒服的水溫中，在青蛙沒有察覺的情況下，慢慢的提高水溫，結果就在環境變化不顯著的情況下，最後變成「煮青蛙」。由此可知，如果不注意周遭環境的變化，就可能會在不知不覺中自取滅亡。重點是不要輕信迷信，必須要擁有判斷力。

◆Q13：產後容易健忘嗎？

A：這種說法近乎迷信。

這種說法的背景，在於認為生產時雌激素等荷爾蒙為了應付生產而減少，腦中缺乏荷爾蒙，因此產後變得容易健忘。這種說法不合邏輯。

另外，也有人認為生產時消耗掉許多的鈣質，導致記憶力減退。有些人會出現產後憂鬱症，或是因為育兒疲憊而產生精神不安的現象，因此會暫時出現容易健忘的情況。但並非所有的人都會出現這些症狀，而且經過一段時間之後就會好轉。

Q14：慣用左手的人大都是天才嗎？

A：答案是「ＮＯ」。

根據平衡理論來看，慣用左手的人大都是天才的說法並不正確。越能雙手並用的人其成為天才的機率越高。那麼，為什麼會有左手天才之說呢？

因為慣用左手的人畢竟是少數。在許多慣用右手的人之中，慣用左手者是屬於少數特殊的存在，因此，比較容易發揮能力吧！

還沒有養成慣用哪一隻手之前，必須盡量多活動雙手。慣用右手的人要多練習用左手寫字，或利用左手揮棒，藉此就能同時活化左腦與右腦。

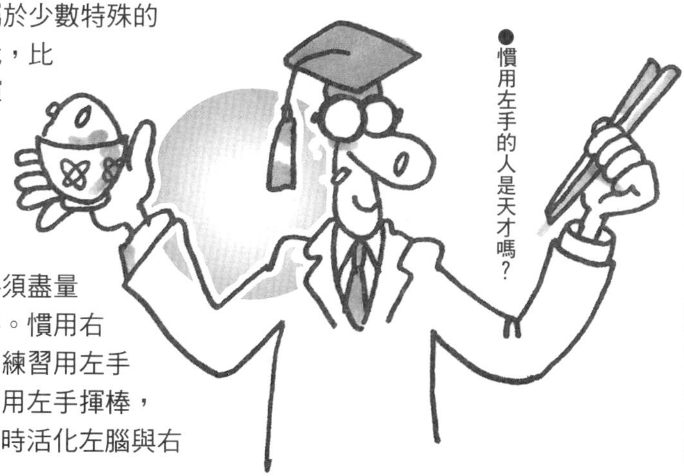

●慣用左手的人是天才嗎？

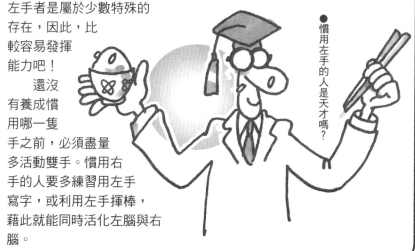

◆Q15：過度喝酒、抽菸會變笨嗎？

A：當然有這種可能。

酒精中毒症患者的海馬能力會降低。當海馬損傷時細胞會死亡，很難從酒精中毒中復原。因此，過量飲酒可能會造成記憶力惡化或降低。

大家都知道抽菸過度容易罹患癌症，對心臟也不好。即使到目前為止並未發現對腦有不良的影響，不過，老菸槍可能會出現類似麻藥中毒的現象。

雖然不必過度恐慌，但是一定要適度節制。

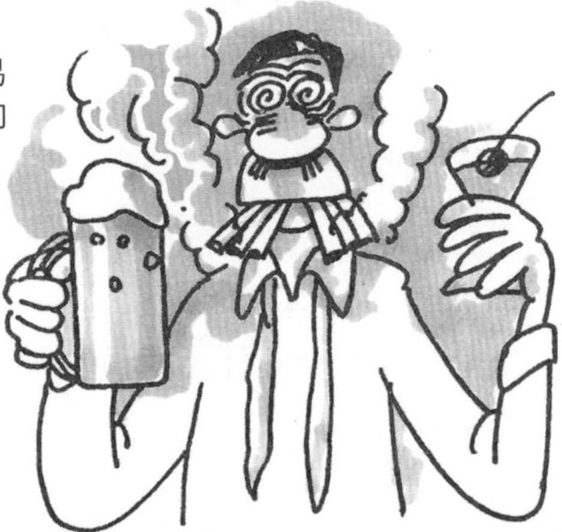

●菸和酒是頭腦的天敵嗎？

◆Q16：過度興奮的孩子是因爲腦的營養不足嗎？

A：不能如此斷言。

血清素能夠鎮定神經、穩定情緒，是屬於抑制型的傳導物質。調查興奮過度的孩子，的確發現其血清素的分泌減少，腦營養不足的問題的確存在。看來這與食物有關。

但是，根據估計，腦的營養成分對於興奮過度的孩子所造成的影響程度，至多為 30%左右。

額葉能夠控制人的意志或情感，是屬於「意志力寶座」。因此，忍耐或控制興奮情緒等的作用都是由額葉來完成的。

由此可知，過度興奮的兒童不完全是營養問題所造成的。

◆Q17：過度自慰會使頭腦變笨嗎？

A：沒有所謂的正確答案。

採取正常的方式自慰，不會造成頭腦的問題。但是，因為會消耗掉熱量，可能感覺疲累而無法集中精神於課業或工作上，因此，有人提出上述的警告。

人類為了達成知識或性方面的慾望，必須消耗掉相當大的能量。身體各器官所擁有的熱量有其限度。以腦為例，經常使用頭腦的人1天會消耗掉700~800大卡熱量。如果將這些熱量使用於色情妄想方面，就會造成血液集中於下半身，導致智能活動變得遲鈍。

自慰或性行為過度，的確會瞬間奪走思考力，同時也會減少閱讀等智能活動的時間，使頭腦變得遲鈍。不過，對於年輕人而言，自慰行為有助於轉換心情（更新），但重點就在於程度上的問題。

◆Q18：胎教會影響嬰兒的腦部發育嗎？

A：沒有正確答案。

當孕婦的心理狀況不穩定時，會透過臍帶傳達給胎兒，因此胎教的確非常重要。保持心情平穩，使精神狀態穩定，對胎兒而言非常重要。

人類具有多樣性。如果從胎教時期就開始侷限於聆聽古典音樂或閱讀語言學等相關書籍，或教導胎兒一些父母無法辦到的事物，反而會奪走人類的多樣性。

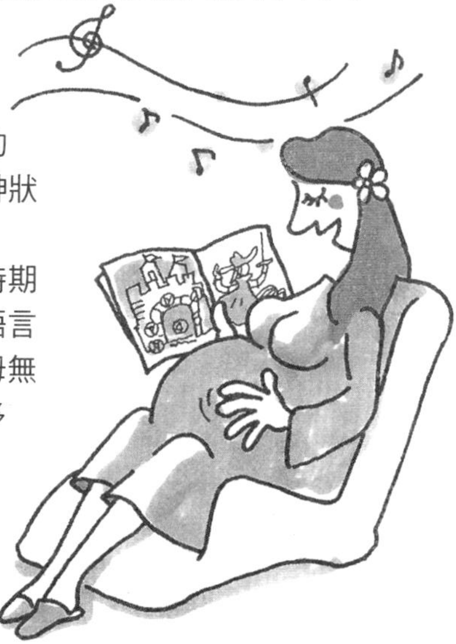

●胎兒在媽媽的肚子裡會學習嗎？

◆撲克牌的「神經衰弱」遊戲能夠提高注意力嗎？

Ａ：沒有正確答案。

記憶力強的人很擅長玩「神經衰弱」遊戲。至於這個遊戲能否提高注意力，重點就在於如何進行遊戲。

如果只是將其當成遊戲，那麼，只要花點工夫掌握訣竅，就不需要記憶力了。這麼一來，與其說是記憶力，還不如說是為了遊戲攻略而鍛鍊分析力。

另一方面，想要藉由「神經衰弱」遊戲來提高記憶時，則重點就在於擁有想要記住的想法。

◆Q20：音痴是因爲頭腦不好嗎？

Ａ：答案是「ＮＯ」。

這是感覺的問題。腦可以分為感覺面、情緒面與理性面。以人類的廣泛意義來說，感覺能力在知性中會受到生理與物理的限制。

有些音痴是天生的，有些則是在孩提時代沒有接受音樂方面的訓練而造成的。

因此，音痴不能用來當成測定頭腦聰明與否的指標。

Q21：路痴和頭腦的聰明與否有關嗎？

Ａ：方向感不佳，是因為個人的資質與生長的環境所造成的。義大利貴族的後代中，有些人甚至不會搭乘公車，因為這些人完全沒有方向感。

最近有一本『不會聽話的男子、不會看地圖的女子』的暢銷書，因為染色體或基因的差異，使得男女之間產生許多差異性。這本書的邏輯不見得符合所有男女的情況。

事實上，許多男人都是很好的聽眾，而也有許多的女人擅長看地圖。

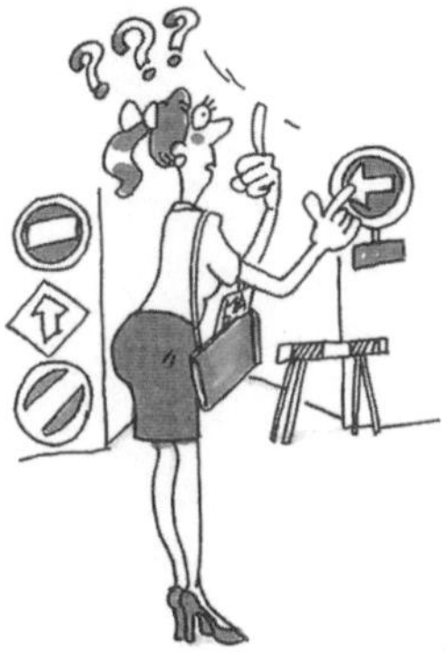

●你是一位路痴嗎？

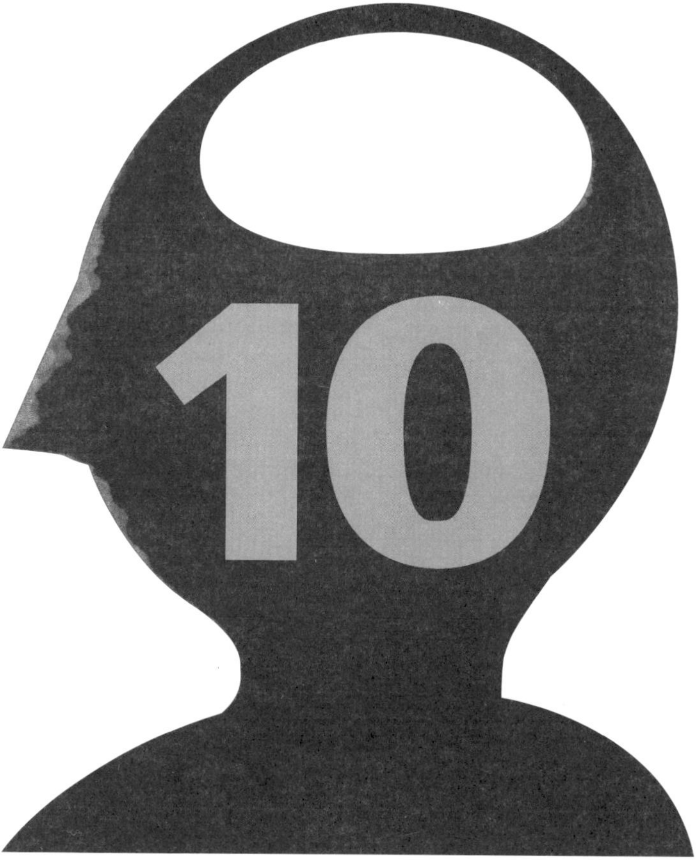

對頭腦有效的食譜與吃法

雖說世界上並沒有使頭腦聰明的特效藥，但是，只要善用每天的飲食生活，則的確能使頭腦的功能產生極大的差距。

了解身旁食物所隱藏的力量，利用食物給予腦活力吧！

主編：井上　正子　插圖：城戶行幸

早餐是不可或缺的「頭腦食」

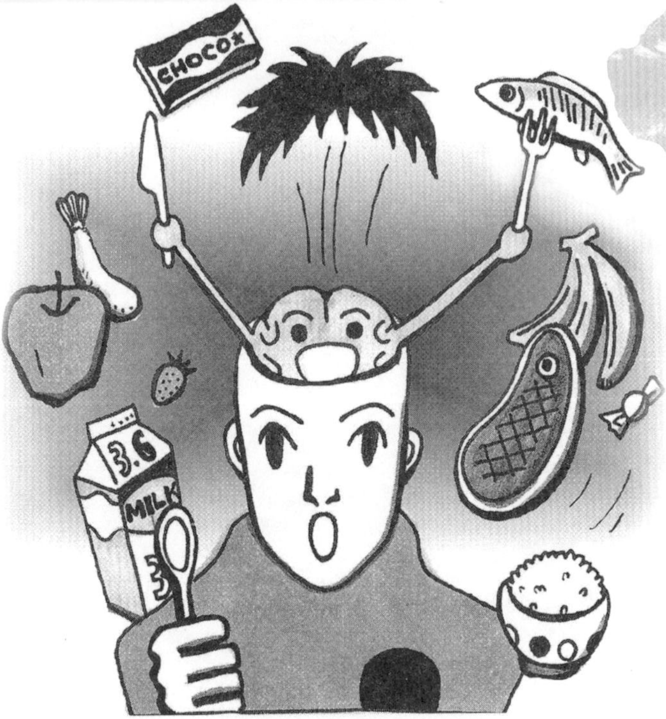

腦是身體中的頭號大飯桶

腦是一個大飯桶

雖然腦的重量只佔體重的二%，不過，所消耗掉的熱量卻佔成人1天中所需熱量的十八%，也就是五〇〇大卡。

而且，腦的營養物質只有葡萄糖，一天需要一二〇公克。葡萄糖無法積存在體內，因此必須經常補充。

葡萄糖存在於水果、砂糖、蜂蜜、麵包、通心粉與米中。考慮必須經常補給的條件，因此，對腦而言，最適合的食物就是米。

米和麵包相比，消化速度較慢，能夠使得血糖值緩慢上升，讓血中的葡萄糖能夠穩定的送達到腦，因此，米是理想的腦營養食。

不過，食物中的葡萄糖在用餐後四小時就會被吸收殆盡。四小時後，就必須將儲藏在肝臟的肝糖轉換為葡萄糖以供應腦。而肝臟只能儲藏半天分（大約十二小時分）的肝糖。

因此，極度限制用餐次數而導致食物的熱量不足時，就會使得腦與全身的狀況不良。

早餐是保護腦與身體的重要命脈

如果晚上七點吃晚餐，則理論上必須準備四小時加十二小時分（肝臟供給的部分）＝十六小時的葡萄糖。

睡眠時腦依然不停的工作，再加上其他臟器或肌肉也會消耗掉肝臟的肝糖，所以到了第二天上午十一點以前，腦的熱量就已經消耗殆盡。

不吃早餐會造成腦缺乏熱量，變成「上午頭腦無法發揮作用」的狀態。因此，要好好的攝取一天三餐。吃早餐的最大優點，就是「可以使腦功能順暢」。

根九八年美國臨床營養學雜誌上所刊載的D‧班敦博士的實驗顯示，是否吃早餐，對於圖形的空間配置及單字等的智能測驗成績具有關聯性的影響。

吃早餐組比不吃早餐組的成績更好。就個人而言，吃早餐的人成績也較好。美國從九五年開始，甚至撥出聯邦預算供應學校營養早餐。

慢性缺乏葡萄糖時，腦內神經細胞周圍老舊的β澱粉樣蛋白容易沈著，具有導致阿茲海默症的危險性。

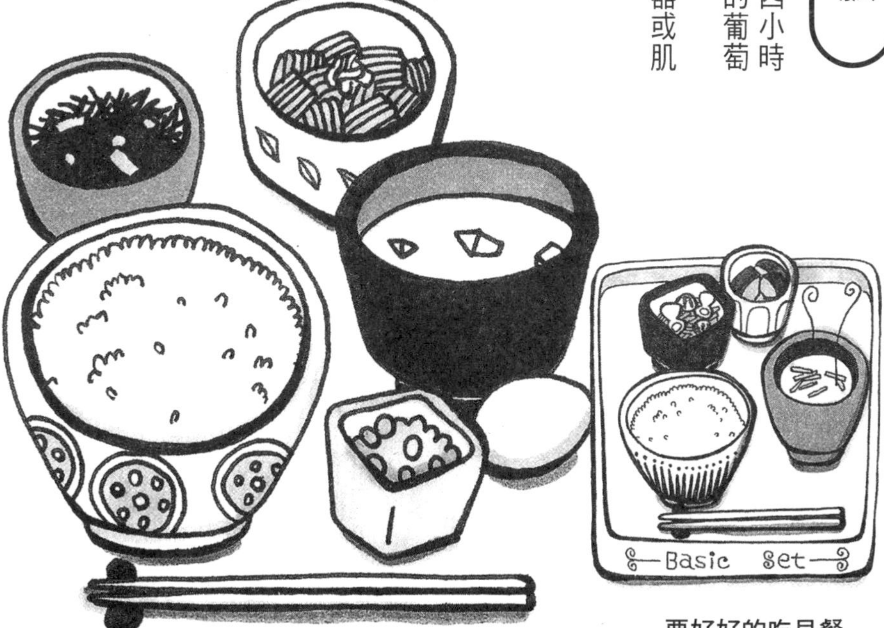

要好好的吃早餐

細嚼慢嚥能活化腦功能！

盡量促進唾液的分泌

有關腦和飲食的關係以及吃法，最大的重點就是「充分咀嚼」。

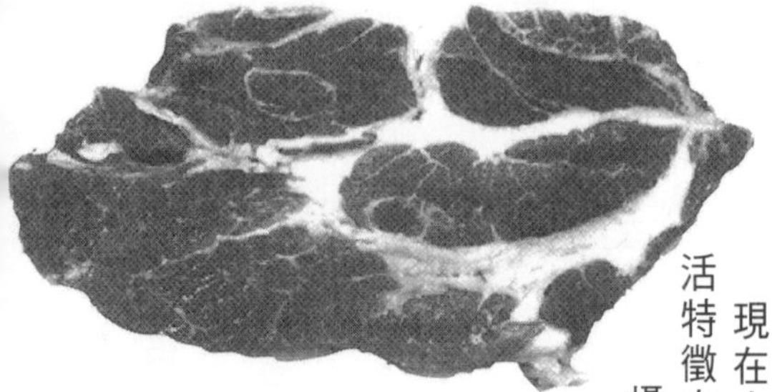

現在人的飲食生活特徵之一，就是攝取太多過於柔軟、口味太重的食物。不需要充分咀嚼就能吞嚥，甚至在還沒有嘗到味道之前就已經吞入肚子裡。

事實上，這也是造成腦衰弱的原因之一。

未充分咀嚼，就無法產生唾液。口味較重的食物也具有同樣的缺點。

利用食物補充葡萄糖，則體內就會製造出FCG（纖維芽細胞增殖因子）與CCK（縮膽素）。這些物質能夠刺激最初吸收記憶的海馬，具有活化海馬的作用，而唾液則有助於製造CCK。

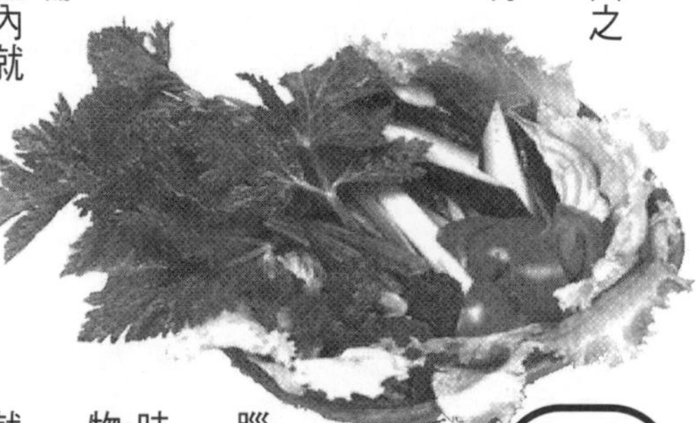

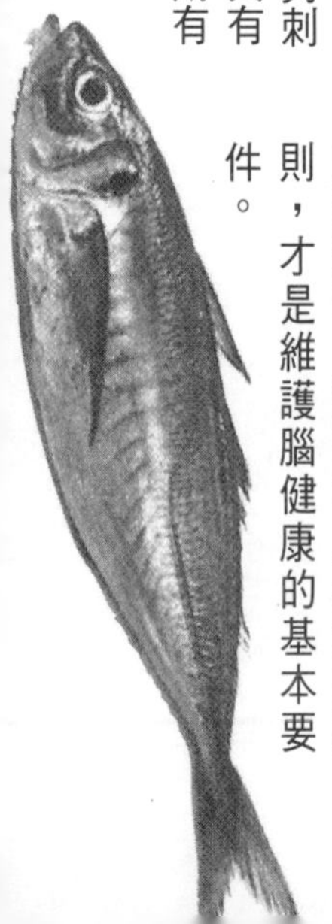

充分咀嚼、遵守吃八分飽的原則

藉由咀嚼給予刺激，同時充分品嘗味道，來自於味覺的訊息傳遞到腦，能夠促進腦的功能活化，因此，人類的腦才能發展到目前的地步。

平常就要細嚼慢嚥，攝取口味較淡的食物，養成仔細品嘗食物的習慣。

充分咀嚼的另外一項優點，就是可以防止吃得過多。肥胖不僅對身體有害，對腦也會造成不良的影響。遵守吃八分飽的原則，才是維護腦健康的基本要件。

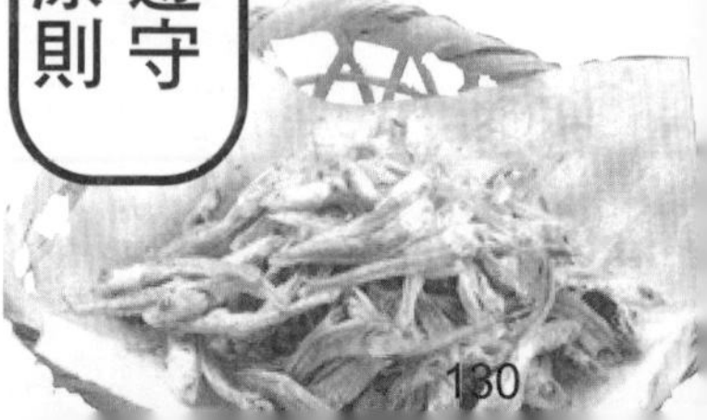

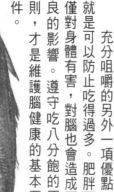

利用當令食材進行傳統的烹調

英國營養化學研究所的克洛夫德教授於十年前發表研究結果，說明「日本兒童比歐美兒童的智商更高，原因在於經常吃魚」。

這項研究的根據之一，就是魚類中所含的DHA或EPA等成分，其在腦內與產生記憶、學習能力的細胞有密切關係。

近年來飲食生活產生變化，魚類料理大都變成烤或炸食，結果無法大量攝取對於腦會直接產生作用的魚類脂肪。

為了有效攝取魚類脂肪中所含的有效成分，則最好採取連湯汁一起食用的「蒸」、「醋醃」、「煮」等傳統料理法。

多吃配菜

在吃魚類料理的同時，也要吃配菜。例如，烤魚搭配白蘿蔔泥或薑，其中含有維他命C，可以保護身體免於受到烤焦部分所產生的致癌物質之傷害。

有關蔬菜類，則攝取當令蔬菜就能夠得到最大的營養價值，同時也能夠提高抑制促進腦老化的活性氧的效果。

只要花點工夫烹調，就能使腦更有效的攝取營養。

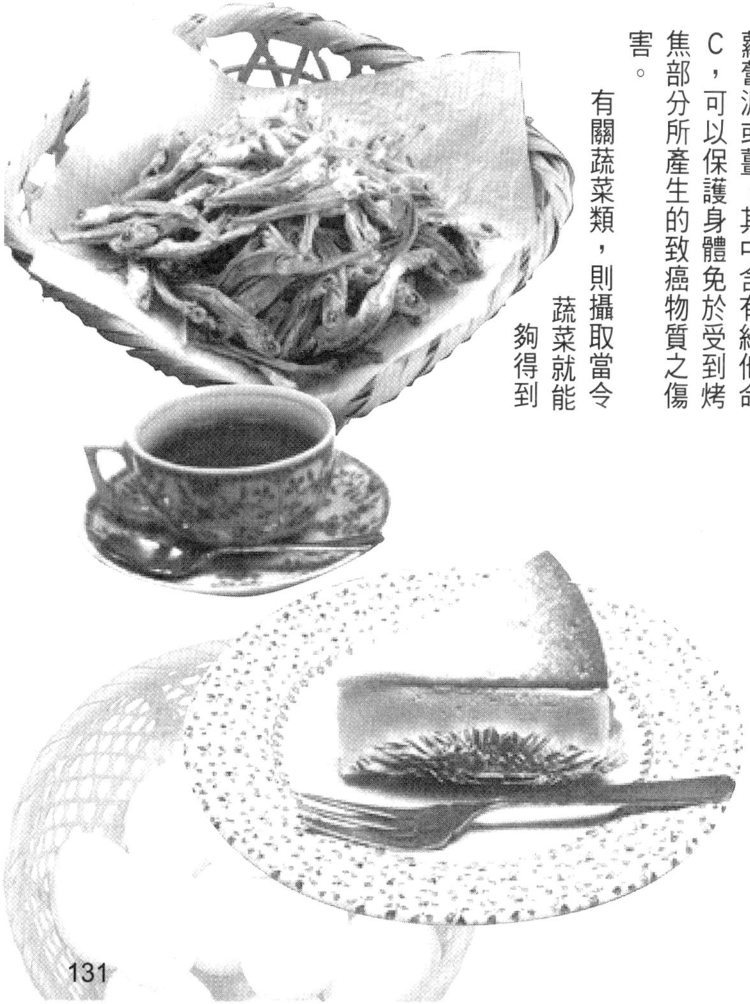

對腦有效的理想一日菜單

早餐菜單例／Break fast Menu

以日式食品菜單為基礎

●飯（最好多花點時間咀嚼糙米）
●味噌湯（用小魚乾熬煮高湯，連小魚乾一起吃下，加上豆腐或黃豆芽等菜碼）
●納豆（加入蛋）
●煮羊栖菜
●燙菠菜等

※沒有時間用餐時，則可以攝取加入砂糖的咖啡或優格。香蕉也很好。務必要吃點東西。

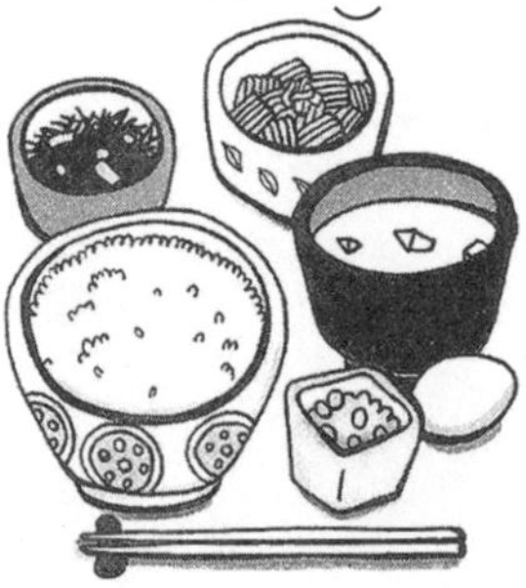

吃不膩的傳統食品

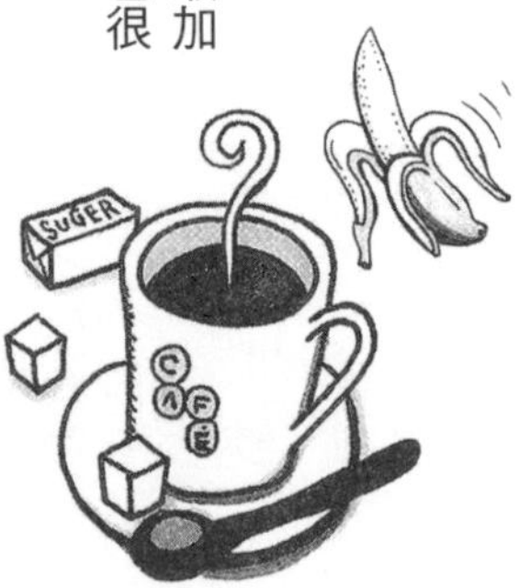

忙碌時也要吃早餐

晚餐菜單例／Supper or Dinner Menu

●飯（糙米更好）
●醋拌貝類、鮪魚納豆
●味噌湯（菜碼是青菜類）
●烤魚最好選擇沙丁魚、鯖魚、秋刀魚等青色魚（添加白蘿蔔泥、糖醋薑，做成生魚片也

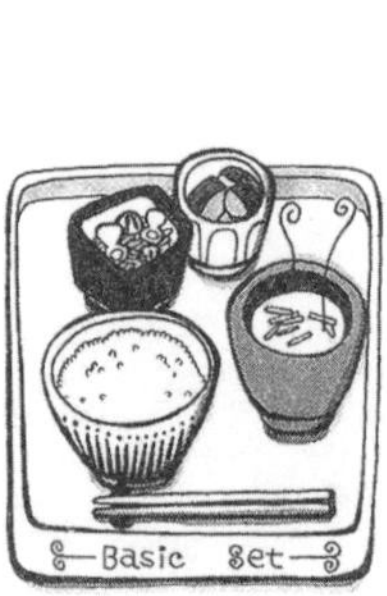

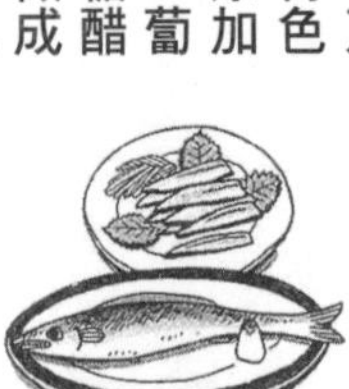

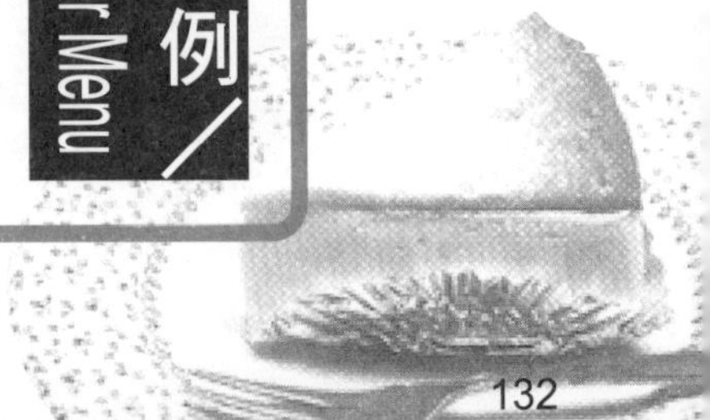

午餐菜單例／Lunch Menu

加入納豆與蛋的鮪魚蓋飯是最佳的健腦食

●蕎麥（加入蔥、鵪鶉蛋當成藥味，添上白蘿蔔泥）

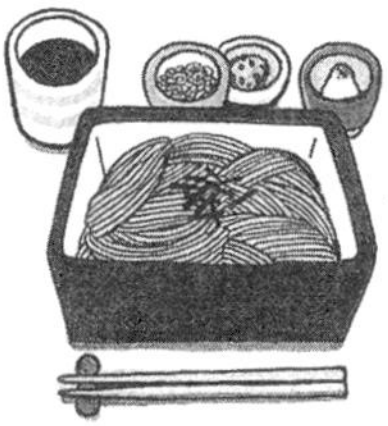

●鮪魚蓋飯（加入納豆與蛋，那就更為理想）

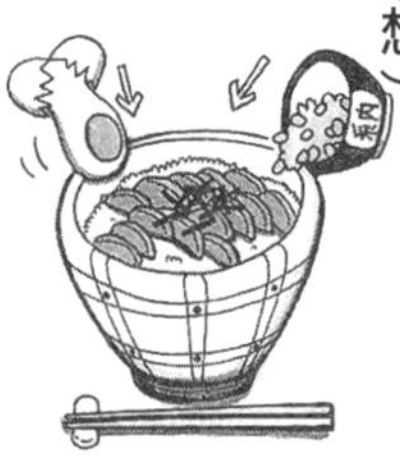

●偶爾也可以吃鰻魚蓋飯

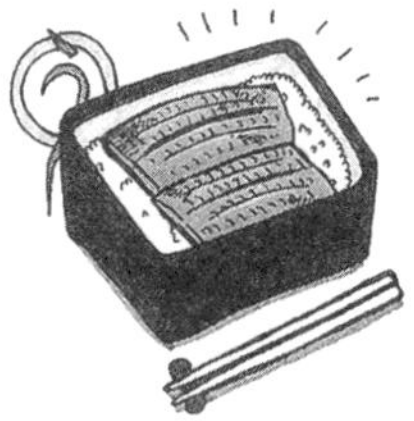

●韭菜炒豬肝等

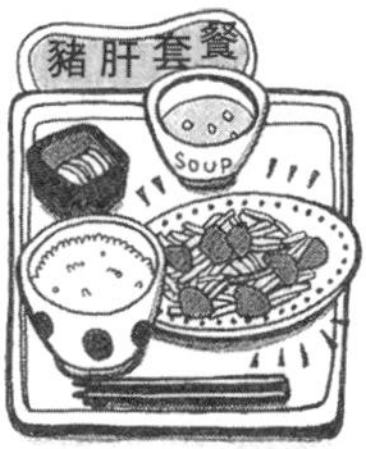

※可以吃甘藷、香蕉或橘子等點心

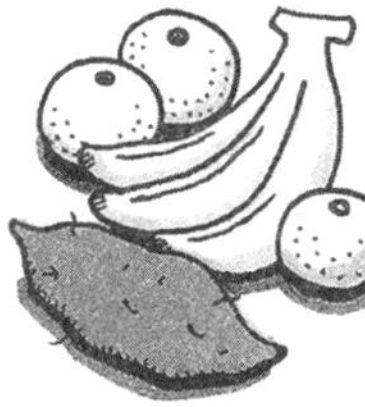

●煮南瓜或金平牛蒡、金平蓮藕（加醬油和糖用香油炒的食品）

●以肉為主食時，則豬肉的配菜必須添上花椰菜

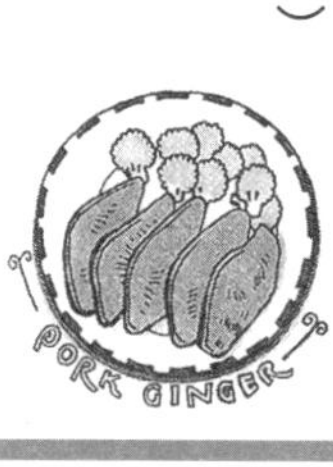

●睡前喝牛奶

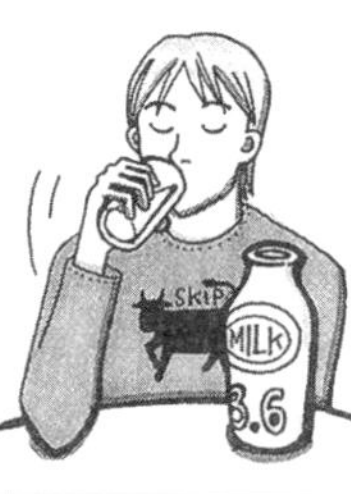

※晚酌／啤酒配毛豆或是花生，葡萄酒配乳酪或杏仁

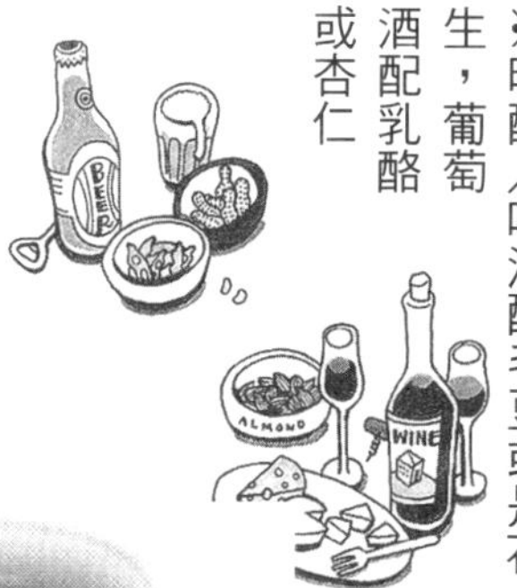

提升腦力的營養與食材

DHA能夠增強記憶力

訊息在腦中通過神經細胞延伸出來，到達其他細胞的「突觸」的接合部分互相連接，而DHA則是突觸的原料。

只要多攝取含有DHA的鯖魚類，就能活化突觸，使傳遞順暢，進而活化腦部功能。平時多攝取DHA，就能提高記憶力，不容易健忘。

沙丁魚、鰻魚、秋刀魚、鯖魚、鰤魚、鮪魚等青色魚中含有較多的DHA。其中沙丁魚可以做成小魚乾、成串曬乾的沙丁魚、小乾白魚、油漬沙丁魚、魩仔魚等種類繁多，可以輕鬆的納入飲食中。

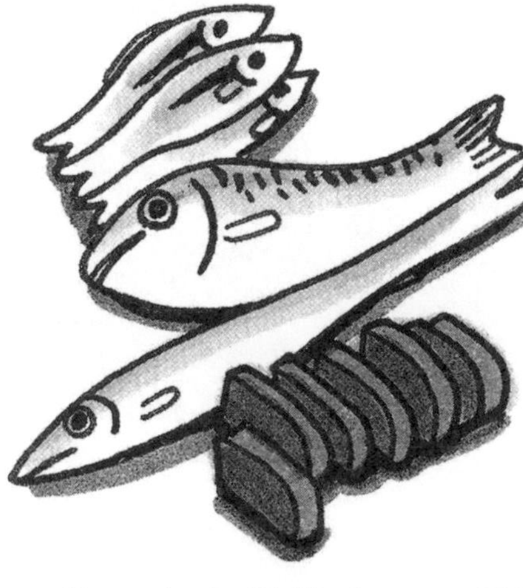

另外，茼蒿、白蘿蔔、白菜、菠菜等冬季蔬菜也不錯。葉和根中含有許多在人體內會變成DHA的α亞麻酸，可以搭配魚類料理一起攝取。

維他命C、E能活化腦功能

為了活化腦功能，需要維他命C與E，其具有防止腦生鏽的抗氧化作用。奇異果、柿子、紅椒、甘藷中含有豐富的維他命C，而維他命E則以南瓜、韭菜中的含量較多。

感覺頭腦不靈活的人，最好多攝取這些食物。

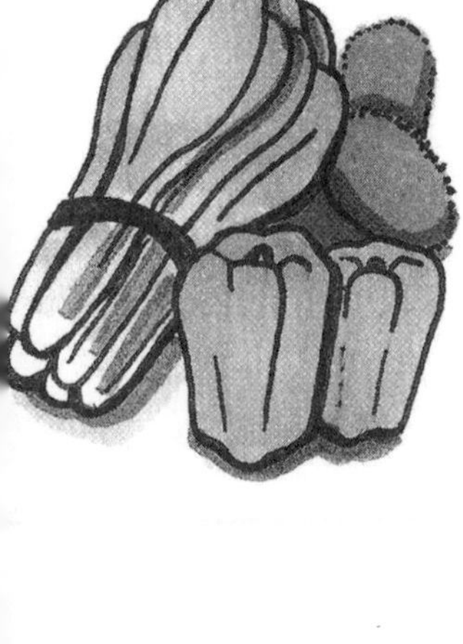

蛋白質可以運送營養

運送腦的熱量葡萄糖以及氨基酸的細胞，是由蛋白質所構成的。因此，基本上必須攝取蛋白質，才能活化腦功能。

每天都必須攝取堪稱優質蛋白質集合體的蛋或牛奶。在納豆中加入蛋，或與其他營養搭配組合，就能夠有效、輕鬆的攝取到蛋白質。

鈣能夠使腦內擁有足夠的氧

小魚、小魚乾、羊栖菜、蝦米、乾燥海產類中所含的鈣，能使神經系統（腦也是屬於一種神經系統）中的中樞神經功能正常化，順暢的傳遞訊息。

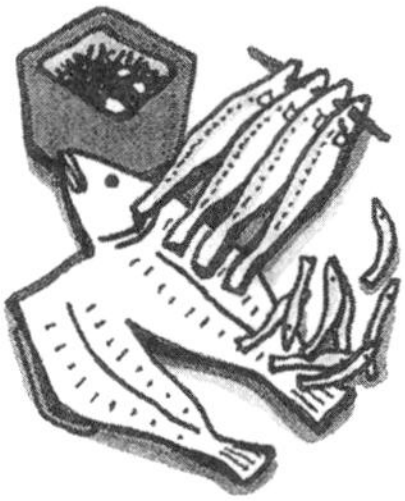

卵磷脂與膽鹼供給腦細胞活力

大豆卵磷脂和膽鹼是腦神經傳導物質乙膽鹼的材料，能夠給予腦細胞活力，防止老化，具有增強記憶力的效果。一旦缺乏乙膽鹼，則腦的功能在各方面就會受到限制，導致記憶力減退。因此，每天都要攝取相關食材。

大豆、納豆、豆腐、黃豆芽中含有較多的卵磷脂。而蛋、肝臟、大豆中則含有較多的膽鹼。適合搭配毛豆或花生的啤酒是用麥芽製造出來的，而麥芽中也含有很多的卵磷脂。

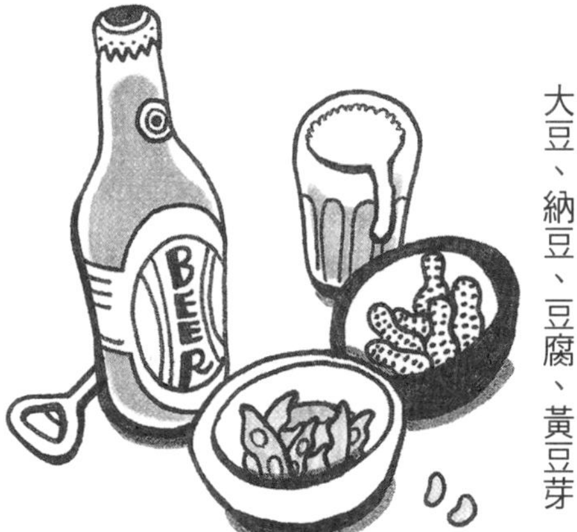

維他命B1與鐵質能夠提高集中力

維他命B1能使腦的中樞神經功能保持正常，具有提升集中力的效果。豬肉、蠶豆、青豆、毛豆、花椰菜中的含量較多。

鐵質在人體內具有搬運、儲藏氧的作用，一旦缺乏時，體內會形成缺氧狀態，同時供應腦的氧也會減少，造成集中力散漫。肝臟和鮪魚等紅肉魚以及小油菜等青菜類中含有較多的鐵質。感覺缺乏集中力時，必須多攝取這些食物。

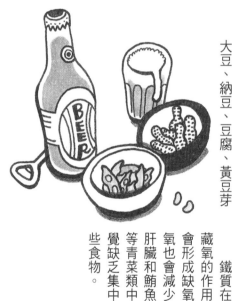

鞏固腦血管保持血管健康

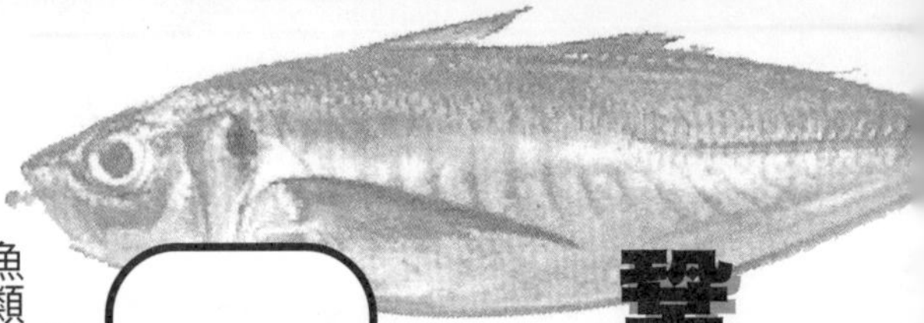

利用魚類中的EPA防止動脈硬化

沙丁魚、鯖魚、秋刀魚等魚類中含有EPA，能夠有效防止血管老化所引起的動脈硬化。其進入體內，會成為防止動脈硬化的物質前列腺素。

含有抗氧化成分的食品也能有效的防止腦的老化。其代表就是β胡蘿蔔素，在胡蘿蔔、茼蒿、南瓜等深色蔬菜中含量較多。而芝麻中的芝麻醇也含有豐富的抗氧化成分，撒在配菜上來攝取也不錯。

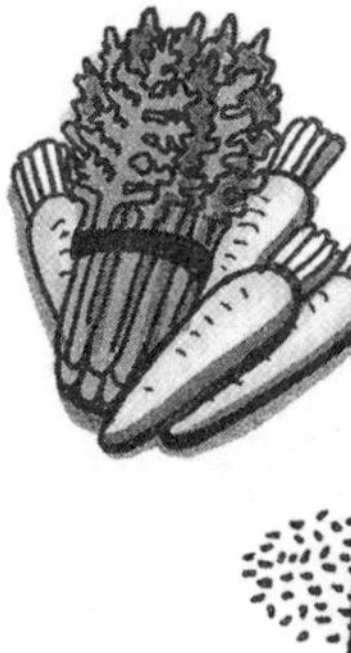

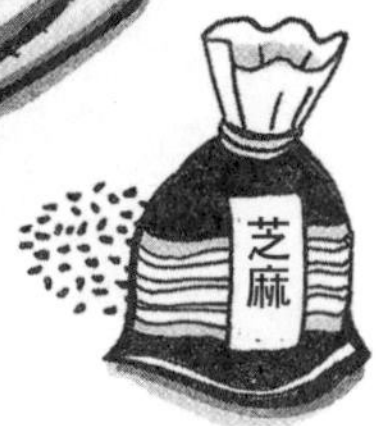

鞏固血管

膠原蛋白能夠鞏固血管，是在動物體內的結締組織中含量較多的一種蛋白質，大量存在於動物的皮和骨中。雞翅、牛筋、魚翅等都是膠原蛋白的寶庫。能夠鞏固血管，使血管富於彈性，對於腦的健康而言，是不可或缺的物質。

腦中的膠原蛋白，具有將營養運送到腦膜、腦血管與腦神經細胞等處的作用。

膠原蛋白易溶於水，因此，熬煮含有豐富膠原蛋白的食物並且連煮汁一起吃，就能夠充分的攝取到膠原蛋白。像魚凍等凝固的膠質就是膠原蛋白。最近較少人吃這類食物，不過其價值值得重新評估。

為了鞏固末梢血管，應該要多攝取檟如果或杏仁等。

降低血壓，防止腦中風

血壓上升，腦血管破裂，就會引起腦中風。為了預防腦中風，則必須攝取具有降血壓效果的礦物質。香蕉、牛蒡、蓮藕中含量較多礦物質，能夠降低血壓。

老年人或菜食主義者，其蛋白質攝取量較少，容易出現低蛋白傾向時，而引起血管斷裂，因此，必須經常將蛋白質含量豐富的蝦、花枝、小乾白魚等納入菜單中。

貝類、章魚、花枝、鮪魚或鯖魚等帶血的肉中，含量較多的牛磺酸，具有抑制交感神經的作用，有助於降低血壓，使血壓保持正常。

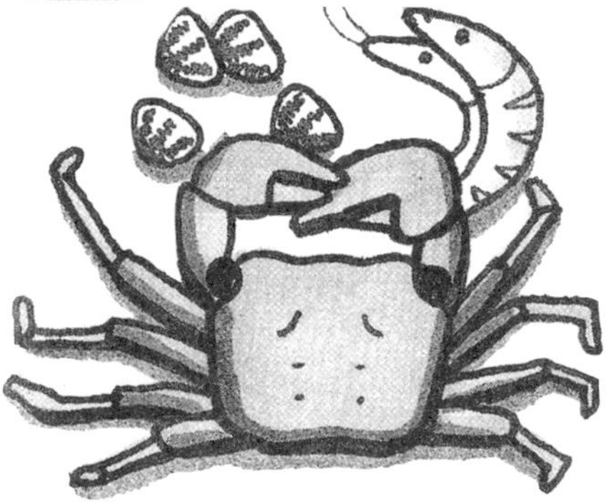

預防血栓或動脈硬化，保持血液清爽

沙丁魚、竹筴魚、鯖魚等青色魚中含量較多的DHA或EPA，能使血液清爽。牛肉或堅果類、橄欖油中所含的油酸，也具有降低膽固醇的作用。因此，不要認為肉對身體不好或可能導致肥胖而敬而遠之，要適量的攝取。

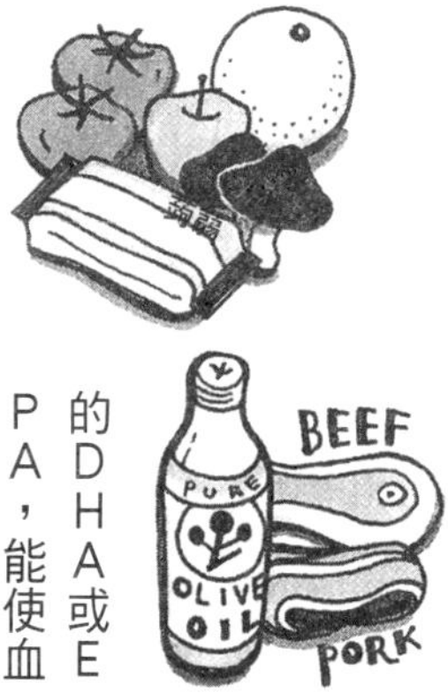

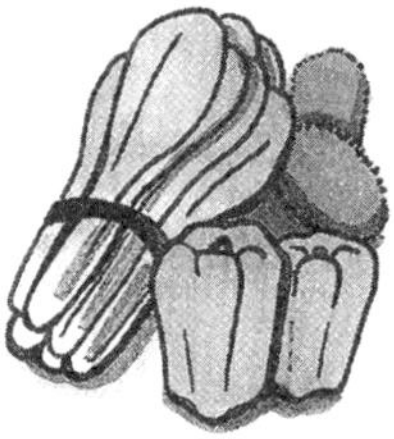

此外，大豆或凍豆腐中所含的大豆蛋白質或亞油酸也具有降低膽固醇的作用。

同時攝取蒟蒻、香菇、蘋果、葡萄柚、番茄等纖維含量較多的食物，則效果更棒。

消除壓力，恢復年輕

壓力不僅會對腦造成不良的影響，同時也是引發所有疾病的關鍵。大量攝取含有豐富蛋白質與鈣質的牛乳、優格、乳酪等乳製品，以及含有豐富維他命C的小油菜、紅椒、奇異果等，就可以有效的防止壓力。

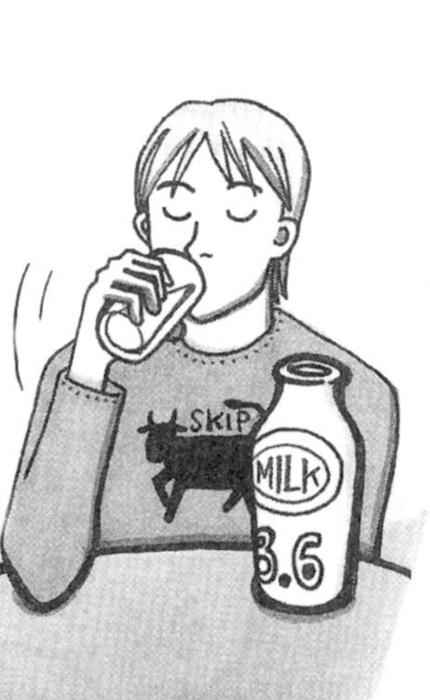

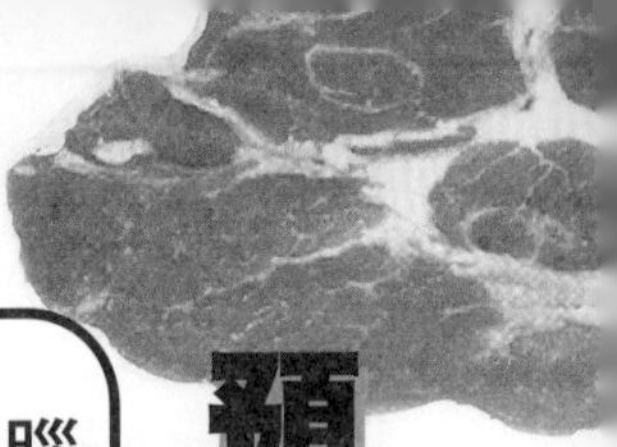

預防腦生鏽的方法

腦是容易生鏽的器官

腦去除水分之後，一半都是由脂質所構成的。人腦看起來好像是「油膩的豆腐」一般，就是因為脂質的緣故。但問題在於脂質具有容易氧化的性質。

所謂氧化，就是「生鏽」，意味著細胞老化。為了使腦隨時保持健康的狀態，就必須要防止脂質生鏽。

現代社會到處充斥著廢氣、煙害、壓力、紫外線等造成細胞氧化的要因「活性氧」。

為了避免腦細胞生鏽，就必須要多攝取能夠保護細胞、具有強大抗氧化力、防止活性氧之害的食物。這些就是抗氧化物質。

氧化食會損傷腦

不僅活性氧會使腦生鏽，氧化的油一旦接觸到腦細胞，就會破壞細胞膜，使腦部功能變得遲鈍，造成可怕的後果。

使用氧化油製造出來的食品，包括泡麵、漢堡、洋芋片、炸薯條、糖分較多的飲料與冰淇淋等。

雖然許多食品都是使用未氧化的油製造，但是，一旦調理環境或保管狀態不良時，也會損害食品。所以，適量攝取是重點。

尤其年輕人特別喜愛上述的食品。在家庭中，脂肪較多的飲食或利用回鍋油炒菜，都會變成氧化食，必須多注意。

在購買零嘴時，可以選擇含有深色蔬菜的產品，或是具有強大抗氧化力的維他命A、維他命C、維他命E的食品。

紅蘿蔔、南瓜、茼蒿、小油菜、白蘿蔔葉、菠菜、韭菜中含有豐富的維他命A，利用麻油或橄欖油加熱調理，更能夠提高吸收力。

花椰菜、小油菜、白蘿蔔葉、檸檬、草莓、奇異果、柿子、橘子中則含有豐富的維他命C。

而維他命E含量較多的食品，包括杏仁、花生與大豆油等。

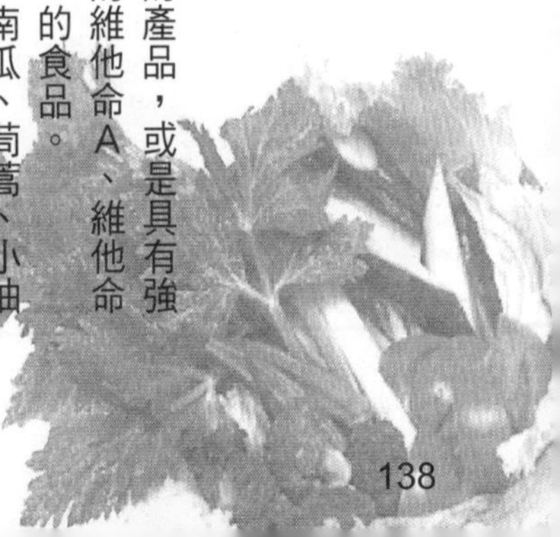

利用多酚防止生鏽

抗氧化物質大量的存在於含有維他命A、C、E的食品中。近年來備受矚目的則是多酚，它也存在於紅葡萄酒中，對於腦而言是非常好的飲料，因此，掀起流行旋風。

多酚是天然色素或成分的總稱，紅葡萄酒中含有十種多酚。而茶中也含有多酚的同類丹寧與兒茶素，但是，紅葡萄酒中的多酚含量為茶的四倍。

多酚大量存在於紅葡萄的皮和種子中，因此，紅葡萄酒的多酚含量比白葡萄酒、玫瑰紅葡萄酒多十倍。

即使紅葡萄酒中的多酚對身體很好，但也不能飲用過量，一天只能喝二杯。不喜歡喝酒的人，則可以將紅葡萄酒當成調味料加入菜單中。

紅葡萄酒加熱之後，酒的氣味和酒精成分會飛散，但是，多酚的成分卻依然存在。

而蕎麥籽中含有蕎麥多酚，能夠預防腦中的脂質被活性氧氧化，同時有助於促進腦的脂質代謝，活化腦的功能。

積極攝取多酚，就能夠預防頭腦生鏽。

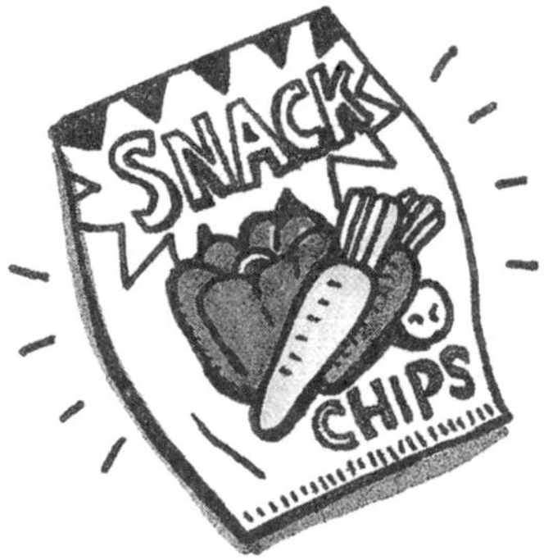

挑選含有深色蔬菜的點心

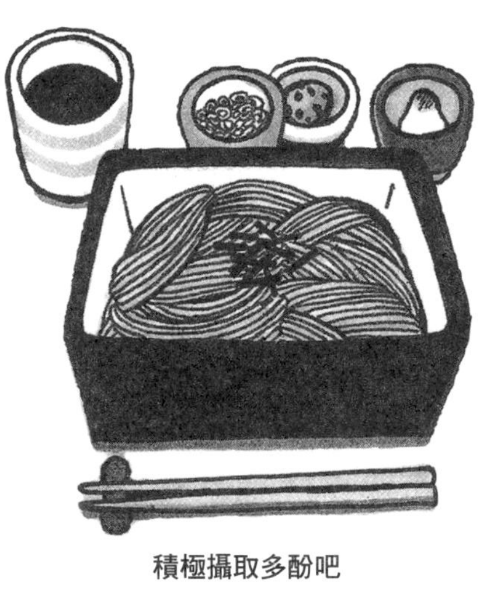
積極攝取多酚吧

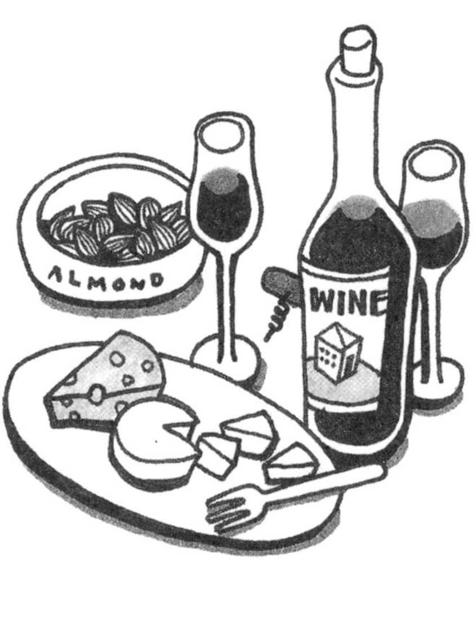

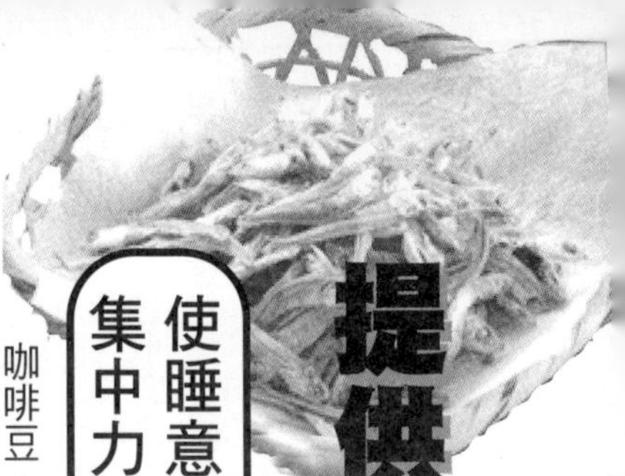

提供腦活力的食品

使睡意全消、提高集中力的咖啡因

咖啡豆、咖啡籽、可可豆（巧克力的原料）、茶葉中所含的咖啡因等，都具有使腦興奮的作用。

但是不可大量攝取咖啡因，以免中毒。喝二、三杯咖啡可以使大腦皮質興奮，睡意全消，同時能夠消除疲勞，提高集中力，提升工作或學習效率。

而喝茶也具有同樣的效果。

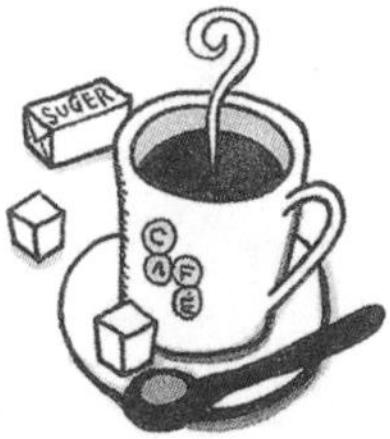

引出幹勁的酪氨酸

在切竹筍時，會看到好像白粉一樣的東西，那就是「酪氨酸」。攝取太多，會使得交感神經興奮。它在腦中會合成讓人產生元氣的腎上腺素或降腎上腺素，以及會產生快感和陶醉感的多巴胺等。

缺乏酪氨酸時，會降低集中力與幹勁。為了有效的攝取酪氨酸，則最好與醣類搭配組合。利用春季的竹筍做竹筒飯，大快朵頤一番吧！

納豆、豆腐或豆腐皮等大豆蛋白中也含有酪氨酸。

礦物質能夠抑制興奮過度

近年來容易興奮過度的孩子與年輕人增加了。原因之一是缺乏礦物質。

速食品等垃圾食品中，其特徵是含有許多脂肪與糖分，同時熱量高，但是卻缺乏維他命與礦物質的鈣和鐵質。

麵包等小麥和速食品中，含有大量的「肌醇六磷酸鈣鎂」，它會與鋅結合，所以過度攝取這些食品，會引起鋅缺乏，造成情緒不穩，出現暴力傾向。

礦物質中不僅是鋅，像銅與鐵等微量營養素也很重要。

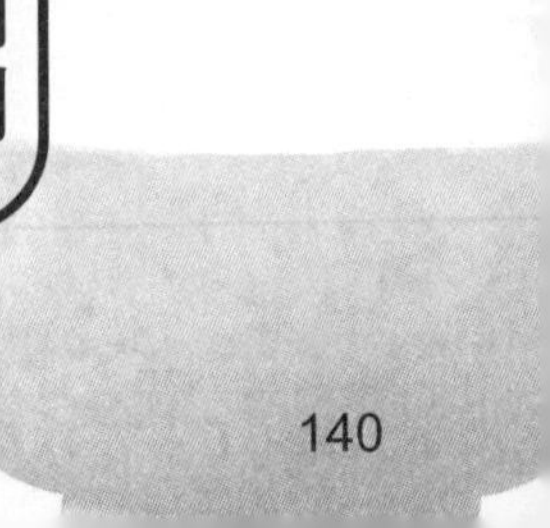

因此，要盡量避免依賴速食品的飲食生活。

嚼口香糖能夠更新腦

以固定的節奏嚼口香糖，具有提神效果，同時能夠消除緊張與焦躁，產生放鬆效果。

搭乘交通工具時，固定的搖晃會讓人覺得很舒服，因而產生睡意。同樣的，藉著嚼口香糖反覆給予腦一定的刺激，就能摒除雜念，製造出一個容易集中精神的放鬆狀態。

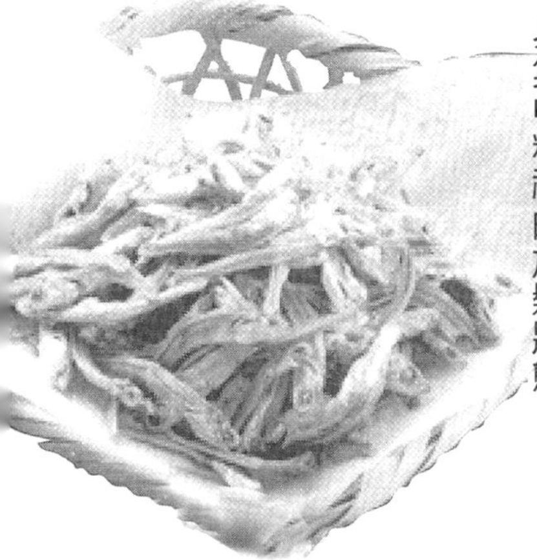

讓腦取得足夠休息的色氨酸

「睡眠」除了讓身體休息之外，也必須讓腦得到休息，否則腦的功能會變得遲鈍。為了讓腦擁有充足的睡眠，則需要藉著必須氨基酸「色氨酸」的作用。

色氨酸可以製造讓消沉的心情振奮的物質血清素，以及能夠降低體溫、誘導睡眠的荷爾蒙褪黑激素。因此，缺乏色氨酸就會出現失眠的煩惱。

盡量多攝取含有色氨酸的花生與杏仁、香蕉、牛乳、乳酪等食品。

睡前喝一杯熱牛奶，可以使心情穩定，容易熟睡，要養成睡前喝熱牛奶的習慣。

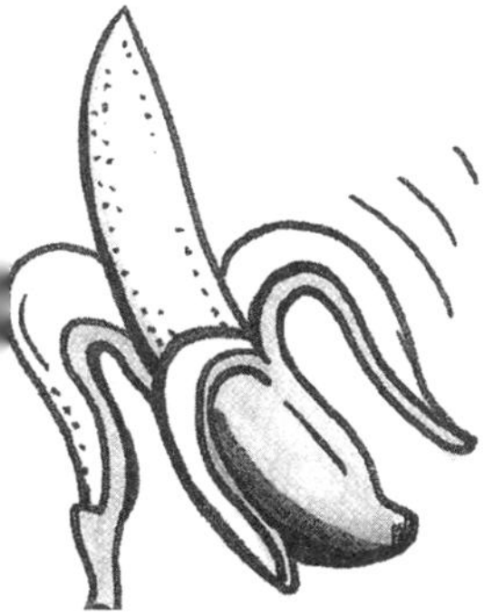

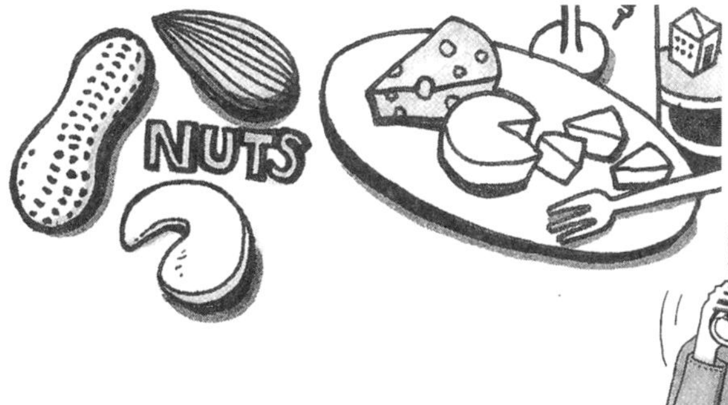

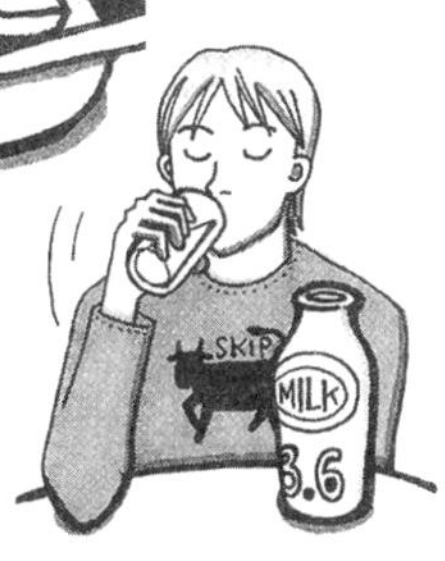

這些食品中含有色氨酸，能夠給腦更好的休息品質

有效對抗頭痛的食物

攝取維他命E能夠減少緊張型頭痛

頭痛大致可以分為緊張型頭痛與偏頭痛二種。緊張型頭痛又稱為「肌肉收縮性頭痛」。因為過度緊張、疲勞與壓力等導致頭部肌肉收縮，出現血液循環障礙，同時會產生肩膀與頸部酸痛的現象。

為了緩和緊張型頭痛，就必須要擴張血管，因此，要藉著多攝取維他命E（堅果類、鰻魚、鱈魚子、南瓜等）以及檸檬酸（醃鹹梅、醋）來放鬆心情。

利用按摩肩膀、頸部或泡個澡來促進血液循環也不錯。

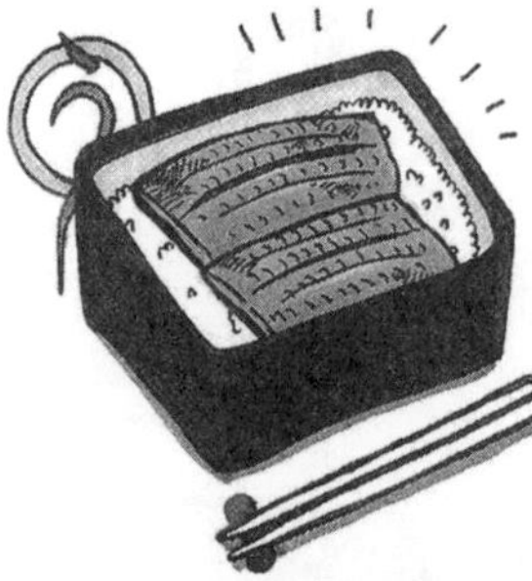

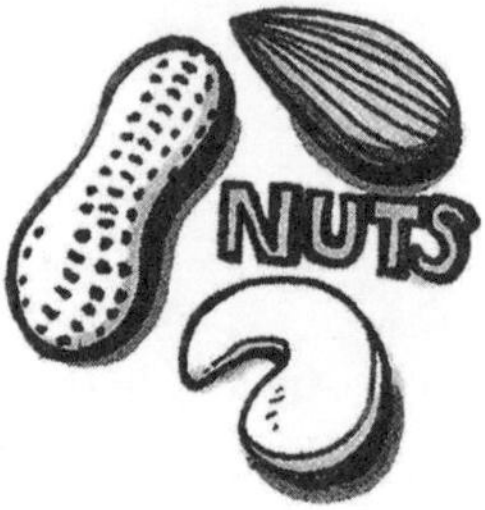

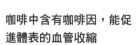

鰻魚或堅果類中含有豐富的維他命E

攝取維他命p與咖啡因能夠治療偏頭痛

偏頭頭是單側的頭或是整個頭部出現好像脈搏跳動般的疼痛，同時出現噁心、倦怠、眼睛刺痛等症狀。因為丘腦下部自律神經中樞的活動旺盛，腦內的動脈收縮、拉扯其他動脈的血管壁而引起的。

原因包括氣壓變化等，眾說紛紜，目前還無法找出正確的原因。

偏頭痛的重點在於使體表的血管收縮。因此，利用維他命p（柑橘類、櫻桃等）對自律神經產生作用，另外，攝取咖啡因（咖啡、紅茶、綠茶等）或沖個冷水澡都有效。

咖啡中含有咖啡因，能促進體表的血管收縮

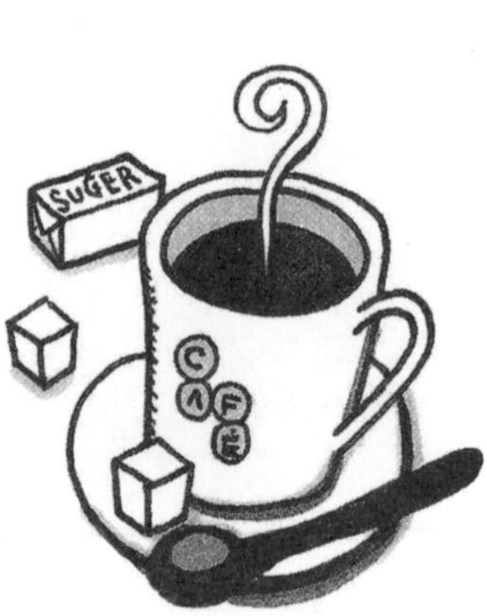

學會速讀法

在忙碌的現代社會中，許多人都沒有時間慢慢的閱讀書報。本章所介紹的「速讀法」，能夠使閱讀速度增加２到３倍，提高輸入訊息的效率！

主編：中川昌彥

對腦有效的速讀・速解

如果能夠快速閱讀，那該有多好！

我們經常可以聽到這樣的感嘆。「速讀」到底是什麼呢？

速讀具有二個意義。其一是快速且大量閱讀。是屬於機械化的讀法。

另一個則是透過閱讀而儘早吸收訊息與知識，重點在於了解書本的內容。讀法有其意義存在。前者是「速讀」，後者是「速解」。

現在我們要求的，則是兼具「速讀」與「速解」的『速讀』。

速讀這種行為，並不是單純的眼球快速運轉而已，而是充分運轉腦的思考行為。

在進行「速讀」與「速解」時，腦會將邏輯力、分析力、判斷力、集中力、想像力、構想力等總動員，進入完全思考狀態。否則，即使學會速讀術、讀完厚重的書籍，也仍然無法充分了解其內容。

速讀對於腦力也是有所幫助的。

本章介紹初級速讀法。只要學會初級，就能以平常二、三倍的速度閱讀報章雜誌，增加知識量。

以此為突破的關卡，再進一步提高水準，向中級、高級速讀挑戰。速讀術將會成為你最棒的智能技術，當然也能提升腦力。

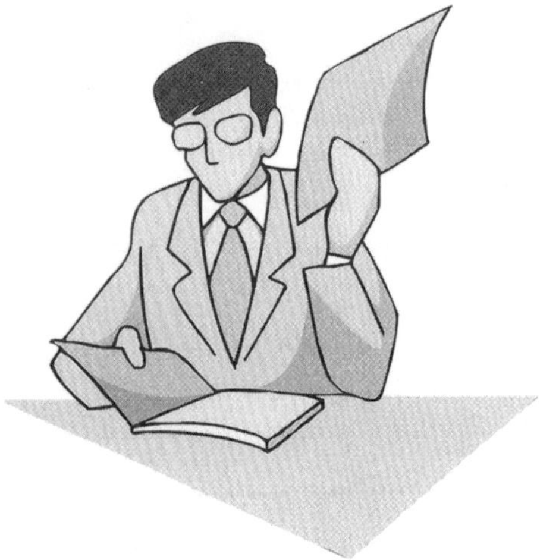

學會基本速度法

速度增加2倍

①讀焦點

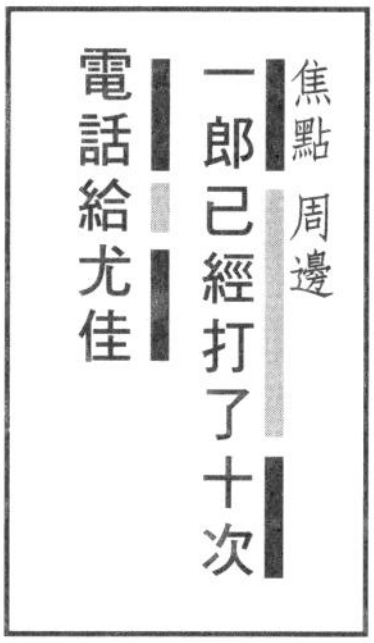
焦點
周邊
一郎已經打了十次
電話給尤佳

將視線中心置於文章的焦點，非焦點部分則置於視野周邊。以這個要領移動視線來閱讀，就是所謂的「讀焦點」。祕訣是好像男性看女性裸照的感覺，將視線集中在某些特定部位，以這種方式閱讀，就是讀焦點。

讀焦點的速度應該比標準速度快2倍。假設以標準速度閱讀1小時大約可以看1萬8千字時，那麼，採用讀焦點的方式就可以看3萬6千字。

速度增加3倍

②整塊閱讀

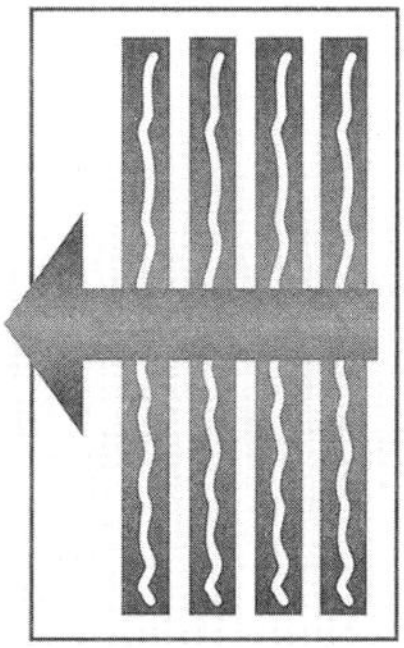

一次將許多的文字納入視野中，藉此提升閱讀速度，這就是所謂的「整塊閱讀」。一般人一次大約可以看5個字，但可以將閱讀範圍拉大，一次閱讀15個字。

效果為標準速度的3倍。採取整塊閱讀法，則1小時就可以閱讀5萬4千字。

速度增加2倍

③讀標題

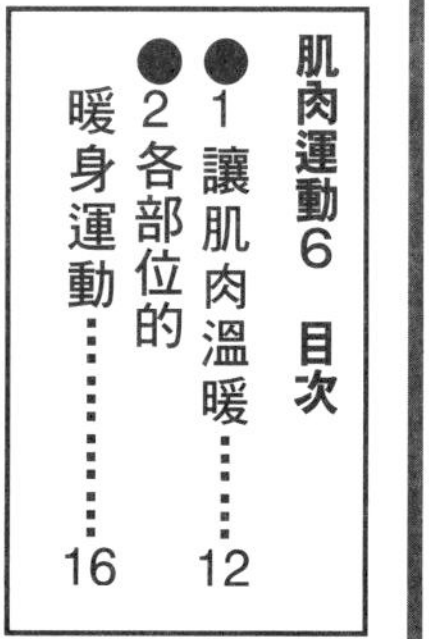
肌肉運動6　目次
●1 讓肌肉溫暖……12
●2 各部位的暖身運動……16

標題包括大標、中標、小標與細標題等。配合報導內容的重要性與複雜性而分別使用。標題具有導引文章內容的作用，活用這個作用，就能夠了解大致內容。有時只需要以看標題來代替文章就足夠了，這就是「讀標題」法。例如，報紙24篇幅的合計字數約為40萬字，標題大約是4千字，為全部內容的1％。而光看標題，所花的時間不到15分鐘。

學會基本中的基本・讀焦點的方法

「焦點」與「周邊」

看構成事物的各要素時，幾乎都可以區分出比較重要與不太重要的要素。而前者就是所謂的「焦點」。

以文章而言，不見得每一字每一句同樣重要。焦點與非焦點字句同時存在於文章中。配合其差距來改變讀法，才是高明的閱讀法。

前面提及，看裸照時我們會將焦點集中於某些部位，同樣的，看文章時也要立刻找出焦點，如此一來，就已經突破速讀的第一道關卡了。

而與焦點相對的是「周邊」。分辨文章的焦點與周邊的基本方法，就是主詞、述詞、目的詞為焦點，其他的則是周邊。有關詞性方面，名詞與動詞是焦點，副詞、連接詞、助詞、助動詞等是周邊。而名詞中，專有名詞、數字是焦點，區分法有很多。

移動視線的方式

閱讀文章時，眼睛必須反覆進行「靜止↓凝視（讀取）↓移動」的週期。以讀焦點的方式移動視線時，只凝視焦點，暫時略過焦點之間的周邊部分。但是，略過周邊部分，是否會導致無法了解文章的意義呢？

不必擔心。雖然讀焦點時不會凝視周邊部分，不過，視線還是會瞄到部分內容，亦即周邊部分已經進入潛在意識中了。

例如：○焦點、×周邊

●漸漸的，周遭變成×××××○○○××，天色眞的暗了下來。

××○○○○○×

●因爲突然下雨，所以××○×○○×××××趕緊撐傘。

××××○×○○××

找出主詞的方法

沒有主詞的文章，就好像沒有臉和頭的人一樣。主詞是文章的第一焦點。找出主詞的秘訣如下。

①主詞應該在文章開頭、最初的部分。

②主詞應該是名詞或動詞的體言形（日語中能作主語用的名詞、代詞、數詞等沒有詞尾變化的單詞）。

③在助詞前面的幾乎都是主詞。

找出目的詞的方法

所謂目的詞，就是作用對象，也就是人與物，是文章的第二個焦點。

①成為目的詞的詞彙，依照找出主詞的方法，應該是名詞與體言形。

②有利的線索是，只要找到主詞下方所連接的動詞，就可以找到目的詞。

找出述詞的方法

述詞即文章的《結論》。沒有述詞，就不知道結論是什麼了。

①將視線置於文章的最後。看到長串的句子時，則必須注意逗點的部分。

②不必注意述詞的一部分。

③以「試吃看看」為例，有二個動詞，只要凝視第一個動詞就可以了。

找出述詞的方法

①不要將視線停留在句點、逗點、括弧等周邊的形態。

②副詞、連接詞、助詞、助動詞等比較不重要。稍微注意文章末尾的形容詞與形容動詞，而出現在文章開始或中途的部分，就不需要凝視。

例題　向讀焦點挑戰

●以讀焦點的方式閱讀以下的文章

「既然事業是以創造顧客爲目的，因此事業具有二種基本機能—也就是行銷與革新—行銷是企業獨特的機能。企業之所以能夠和其他的人類組織互相區別，就在於其會對於商品或服務進行行銷。」

答（焦點部分）

事業…創造顧客…目的…事業…二種…機能…行銷…革新…行銷…企業獨特…機能…企業…人類組織…互相區別…商品…服務…行銷

擴大視野進行「整塊閱讀」

認識文字的構造

中國文字具有獨特的形態，如果能夠巧妙運用，就比較容易整塊閱讀。

所謂形態，就是圖形或輪廓等事物的視、覺形狀特徵。也就是將文章當成具有圖形與輪廓的整塊文章。

整塊文章閱讀時，只要掌握文字的構造，就能增加閱讀速度。

首先向一目十字挑戰，理想目標是一目十五字

想要立刻達成一目十五字的水準比較困難，首先可以挑選六個字的文字，進行看一眼就能掌握的練習。能夠達成目標之後，再增加為七或八個字。

要達成十字以上的目標，需要一些祕訣。就好像凝視整塊文章的正中央似的，將整塊文章的上端到下端都涵蓋在視野中。

看較大篇幅的文章時，視野可以輕輕的往下。在整塊文章中，以從中找出二個焦點的方式來閱讀，就能更順利的進行。

適當的閱讀距離

經常聽人說「眼睛要距離書本三十公分」。距離紙面越近，則視野越狹窄，但是，距離太遠又看不清楚。適當的距離是三十公分左右，既能夠保持廣大的視野，又能看清楚文字。

例如：五字↓十字↓十五字
前天的天氣↓前天的天氣情況全台灣
↓前天的天氣情況全台灣是有雨狀態

五個字：你今天好嗎　晚間連續劇　美國的首都
十個字：非常感謝你大力的幫忙　新產品企劃與研究團隊　台灣山脈的走向與分布
十五個字：一八七七年發明第一部引擎留聲機　國內本月分已經出現經濟復甦徵兆

螃蟹型文章的讀法

報章、雜誌等

螃蟹型（橫式）的文章每一行的字數較少，橫向延伸。通常報紙一行是由十五個字構成，而週刊一行的字數更少，大約為十三、十四個字。

整塊閱讀橫式文章的方法，就是將視線置於行的中心點。視線不是朝上下，而是橫向移動。

當然，臉也不要上下移動，而是感覺好像橫向移動一般，這是祕訣。

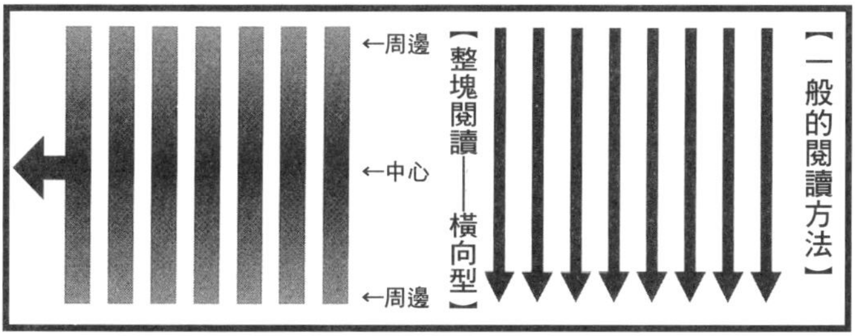

長頸鹿型文章的閱讀方法

單行本等

長頸鹿型（直式）的文章，一行大約有四十多個字。因此，幾乎不可能一目一行。

一行四十幾個字的文章，可以分成三、四塊來閱讀。四十五個字的文章，可以分成三個十五字的整塊文章，而如果是十一、十二字的整塊文章，就有四個。但實際上無法將文章做這樣的區分。

所有的文章逗點與逗點或逗點與句點之間，都會有一個完整的段落。因此，以逗點、句點為線索，較容易找出整塊文章。可以藉此來考慮整塊文章的大小範圍。

「在我的辦公室裡，有一間放置好幾千本書籍的書庫。就在寫這篇稿子的房間裡，整個牆都塞滿了書籍，為了便於取出，因此在書的背面貼上標籤，就好像一個小型圖書館一樣。將三十多年來看過的書籍都收集在此，就好像知識的寶庫，成為我的一大支柱。」

（取自『學習心』，舛添要一著）

抓住標題和目錄向《閱讀標題》挑戰

標題與目錄的效率性

想要看完報紙的全部內容，則即使花上一整天的時間，恐怕也無法看完，因此，必須要「閱讀標題」。在標題中，利用簡短的句子簡要表達內容，同時也告知結論與重點。

雜誌或書籍前面的目錄，就相當於報紙上的標題。將目錄整個看一遍，的確是有效的做法。最近，有些目錄甚至連小標題也列入。

標題與本文

閱讀標題之後，可以根據標題來決定閱讀本文的方式。大約包括以下三種。

①不看本文，換言之，只看標題就夠了。

②從本文中只挑出和標題有關的部分閱讀。

③閱讀全文。

問題在於三者的分別使用法。如果每次都只看標題，就會失去閱讀的深入性。相對的，每次都想看完本文，又會花太多的時間。

看報紙的祕訣

①大篇幅的新聞只看前文。在前文中就已經簡要敘述本文的概要了。

②將本文分為幾個區域來閱讀。稍微瀏覽各區，決定「這個區應該看，這個部分可以省略不看」，這才是高明的閱讀法。

③只看非看不可的本文第一區。報紙的內容大都是先敘述重要事項與結論，也就是採用「倒金字塔型構造」的書寫方式。

④從本文中找出標題的字眼，只看這個區域與接下來的區域。因為本文中最重要的字眼會成為標題。

⑤找出標題所引發的疑問之解答，閱讀該內容，能夠加深效率，有助於了解內容。

利用目錄掌握整體

看過整個目錄，就可以了解書籍或雜誌的構成以及內容的概要。

掌握整體的傾向，挑選好的部分來閱讀，這是速讀的重要方法。

著眼於內容的各部分

看目錄標題，以娛樂性、有用性、新奇性三項為尺度，仔細閱讀應該閱讀的部分。使用這個方式，就能夠輕鬆的看完週刊雜誌。

配合需要利用目錄

抱持特定目的看目錄時，可以將目錄當成索引來使用。找到自己想看的書籍時，首先利用目錄來找尋內容。貫徹效率第一主義，只看符合的項目，最多再大略閱覽一下周邊的內容即可。

越讀越煩時
就需要鍛鍊頭腦

你的頭腦是否富於柔軟性呢？本章介紹的18 個問題，全都是以頑固的頭腦無法解答的問題。

當你感覺越讀越煩時，不妨藉著練習這些問題來鍛鍊一下頭腦，讓沈睡的右腦甦醒。

插圖：小宮裕子

◆Question 1◆

挑戰問題時，不要畫在紙上，首先在腦海中思考。解答見160頁。

1、 如圖所示，從排列的火柴棒中拿走6根，使其變成「100」。
2、同樣的拿走6個火柴棒，使其變成「10」。

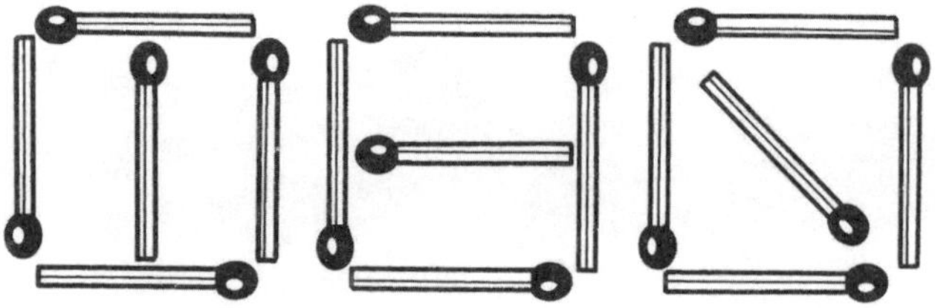

難易度：★★☆☆（問題2需要一些幽默感）

◆Question 2◆

依然是火柴棒的問題。使用12支火柴棒圍成1個正方形。如何利用火柴棒使其變成2個正方形呢？完成後再繼續變成3、4、5、6個正方形吧！火柴棒之間可以分開、也可以重疊。

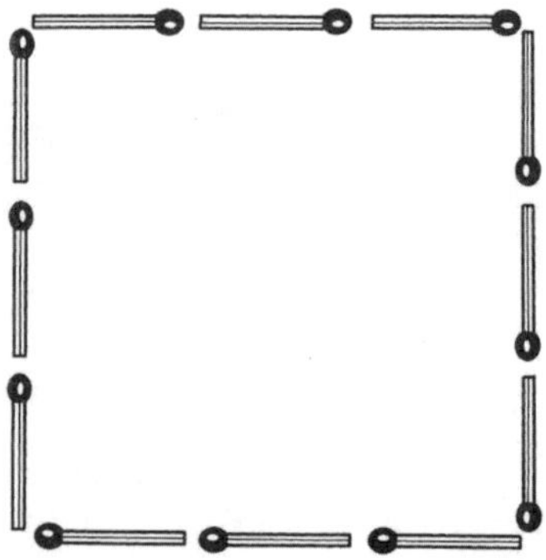

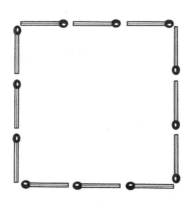

難易度：★★★☆（為了使正方形的數目增加，需要擁有擴大的構想）

◆Question 3◆

一筆畫法的問題。如何依序一筆畫出這個圖形？

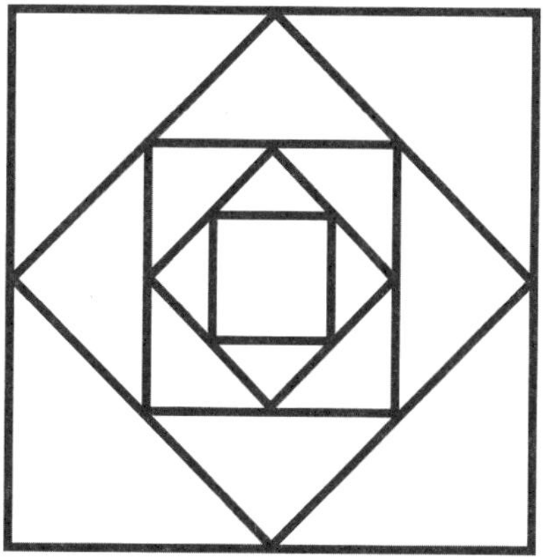

難易度：★★☆☆

◆Question 4◆

在一張紙上畫這個數字和外框線，請用一筆畫完成。

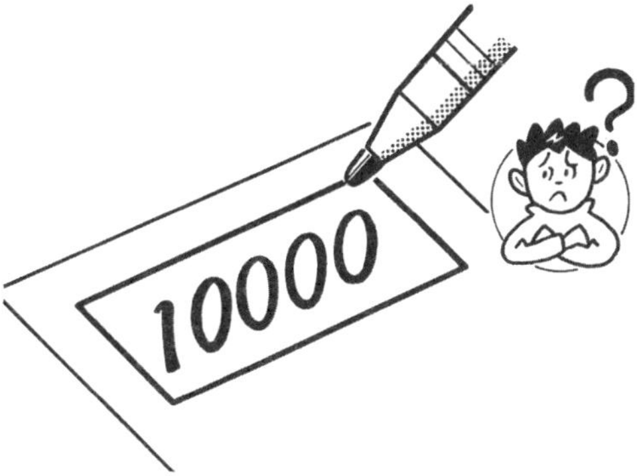

難易度：★★★★
（重點是畫在紙上）

◆Question 5◆

這是一間由 9 組桌椅排成的餐廳。機器服務生要前往每一張餐桌，不過，只能直線活動，同時只要轉彎 3 次電池就會耗盡 。請找出一次就能繞行所有桌椅的路線。

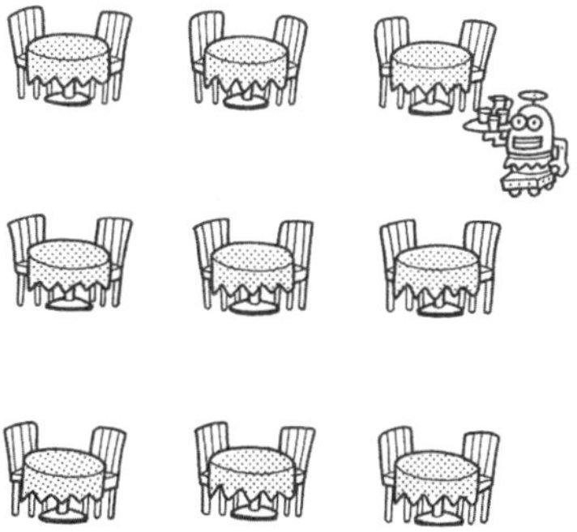

難易度：★★☆☆

◆Question 6◆

有２頂紅帽子、１頂白帽子。讓２位蒙上眼睛的人戴上紅帽子。２人可以看到對方的帽子卻看不到自己帽子的顏色。拿下蒙眼布，２人互相凝視對方的帽子並猶豫了一會兒，然後同時回答「自己的帽子是紅色的」。為什麼２人會知道自己的帽子顏色呢？

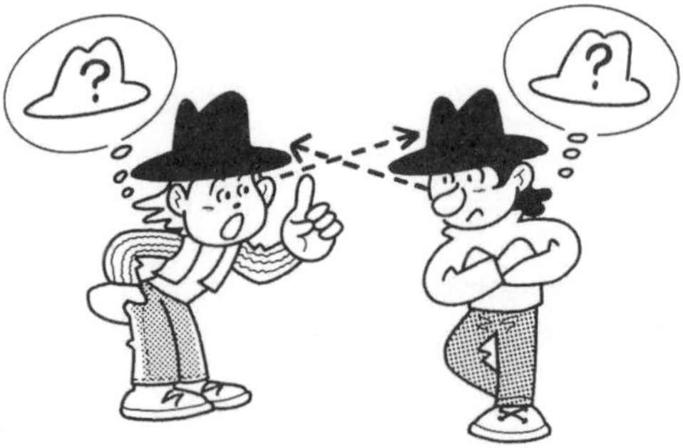

難易度：★★☆☆
（請簡單的思考這個問題）

◆Question 7◆

這是發生在古代島嶼的故事。有一位預言家說：「再過１小時就會發生大海嘯，到時候這個島就會沈下去。」島民慌慌張張的準備逃難。但令人困擾的是，島上有１０００人，可是卻只有一艘能夠搭載８００人的船。那麼應該用什麼方法才能讓所有的人都坐到船上，逃往附近較高的島嶼上呢？

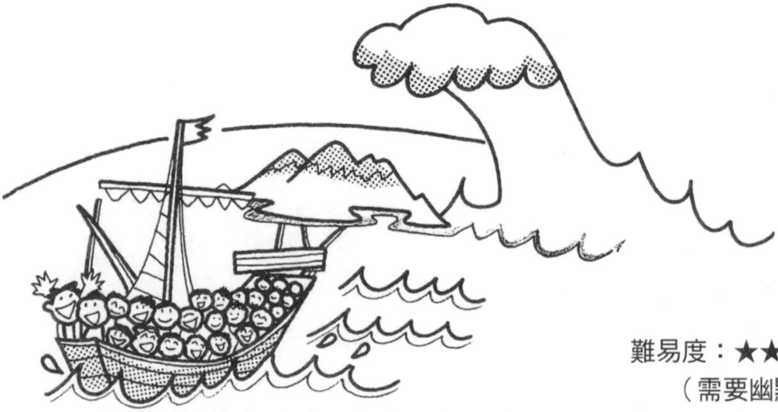

難易度：★★★☆
（需要幽默感）

◆Question 8◆

有一次，一位牧羊人準備帶１匹狼、１匹羊與１本厚重的書渡河。因為船很小，除了牧羊人本身之外，每次只能再帶另外一件物品一起渡河，可以往返好幾次。不過，當牧羊人不在時，狼會吃羊、羊會咬書。為了避免這種情況發生，依序應該以什麼方式渡河呢？

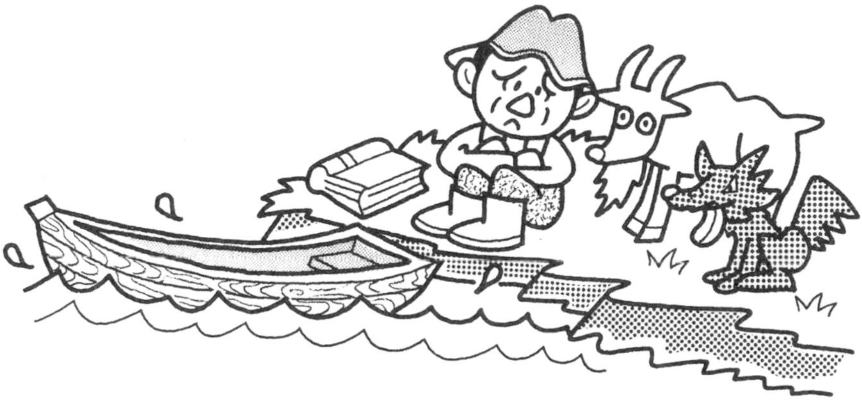

難易度：★★☆☆

◆Question 9◆

「一九九九年十一月十九日」之後等待**「三一一一年一月一日」**，需要花 一千年以上的時間。這２天到底具有什麼共通點呢？

難易度：★★☆☆（請思考曆的數字意外的特性）

挑戰問題時，不要畫在紙上，首先在腦海中思考。解答見160頁。

◆Question 10◆

一共有 8 枚金幣，其中有 1 枚是假的，重量比其他的金幣稍輕一些。如圖所示，只能使用天秤 2 次找出假金幣。方法為何？不可以使用砝碼。

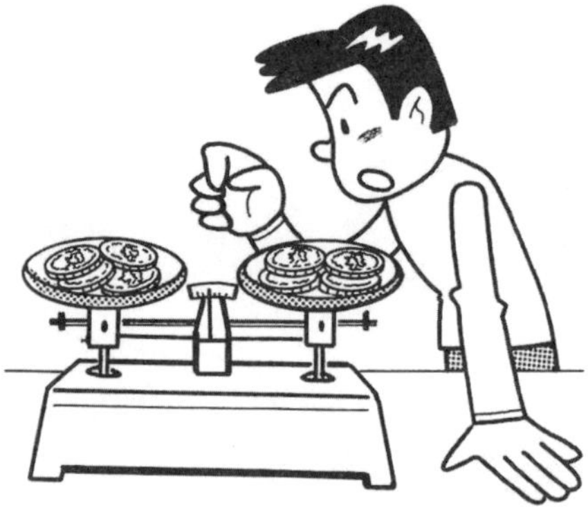

難易度：★★☆☆
（仔細想想，事實上很簡單）

◆Question 11◆

同樣也是金幣的問題。有幾個裝金幣的袋子。金幣與袋子的數量都不限制。其中 1 個袋子裡裝的全部都是假金幣。真金幣的重量 1 個為100公克，假金幣為110公克。只能秤重 1 次。該如何分辨出裝假金幣的袋子呢？使用彈簧秤進行。

難易度：★★★☆

◆Question 12◆

以 1 到 9 的任何 3 個數字形成最大的數字。無論相乘、相加或並排都可以。也可以使用相同的數字。

難易度：★★☆☆

挑戰問題時，不要畫在紙上，首先在腦海中思考。解答見160頁。

◆Question 13◆

顧客在某家珠寶店看中一串項鍊。連同豪華的珠寶盒總價9萬9千5百元 。詢問珠寶盒的價格，店員回答：「項鍊比珠寶盒貴9萬9千元。」請問珠寶盒價值多少錢？

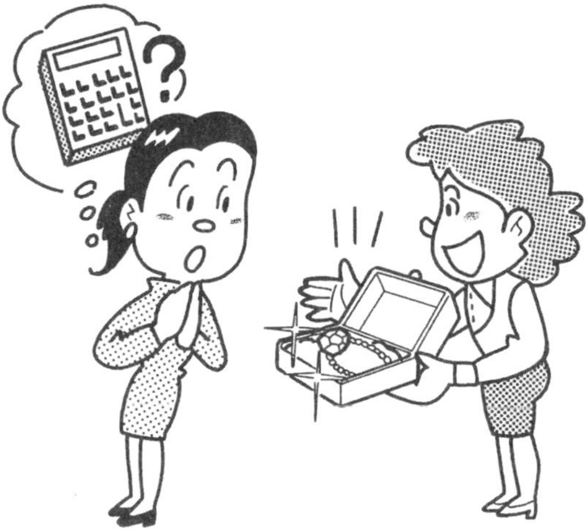

難易度：★★★★

◆Question 14◆

① 這是古印度的幻方問題。如圖所示，在空格欄的所有格子裡各自放入2~15的其中一個數字，讓直線、橫線、斜線數字的和全都變成相同的數字 。

② 依照相同要領，將1~15中沒有使用過的數字各自填入空格中，完成相同的問題。

①

			16
8			
		7	
1			

②

15			3	
				2
1			19	
	5	6	12	
				11

難易度：★★★★（提示：①的暗示是各列與四角的和各為 34）

◆Question 15◆

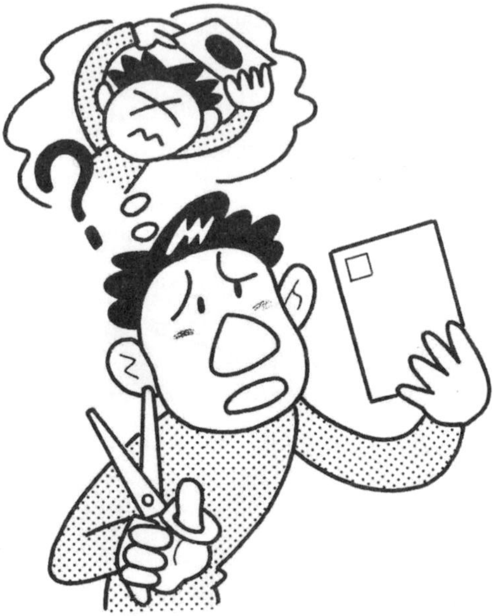

　　準備一張如同明信片般大的紙，用剪刀剪一個洞，讓明信片能夠穿過頭部。

挑戰問題時，不要畫在紙上，首先在腦海中思考。解答見160頁。

難易度：★★★☆
（也可以「連接起來」）

◆Question 16◆

　　如圖所示，想辦法分開3枚互相接觸的硬幣。必須符合以下3個條件。① 不可以移動中央的硬幣、② 不可以用手碰觸左邊的硬幣、③ 左右兩邊的硬幣不能直接接觸。

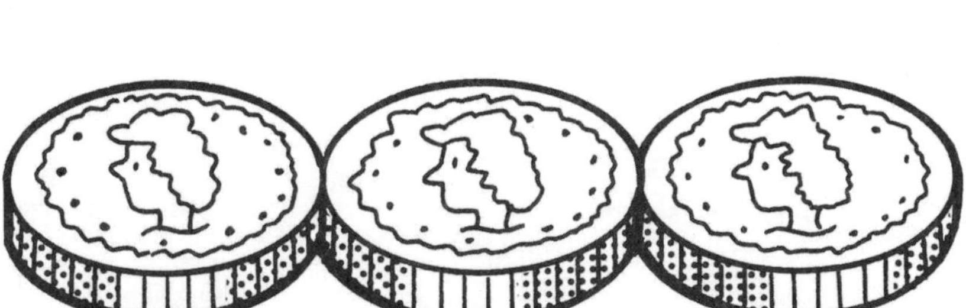

難易度：★★☆☆（應該算是「哥倫布的蛋」的構想吧！）

◆Question 17◆

拼圖遊戲，在「？」中應該放入什麼圖形？

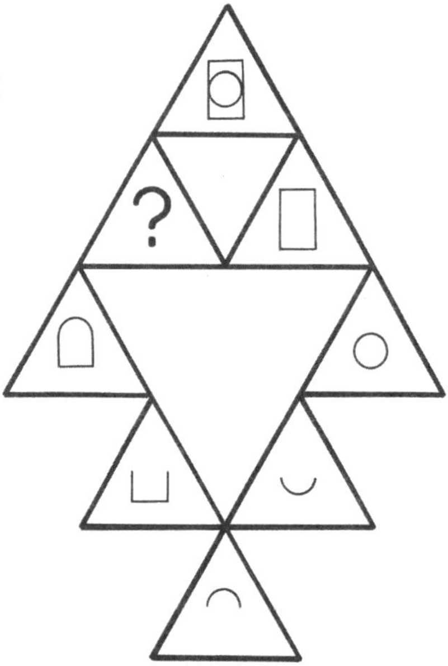

難易度：★★☆☆

◆Question 18◆

1 張長方形的紙只能用剪刀剪 3 次，剪成如圖所示的立體圖形。不能使用漿糊或膠帶等。請在腦海中想出這個問題的答案吧！

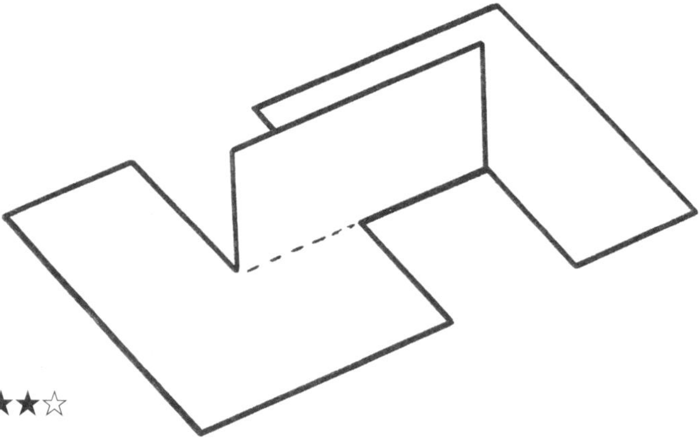

難易度：★★★☆

★解答集★

Q1解答

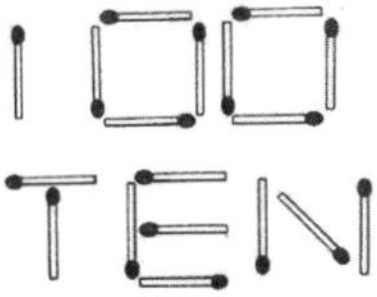

Q2解答

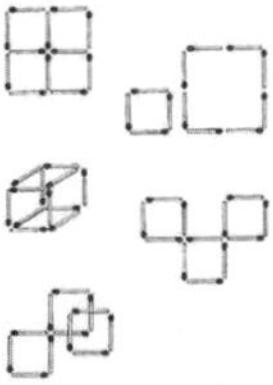

Q3解答

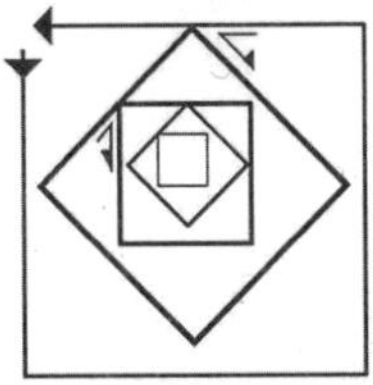

Q4解答

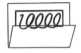

Q5解答

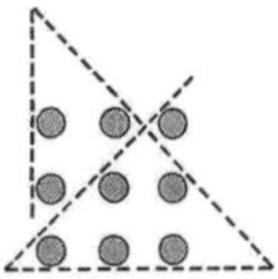

Q6解答

A.假設自己所戴的帽子是白色的，那麼，對方在看到之後會心想（只有１頂白色帽子），所以應該立刻就會回答「自己所戴的帽子是紅色的」。但是，因為雙方都未立刻做答而猶豫了一會兒，所以可以知道自己所戴的帽子不是白的，而是紅的。

Q7解答

A.第８０１個人一腳踏上船的瞬間，已經坐在船上的１個人跳起來。在他著地的瞬間，第８０１個人跳起來。下一個上船的人反覆做同樣的動作。結果即使搭載１０００人，船承受的重量也只有８００人份而已。（當成幽默笑話吧）

Q8解答

A.①首先牧羊人把羊帶過河，②牧羊人獨自回來，接著把書帶過河，③把羊帶回來，留下羊，把狼帶過河，④牧羊人獨自回來，最後把羊帶過河。

Q9解答

A.構成年月日的數字全都是奇數。這段期間一定是偶數（包括０在內）。

Q10解答

A.首先在８枚硬幣中找出６枚，每３個置於天秤上，保持平衡時，將剩餘的２枚硬幣各自擺在天秤上，就知道哪一枚是假硬幣。如果前６枚的重量不平均，則在較輕的３枚硬幣中一定有１枚是假的，將其中的２枚各自擺在天秤兩邊，就可以找出假金幣。

Q11解答

A.在各塑膠袋上標上號碼①②③……，從①中取出１枚金幣、②中取出２枚金幣、③中取出３枚金幣，全部擺在秤上。【總重量－（總個數×１００）】÷10就是答案。

Q12解答

A.９的９次方的９次方會成為天文學數字喔！

Q13解答

A.５００元是錯誤答案。因為如此一來項鍊就應該價值９萬９千５百元，再加上５百元的珠寶盒價格，總價就變成１萬元了。但總價是９萬９千５百元，因此，珠寶盒的價格應該是２５０元。

Q14解答

13	3	2	16
8	10	11	5
12	6	7	9
1	15	14	4

15	16	22	3	9
8	14	20	21	2
1	7	13	19	25
24	5	6	12	18
17	23	4	10	11

Q15解答

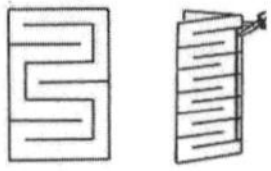

A.如圖所示，剪好展開之後，就成為能夠通過頭的大洞了。

Q16解答

A.如圖所示，用手指將右邊的硬幣彈向中間的硬幣。手指按住中間的硬幣，使其無法移動。這時受到撞擊力的影響，左邊的硬幣會彈開，這樣就能夠順利的分開３枚硬幣了。

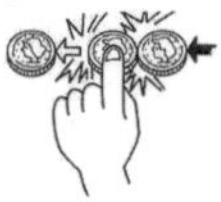

Q17解答

A.將相鄰的上下格子的圖形合起來，就會成為在其上方相鄰的格子內的圖形。

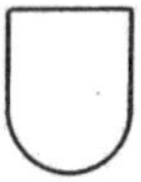

Q18解答

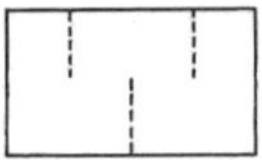

A.如圖所示剪好之後，只要扭轉摺起來就完成了。

了解腦部的疾病

為了使頭腦變得聰明，首先腦本身一定要健康。本章介紹一般腦部疾病的相關知識，以及如何掌握疾病的危險信號。

主編：石瀨淳　插圖：小宮裕子　攝影：阪本　智之

迅速掌握腦的危險訊號！

提到腦部疾病，大家立刻會聯想到蛛網膜下出血腦中風、腦腫瘤等會危及生命的可怕疾病。

這些疾病其症狀出現的方式迅速，非常可怕。不過，在此之前也可能會發出一些危險的信號 。

代表性的危險信號就是頭暈或頭痛。平常就要注意自己的身體變化，儘早掌握身體的危險信號。

分辨致命性的頭痛與不會危及生命的頭痛

大部分的頭痛都不是致命疾病的前兆。而是精神壓力或是頭部肌肉緊張所引起的「緊張型頭痛」、單側頭疼痛的「偏痛」，或是在相同的時期與時間出現劇痛的「震群頭痛」等，這些都稱為慢性頭痛。

相反的，可怕頭痛的代表就是「蛛網膜下出血」或「腦腫瘤」。蛛網膜下出血的頭痛特徵，就是從頸部到枕部好像被雷打中一般，出現以往不曾經歷過的劇痛。看東西時會出現雙重影像，而且意識模糊。

而腦腫瘤的頭痛特徵，則是整個頭持續好幾天出現疼痛，而且疼痛逐漸增強。

慢性頭痛的三種形態

慢性頭痛大致分為「偏頭痛」、「緊張型頭痛」與「震群頭痛」三種。

請參考「頭痛檢查表」以了解頭痛的形態，一旦發病時，就能採取正確的處理法。偏頭痛與緊張型頭痛的處理法完全相反，萬一方法弄錯，反而會使頭痛惡化，要注意。

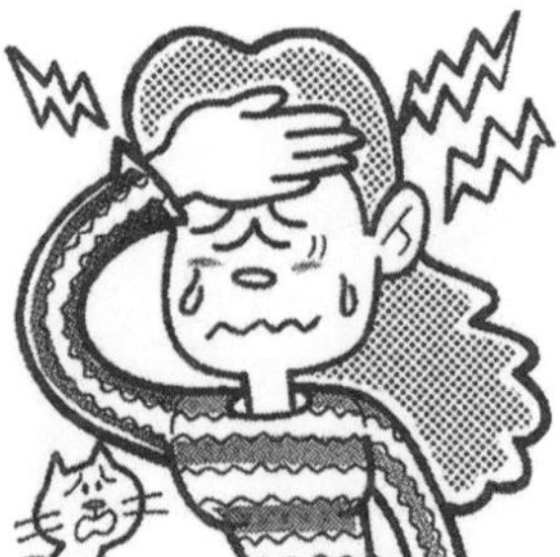

頭痛檢查表

（主編：北里大學醫學部坂井文彥•出處：西元２０００年11月26日讀賣新聞）

疼痛部位	兩側	單側	單側（眼睛深處）
何種疼痛	絞緊壓迫痛	跳痛	好像被錐子刺入般的刺痛
疼痛強度	比較輕微~中度	中度~相當疼痛	非常疼痛
活動時會疼痛嗎	不變	疼痛增加	痛到無法忍受
其他症狀	肩膀酸痛或頭暈	噁心或嘔吐／對光或音敏感	流淚、眼睛充血／流鼻水、鼻塞
疼痛週期	每週、１週數次	幾天１個月１次	４１~２個月內會集中性的每天出現頭痛（每年反覆出現）
	↓ 緊張型頭痛	↓ 偏頭痛	↓ 叢群頭痛

令人擔心的頭暈症狀與就診科別

主要症狀	疑似疾病	就診科別
只有頭暈	腦部疾病 前庭神經炎	神經內科或 耳鼻喉科
除了頭暈之外，出現手腳發麻、劇烈頭痛、語言障礙、視力障礙	腦梗塞 小腦出血 暫時性腦缺血發作（ＴＩＡ）	神經內科或 腦神經外科
反覆出現過度疲勞性頭暈	梅尼埃爾病 暫時性腦缺血發作（ＴＩＡ）	耳鼻喉科或 神經內科

注意強烈的頭暈

頭暈也是腦部疾病的徵兆之一。伴隨頭暈的疾病包括梅尼埃爾病（耳性眩暈病）等，但是有時候是因為腦梗塞或腦內出血、暫時性缺血發作等腦部的疾病。

出現強烈的頭暈症狀時，必須去看神經內科或腦外科，除了頭暈之外，也要注意是否出現其他的症狀，儘早接受治療。

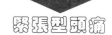

腦部疾病的基本知識①

腦血管疾病與癌症、心臟疾病並稱國內三大疾病。一般所謂的「腦中風」，則因腦血管阻塞或出血而有不同的病名。

在此，爲各位簡單介紹腦血管疾病以及各疾病的特徵和症狀。

◆腦中風

腦中風是腦血管疾病中會突然出現神經症狀的疾病，腦血管阻塞時就是腦梗塞，腦血管破裂時就是腦溢血或蛛網膜下出血。

◆腦梗塞

腦血管阻塞、變細，血液流通不順暢。在腦中風之中有八成都是腦梗塞。

腦的血管內側因為動脈硬化等原因而使得血管變窄，生成血栓，稱為腦血栓，而如果是在腦以外（主要是心臟）的場所生成血栓，阻塞腦血管就會引起腦塞栓（心原性腦塞栓）。

腦血栓的症狀包括運動障礙、感覺障礙等，特徵是不會出現意識障礙或失語症，而腦塞栓的症狀則大都會惡化，同時會伴隨出現意識障礙或失語症等。

◆顱內出血

腦血管破裂、出血，稱為顱內出血。同時依出血的原因與場所的不同，又可分為腦溢血與蛛網膜下出血。

腦溢血就是因為高血壓或動脈硬化等使腦血管破裂，造成腦內出血。症狀包括突然頭痛、嘔吐、發麻等，短時間內出現嚴重的症狀。

蛛網膜下出血則是因為高血壓或動脈硬化等，腦部血管膨脹所形成的血管瘤出血，在腦和蛛網膜之間迅速擴大。會出現以往不曾經歷過的劇烈頭痛或嘔吐症狀。

◆暫時性腦缺血發作（TIA）

腦或頸部血管生成的小血栓暫時阻塞血管。會出現手腳發麻、語言障

13 了解腦部的疾病

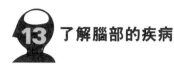

礙、運動障礙等症狀。症狀持續數分鐘到數小時，二十四小時內症狀會消失。

這是腦梗塞的前兆，必須立刻接受檢查。

◆無症候性腦梗塞

不會出現腦中風或暫時性腦虛血發作等神經症狀的腦梗塞。但是放任不管，可能會引起腦中風。

◆腦腫瘤

在腦內或腦外生成稱為腫瘤的異物，而且逐漸增大。同時會出現噁心與頭暈現象。最初產生輕微的頭痛，但是隨著腫瘤的增大，會變成劇烈的疼痛。

早上起床時疼痛較為強烈。視線模糊而看不清楚，有時會伴隨出現語言或聽覺障礙。初期的頭痛症狀較為輕微，容易被誤以為是慢性頭痛，必須注意。

腦血管疾病的種類

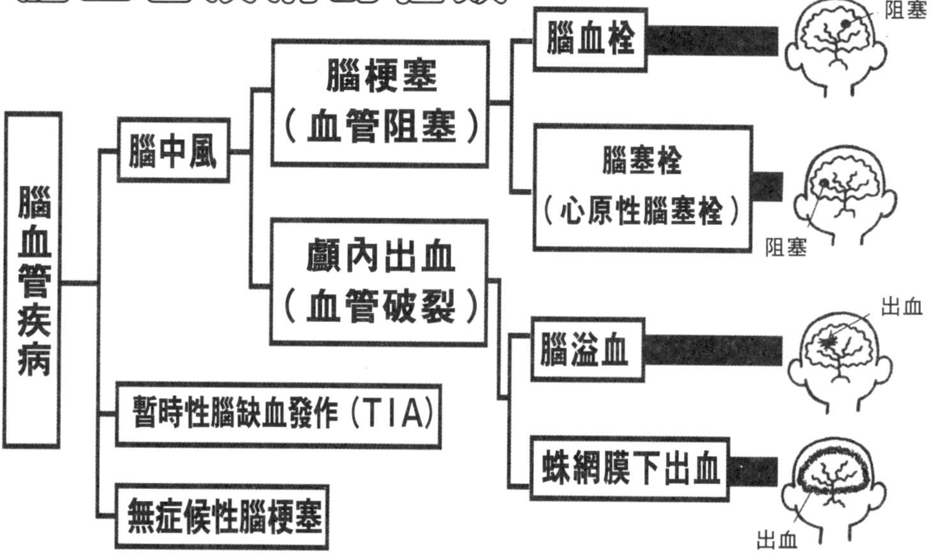

腦部疾病的基本知識2

◆痴呆

隨著年齡的增長，記憶力會逐漸衰退。腦成長的顛峰期是二十歲，後來腦細胞一天大約死亡十萬個。一旦腦細胞死亡的速度超過這個標準，就算是一種痴呆症。因此，所謂癡呆症是指腦迅速老化。

痴呆症大致分為以下二種。

◇阿茲海默型痴呆

腦顯著萎縮的疾病。目前原因不明。特徵是會出現許多老人斑，同時，神經細胞內的神經原纖維變化這種纖維狀的物質會異常增加。

腦萎縮的結果，在初期會出現反覆述說同一件事情的症狀，面無表情且注意力散漫。

◇腦血管性痴呆

腦血管障礙，也就是腦血管阻塞的腦梗塞狀態，在其前方的腦細胞無法獲得營養素，導致細胞死亡。結果，神經細胞死亡萎縮。小的血管阻塞，稱為無症候性腦梗塞，雖然並沒有出現腦梗塞的症狀，不過，將來可能會引發腦血管性痴呆，務必注意。

初期症狀是失眠，出現憂鬱狀態、容易流淚，或是突然出現頭暈、頭痛等現象。

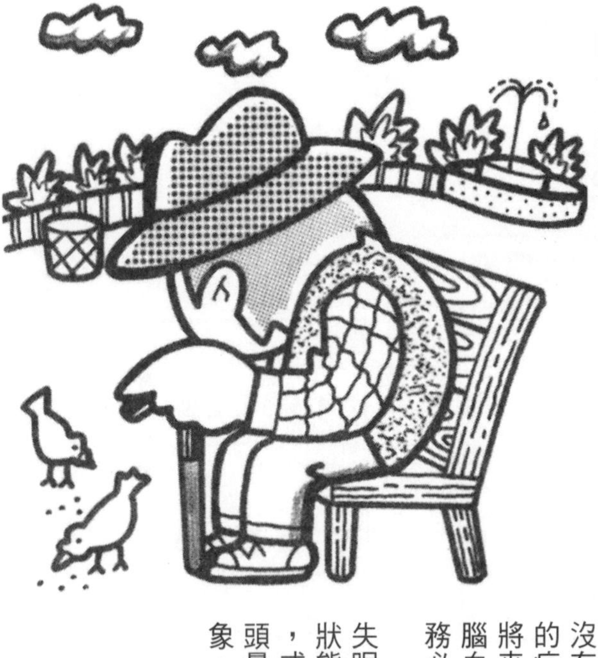

◆頭痛

前面敘述過，頭痛包括會危及生命的嚴重頭痛（症候性頭痛）以及不會危及生命的頭痛。以下簡單介紹不會危及生命的頭痛（慢性頭痛）的症狀。

◇慢性頭痛

可分為「偏頭痛」、「緊張型頭痛」與「震群頭痛」三種形態。請參考一六三頁「頭痛檢查表」，確認自己的頭痛類型。

只有單側頭部出現跳痛感，稱為偏頭痛。國人中有上百萬人是偏頭痛患者，其中以女性佔大多數，偏頭痛是女性較容易罹患的疾病。

原因是血清素分泌過剩，使得收縮的腦血管擴張而引起的。每當脈搏跳動時，就會產生跳痛感。處理法則是讓血管收縮，例如，冷敷患部、靜養、按壓太陽穴等，或是前往專門醫院請醫生開偏頭痛處方，這些都是有效的方法。

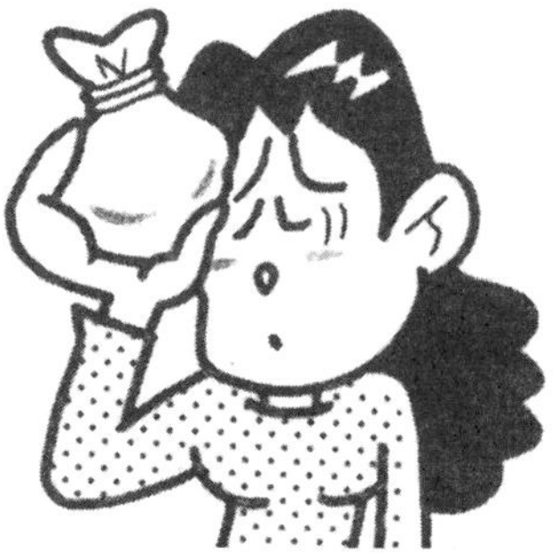

所謂緊張型頭痛，則是整個頭出現如絞緊般的疼痛感。許多人都罹患緊張型頭痛，可說是最普遍的頭痛。與男性相比，女性患者所佔的比例較大。

發病的構造是，支撐頭的肌肉因為精神壓力等緊張、僵硬、血液循環不順暢，或是造成疼痛的原因物質增加而引起頭痛。現代社會到處充滿壓力，因此，患者數激增。處理法是擴張血管。只要進行伸展運動或按摩、泡澡等以溫暖患部，就能改善症狀。

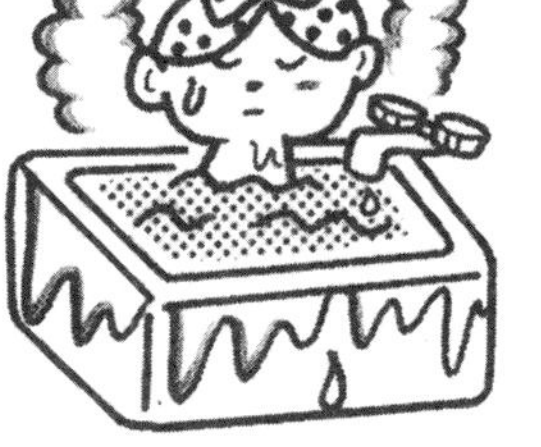

震群頭痛則是在同一時期或時間出現劇痛。發病構造目前不得而知，據說與組織胺有關。

處理法是不要喝含有太多組織胺的紅葡萄酒。抽菸、喝酒也是引起震群頭痛的誘因，必須盡量控制。此外，減少壓力、避免過度疲勞也很重要。

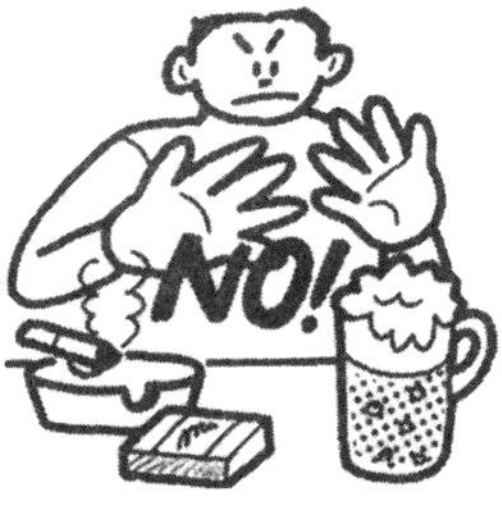

定期接受腦部檢查，所以早期發現、早期治療

最近「腦部檢查」逐漸普及。正如同全身健康檢查一樣，腦部也可以進行各種的檢查，藉此就可以事先發現腦部出現疾病前的異常狀態，而在早期加以預防或治療。

有些腦部疾病會危及生命，即使撿回一命，也可能會出現運動或語言障礙等嚴重的後遺症。

只要接受腦部檢查，了解腦的狀態，則在日常生活中就能做好萬全的準備。

◆爲何全身檢查的項目不包括腦部檢查

國人的三大疾病包括癌症、心臟疾病與腦血管疾病。一般醫院全身檢查的項目包括癌症檢查以及心臟、消化器官等臟器的檢查等。但令人訝異的是，腦血管疾病的患者數很多，而堪稱全身最重要臟器的腦部，卻不包括在全身檢查的項目中。

這是因為腦部的檢查非常困難，對患者的身體負擔較大，同時檢查價格昂貴。但是，近年來機器發達，可以進行對患者負擔較少、沒有副作用或危險性的簡單安全檢查。

腦部檢查是在高度安全的診斷機器開始普及的一九八八年開始的。

實施腦部檢查的醫院，包括綜合醫院或大學醫院、腦神經專門醫院等。有些項目不適用健保給付。

檢查內容與費用等因醫院的不同而有不同，最好事先洽詢。

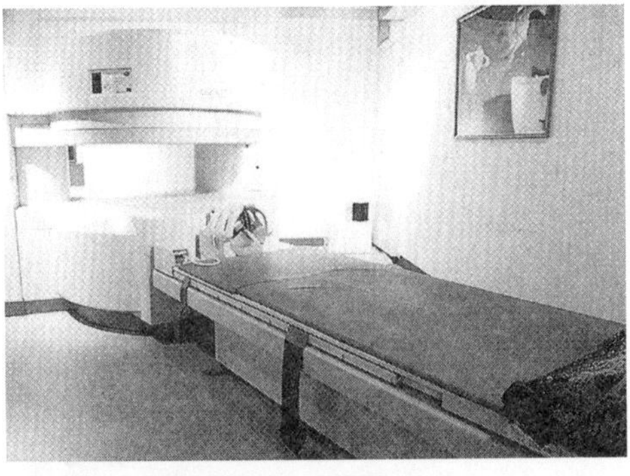

最新型的開放型ＭＲＩ裝置
（協助攝影：石瀨腦神經外科診所）

◆檢查的內容

拍攝腦切面圖的「MRI」這種醫療檢查機器的問市，對於腦部檢查的普及貢獻極大。方法是利用強力磁氣和電腦合成腦的切面圖，印在畫面上，稱為核磁共振斷層掃描。比CT畫像更為鮮明，連較小的異常也能發現。同時具有避免暴露於X光中的危險性。

其次是能夠拍出腦部與頸部血流圖片的「MRA」檢查法，也稱為核磁共振血管攝影。藉著強烈的磁氣，可以看到血管的立體印象。

MRI與MRA合稱為「MR檢查」。

除了MR檢查之外，對於腦血管疾病會造成影響的基礎疾病，例如高血壓、高血脂症、糖尿病等，也可以經由血壓測定以及血液、尿液、心電圖、呼吸功能、眼底、腹部超音波與胸部X光檢查等而得知。

◆發現事項

透過腦部檢查，可以早期發現腦血管的異常狀態。例如，成為蛛網膜下出血原因的腦動脈瘤或腦動脈畸型等。如果家人中有人因為蛛網膜下出血而倒下，那麼，他的家人最好趕緊接受腦部檢查。

透過上述的先進儀器，可以儘早發現腦腫瘤，而在患部較小的時候進行處理，同時也可以發現腦的萎縮或腦梗塞等，有助於在早期發現痴呆症狀。

腦部檢查的代表性檢查項目

（參考：石瀨腦神經外科診所／腦部檢查B方案）

MR檢查	頭部斷層(腦MRI)	TI・T2
		FLAIR法
	腦血管攝影(MRA)	
	頸部血管攝影(MRA)	
血壓測定		
身體測定		
血液檢查	一般血液檢查	
	血液凝固系統檢查	
	糖尿病檢查	
	肝功能檢查	
	腎功能檢查	
	脂質代謝系統檢查	
	血清蛋白相關檢查	
尿液檢查		
心電圖檢查		
眼底檢查		
問診、神經學的檢查		

接受腦部檢查的建議

石瀨腦神經外科診所
院長　石瀨　淳

目前活躍於社會的壯年人，以及罹患高血壓、高血脂症、心臟病、糖尿病等基礎疾病的人，或是腦中風患者的家屬等，都必須接受腦部檢查。

前往本診所看診的人之中，有些人以往並沒有出現任何的症狀，但接受腦部檢查之後，卻意外的發現腦腫瘤或是未破裂動脈瘤等，這種例子經常可見。

關於動脈瘤的處理法，腦神經外科醫生首先會判斷是否為容易破裂的動脈瘤，如果是屬於容易破裂的動脈瘤，則要進行不使其破裂的處置，這樣就不會引起蜘蛛網膜下出血。

發現小的腦腫瘤時，因為腫瘤可能變大，所以，必須利用手術儘早去除。除此之外還有許多處理法，在早期可以接受各種的治療。

例如二公分以內的腦腫瘤，則可以利用「γ•knife」射線燒掉。不需要住院，只需要看門診，一天的時間就可以處理好。

當然，接受腦部檢查之後的追蹤非常重要。最好接受腦神經外科專科醫師的治療、追蹤，或接受由腦部檢查學會指導的醫院接受腦部檢查。

石瀨腦神經外科診所

（腦神經外科・內科・外科・神經內科）

東京都中央區湊1-8-15

TEL03-3553-3031

※腦部檢查採取預約制，除了169頁介紹的B方案（所需時間2.5小時）之外，還包括癌症篩檢在內的全身檢查複合檢查方案（所需時間3小時）。此外，還有只檢查腦部與測量血壓的A方案（所需時間2小時），以及簡易腦部檢查方案（所需時間1.5小時）等。

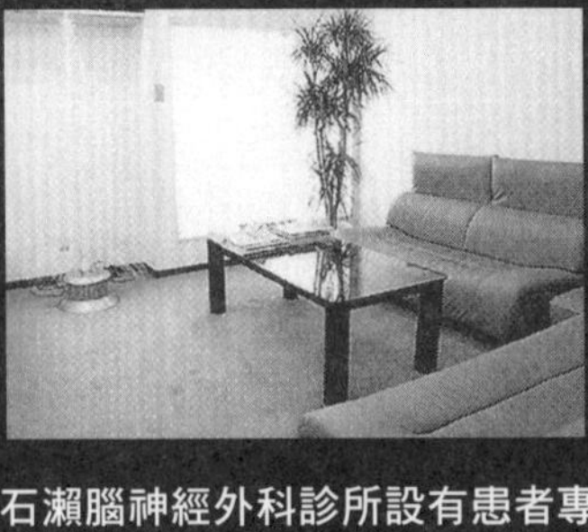

石瀨腦神經外科診所設有患者專用候診室

使你變聰明的快樂遊戲！

所有的人都希望既能夠盡情的享受玩樂而且又能夠讓自己變得聰明。基於這個想法，本章爲各位介紹進行手指運動的拼圖遊戲，以及最新的電視與個人電腦遊戲軟體、傳統遊戲、消除疲勞的方法與芳香療法、用品、視訊設備等，讓您輕鬆的達成既能夠快樂遊玩而且又能夠變聰明的目的。

超人氣的拼圖遊戲回來了！

魔術方塊

王樣的IDEA

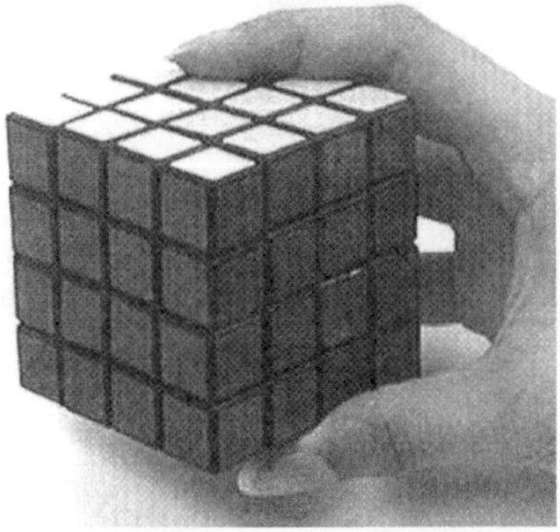

1981年登場，曾經風靡全世界的魔術方塊又回來了！一面從９塊增加為16塊，難度大為提高。

你也想試試看嗎？

向來自國外的立體拼圖挑戰！

Pyraminx

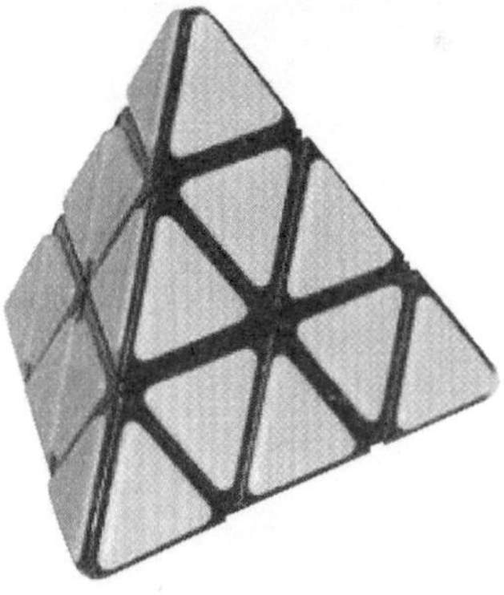

Megaminx

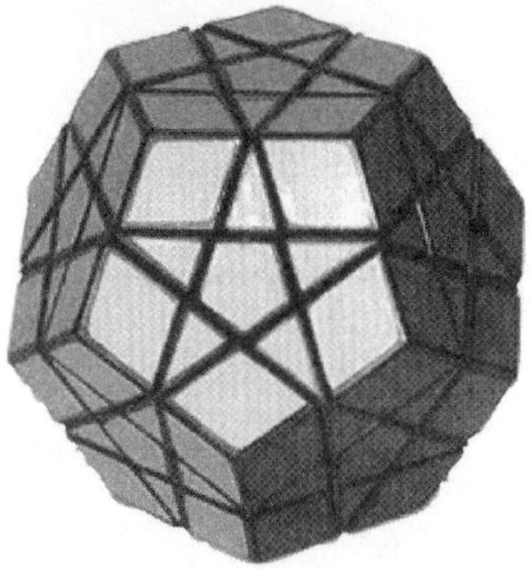

由三角形集合而成的正四面體「Pyraminx」的基準面比較少，因此比較容易。「Megaminx」 則是由五角形聚集而成的正十二面體，旋轉面比較多，而三角的部分也必須移動，因此難度較高。

協助 http://www.member.nifty.ne.jp/puzzle_cube

男女老幼都可以享受的木製拼圖

傑歐米系列

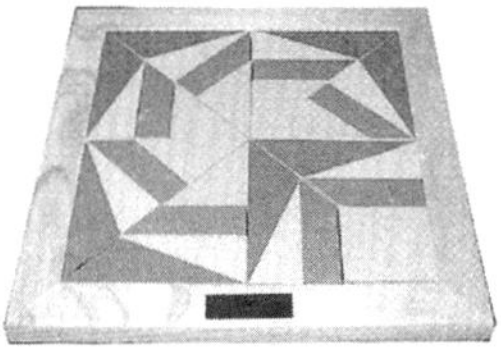

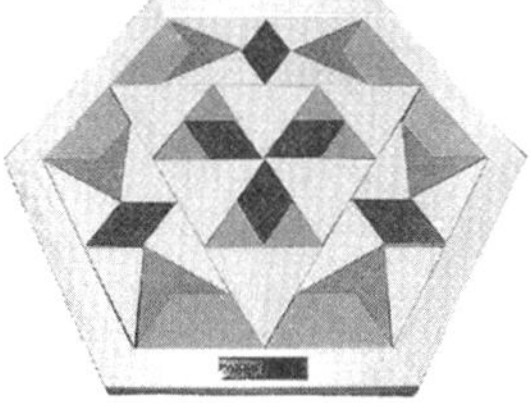

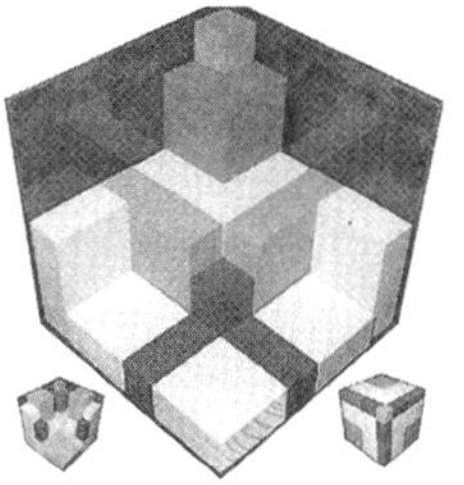

對稱的形態是數學訊息的寶庫。具有豐富色彩與活化頭腦功能的木製拼圖「傑歐米」，基本上是組合木塊，製作三角形或六角形。此外，還有數十種造型，百玩不膩。

你知道立體拼圖玩具嗎？

3D立體拼圖系列

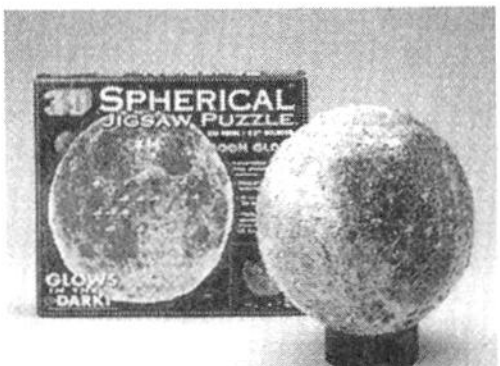

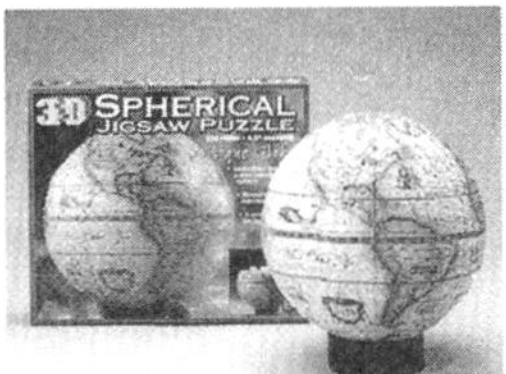

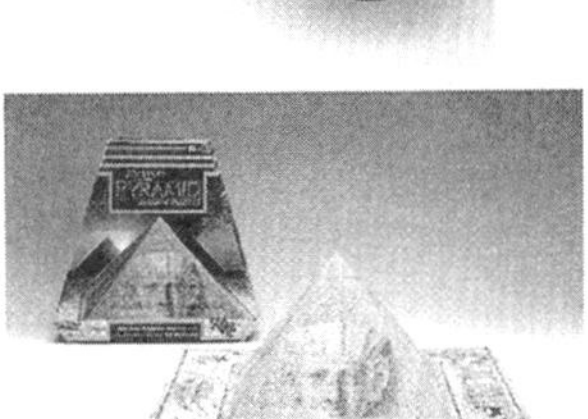

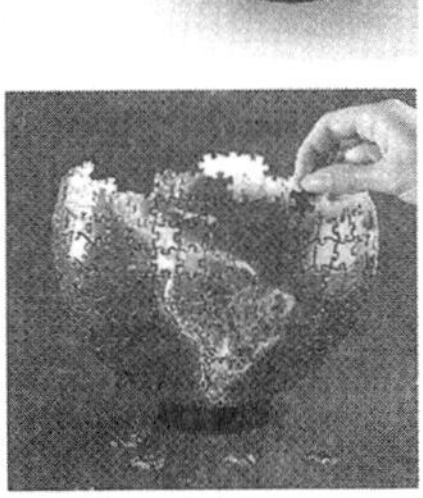

依照以往的常識無法想像的球形或金字塔形立體拼圖。包括現代與古代地圖的地球儀立體拼圖，以及會「發光的」月球儀拼圖等。完成後可以用來裝飾房間。此外，還有不提供完成圖的迷宮拼圖。

以合理的價格享受智能派拼圖遊戲！

SHOCK PRICE 500系列
Happy Net 1000系列

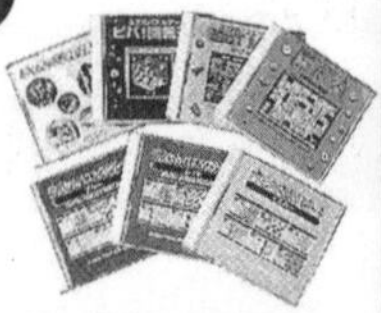

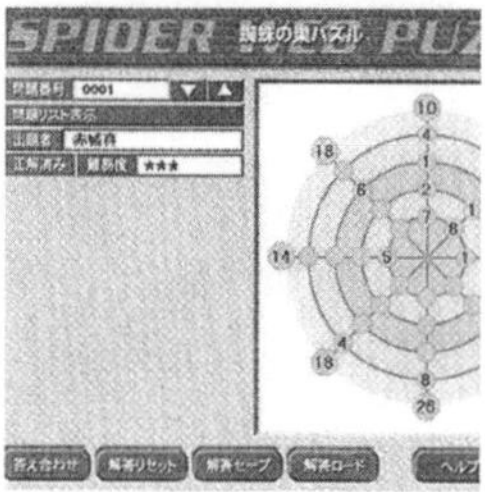

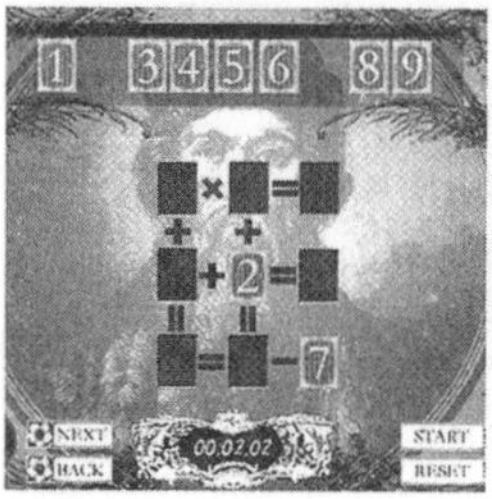

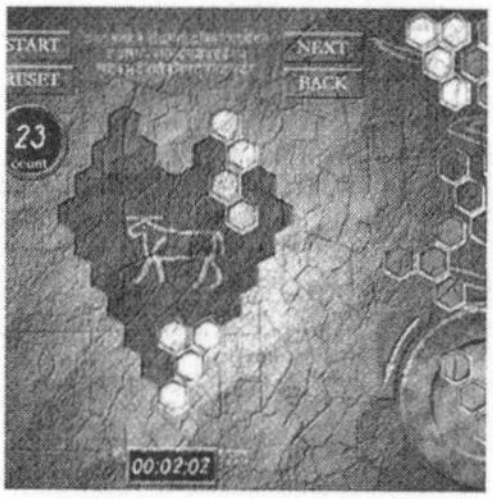

DIGITAL PUZZLE STREET

(C) 2000 NEC Corporation.
(C) 2000 Sony Music Entertainment (Japan) Inc.

PUZZLE HEAT

(C) 2000 Sony Music Entertainment (Japan) Inc.
(C) 2000 NEC Corporation.
(C) 2000 AOL Japan,INC.

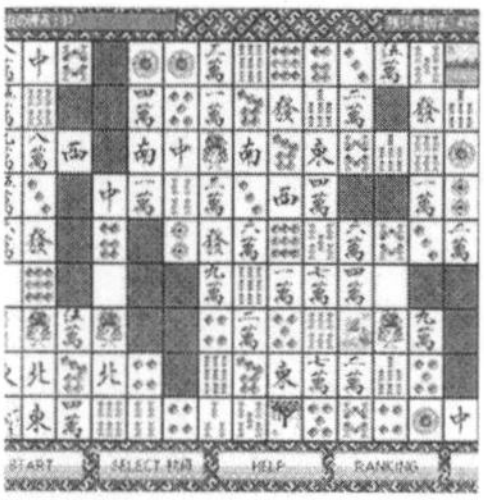

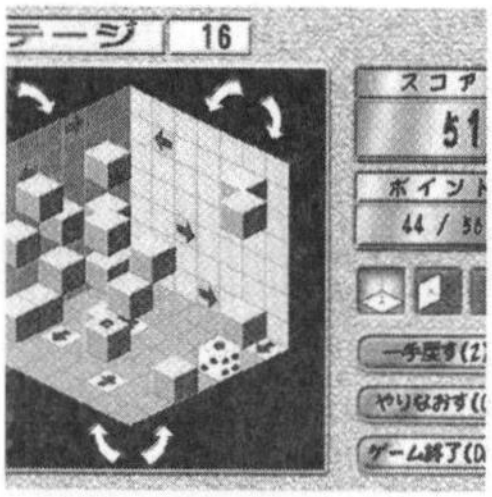

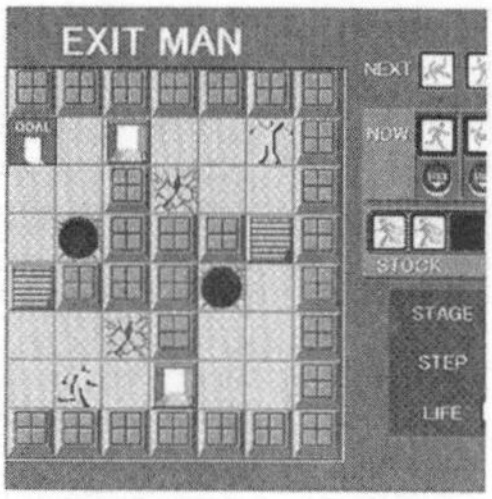

雲南省　**萬歲旋轉天堂**　**EXIT MAN**

(C) 2001 Sony Music Entertainment (Japan) Inc.
(C) 2001 Vantan international co.,ltd.

「SHOCK PRICE 500系列」總計突破350萬片，是非常受人歡迎的個人電腦用遊戲軟體。從大家所熟悉的縱橫字謎、數字猜謎到旋轉掉落的東西、逃脫系列等，各種富於變化的猜謎遊戲應有盡有。在「Happy Net 1000」拼圖遊戲中，CD-ROM為6種，只要上網連線，就可以享受6種遊戲。在網路上列有排名表。

在PS軟體中首屈一指、受人歡迎的拼圖遊戲！

XI [sái]I.Q FINAL

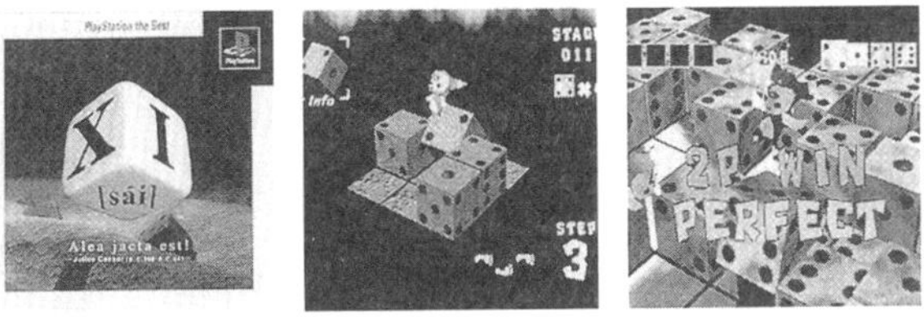

XI [sái]
(C) 1999 Sony Computer Entertainment Inc.

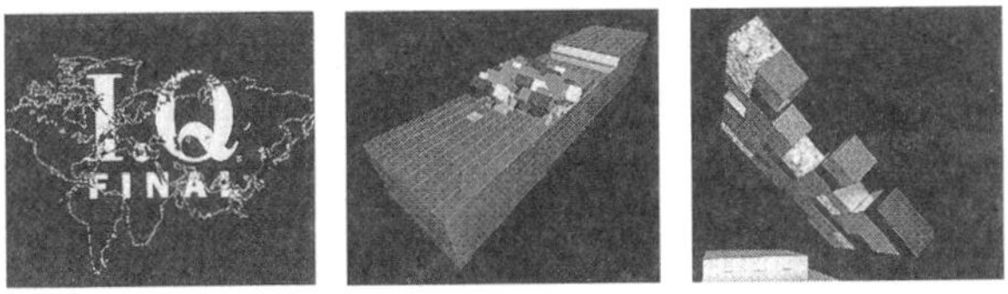

I.Q FINAL
(C) 1998 Sony Computer Entertainment Inc.

XI是以骰子為主體的動態拼圖遊戲，可以訓練思考力、想像力、判斷力、反射神經、動態視力等能力，深受歡迎。IQFINAL則是考驗遊戲者IQ的三次元空間拼圖遊戲。改良深受好評的前系列作品、捲土重來的新作，一定會令拼圖謎滿意。

利用個人電腦享受新感覺的拼圖遊戲！

DEJIG Lite 系列 FOR WINDOWS 95

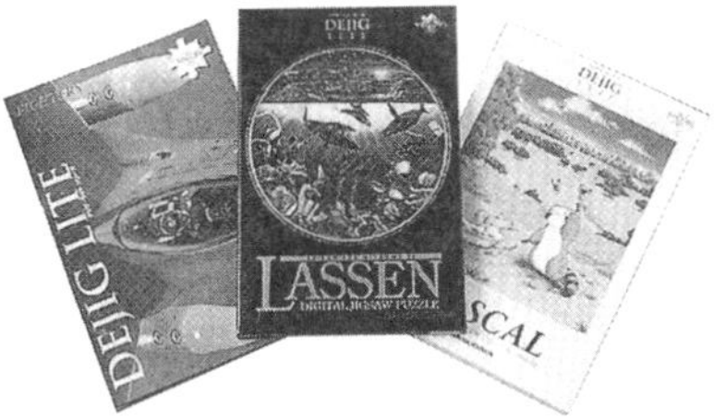

極佳的質感，不亞於真正的拼圖玩具。藉著拼圖的組合，能夠聽到美麗的ＢＧＭ，完成後，包括檯式壁紙以及螢幕軍刀式噴射戰鬥機，共有20張圖案，可以自行選擇300以內的拼圖片數。

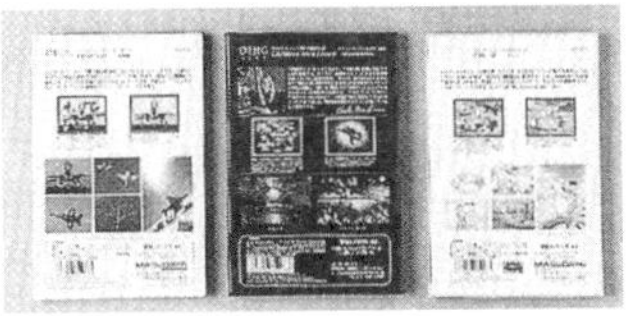

多如繁星的遊戲方法

撲克牌

(C) Nintendo

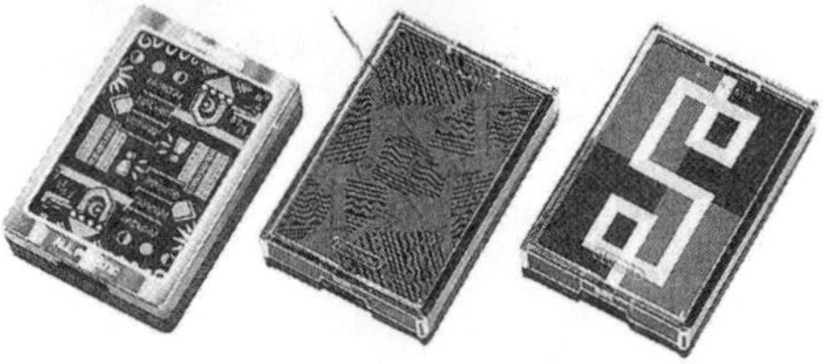

撲克牌起源於古印度的占卜用具「塔羅牌」。塔羅牌變化之後，由吉普賽人介紹到西方，就成為撲克牌。14世紀後半期，現在的撲克牌出現在歐洲各國，圖案、形狀、張數與名稱等，依國家的不同而有不同。其中「黑桃」是劍的變形，代表軍閥、王侯。「紅心」則是洋盃，代表神父的職務。「方塊」是貨幣，代表商人。「梅花」是棍棒，象徵農民。（出處：根據任天堂網頁）

在悠久的歷史中，陸續出現許多新玩法與占卜法。現在流行的遊戲就有數十種。其中之一稱為「神經衰弱」，是能夠提高記憶力的遊戲。玩撲克牌，可以鍛鍊推理力與觀察力等。

全家人圍坐在桌前一起玩！

麻將

(C) Nintendo

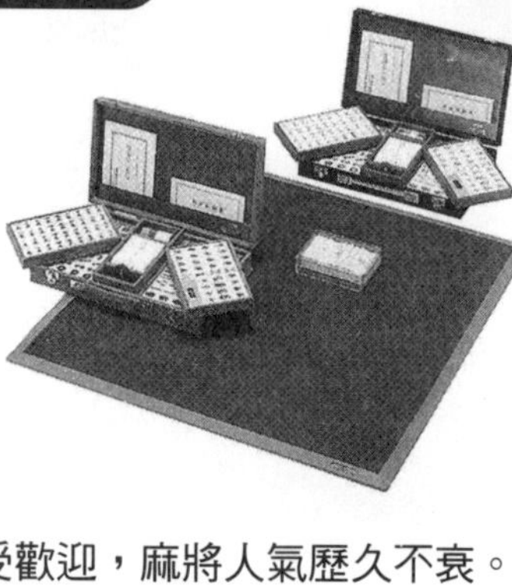

麻將原本來自中國，傳到日本之後，用具與規則都改變了。過去中國式麻將是在暖桌面板的背面鋪上一張麻將布，家人與朋友們一起玩撲克牌或打麻將。

最近也在少年漫畫雜誌中登場了，甚至可以在網路上對戰，因此，網路麻將深受歡迎，麻將人氣歷久不衰。藉由手中的牌以及狀況或對方的性格等，可以想出無數的組合。麻將可說是既古且新的頭腦派遊戲。

黑與白頭腦運動系列電玩！

奧塞羅棋

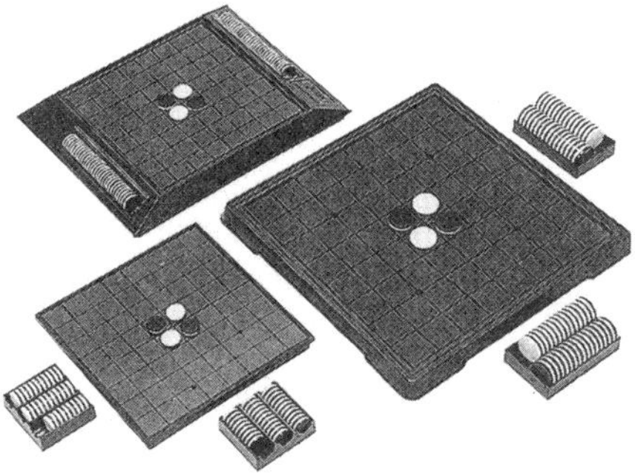

登場20多年來，世人熟知的奧賽羅棋已經出現更豐富的變化。

奧塞羅棋的原型是1945年誕生於茨城縣水戶市。一些擅長下棋的中學生們規定「只要夾住對方的棋子，就可以把這顆棋子拿走」，開始玩這個遊戲。因此，奧塞羅棋分為黑白棋。日本奧塞羅棋聯盟曾經主辦過全國冠軍賽以及世界大賽。奧塞羅棋和撲克牌並稱為全球標準遊戲。

（出處：日本奧塞羅棋聯盟網站）

利用手指培養推理力與想像力！

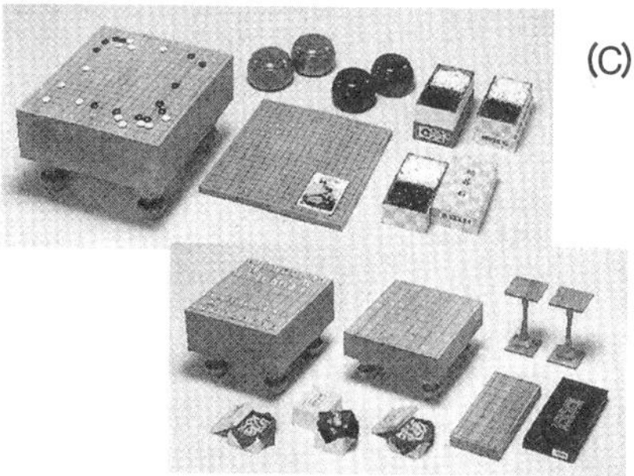

(C) Nintendo

將棋・圍棋

有些專業棋士甚至對於100步以內的棋法瞭若指掌，堪稱具有天才的頭腦。在棋盤中，可以擴展無限的空間。一步棋就可能使得攻守形勢產生大逆轉，因此許多人喜歡下棋。棋藝須兼具數學分析力與看穿對方出手的方式等能力 ，因此，將棋與圍棋堪稱是頭腦的格鬥技。

GOODS

藉由柔和的光線與聲音放鬆身心

音樂燈

わくわく郵購俱樂部

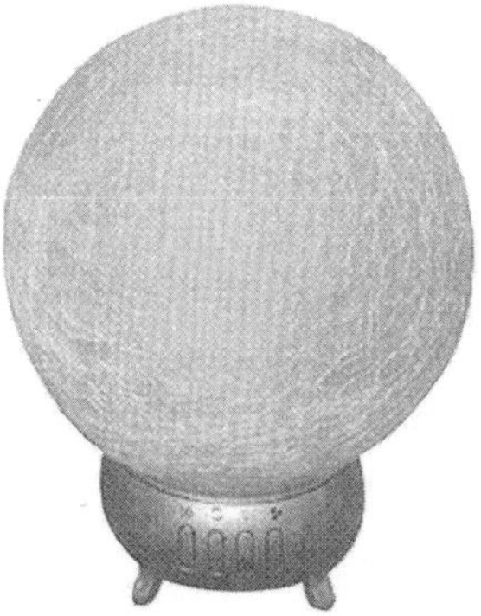

小河潺潺的流水聲、波浪拍岸的聲音、鯨魚的出水聲、蟲鳴或瀑布聲等，10種大自然的聲音與溫和的光線，能夠有效的治療身心。附帶睡眠定時裝置 ，可以安心睡覺。

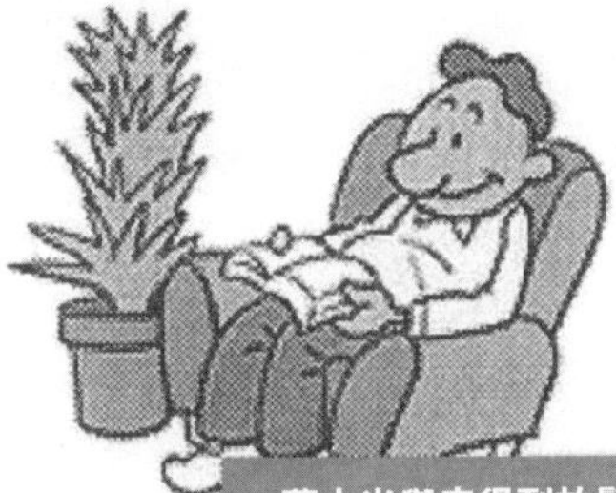

藉由光與音得到放鬆

GOODS

藉由喜歡的香氣活化並更新頭腦

芳香療法產品

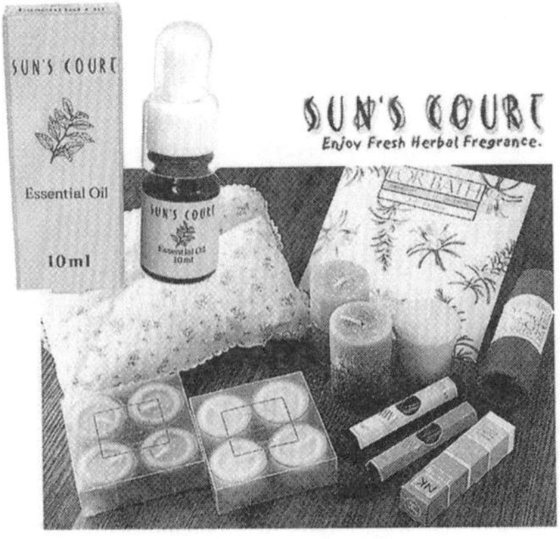

所謂芳香療法，就是指利用精油（ 由香草或果實等植物中萃取的百分之百天然芳香物質）使身心得到健康的療法。藉由聞到喜歡的精油香氣獲得放鬆與更新的效果。精油成分會刺激嗅覺，引出來自於腦神經細胞的神經傳導物質，提高免疫力 ，創造能夠承受壓力的身體。

VIDEO

預防痴呆、活化腦功能！

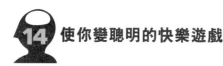

NHKV IDEO入門系列

健康手指體操

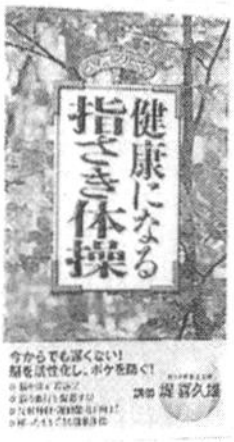

(C) NHK SOFTWARE　　ポニーキャニオン

依照一定的規則活動有「外部腦」之稱的手指，就能活化腦功能，防止老化。由主持手指健康法的堤喜久雄先生錄製的手指運動錄影帶，可以隨時插入、重點重播，內容淺顯易懂 。

BOOK

閱讀之後能夠提升頭腦的力量！

舛添要一流頭腦活性術 學習心

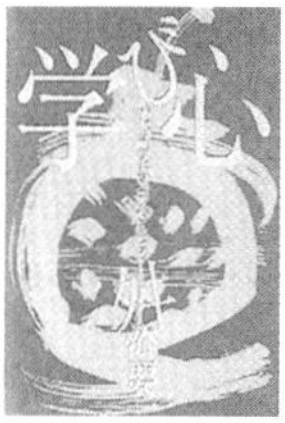

舛添要一　ブレインキャスト

主題是如何在混沌的時代中生存。由政治學家舛添要一先生傳授活化頭腦的技巧。內容包括日常生活到演說與討論等。

完成所有任務！新頭腦系列IQ拼圖

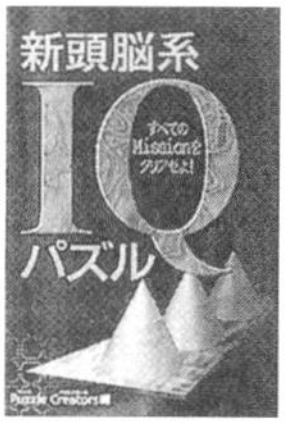

パズルクリエイターズ.編　永岡書店

使用最大的「腦力」，向自我界限挑戰。包含83種拼圖，能夠讓受到常識與固定觀念束縛的頭腦得到解放。設定獨特的判定方式「PIQ=PUZZLE IQ」。

在快樂的遊戲中讓眼睛變好的MAGIC EYE

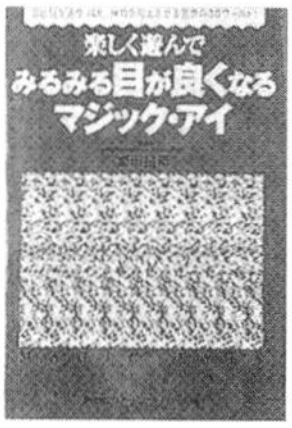

21世紀3D藝術眼力提升委員會編　鱷魚書坊

藉由立體視的訓練活化腦功能、提升視力。可以解決國人視力減退的問題。將繪畫隱藏在3Ｄ影像中，嘗試找出暗號或圖形。

利用NASA的訓練法提高集中力

容易過度興奮的孩子成為社會問題。最近許多孩子的持續集中力較差，令父母與老師們非常煩惱。

據說原因之一是長時間玩電視遊樂器。不過，最近已經開發出能夠提高集中力的遊戲。

由美國伊斯特三家公司所製作的「電視遊戲用軟體」，教導遊戲者控制看東西的方法，藉此可以提高集中力與注意力。

遊戲者必須戴上塑膠製頭盔，內藏的腦波感應器能夠讀取腦波，然後再傳送到電腦上，由電腦來接收。

電腦可以分析遊戲者的意識焦點與放鬆度等，藉此使得遊戲內容產生變化。

遊戲者越集中精神看畫面時，則自行車賽踩踏板的速度就會增快。而遊戲者的想法也會反映在遊戲中。「反饋技術」就是這種遊戲的一大特徵。

美國太空總署「NASA」監控受訓太空人的集中程度，就是利用高度的「反饋技術」。這種技術對於本遊戲軟體的開發影響極大。

遊戲的對象，包括無法安靜坐在教室裡、缺乏集中力與幹勁的好動孩子。

也許有些學者與專家會對此提出嚴厲的指責，不過只要真的有效，相信許多父母都希望自己的家中也能夠擁有這種遊戲軟體。

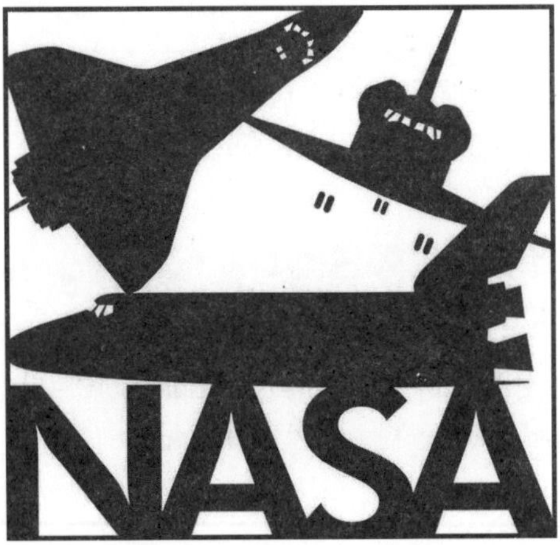

活化頭腦的最新商品

「希望頭腦更聰明。」

「希望提升記憶力、集中力與創造力。」

爲了達成衆人的願望，新商品陸續開發出來。本章就逐一的爲各位介紹！

對應速波睡眠！以科學的方式分析、誘導夢

Magical

REM-Sonar

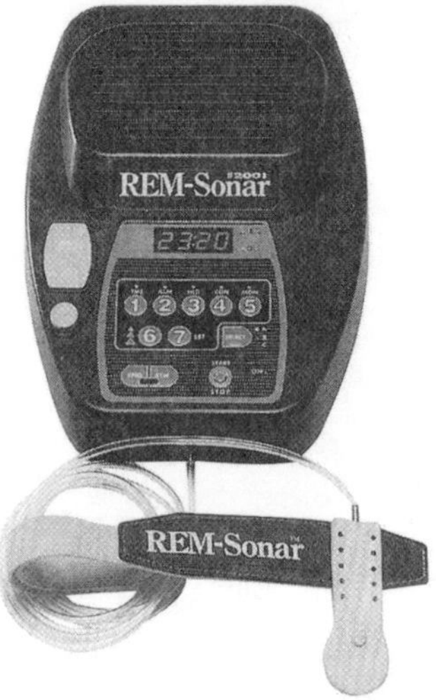

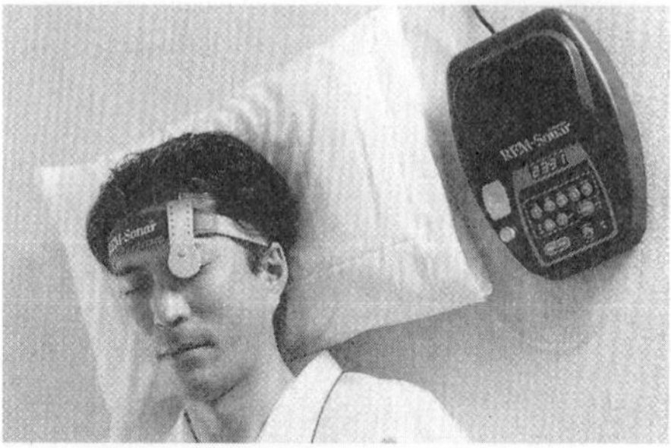

感應器輕輕的接觸眼瞼，以1分鐘600次的高精密度掌握睡眠中眼球的細微動作（REM），藉由本體內藏的電腦加以分析。此外，還播放錄音帶，對於睡眠中的腦直接產生作用，藉此控制夢或睡眠，促進快眠或是學習效果。

開發右腦，產生α波！

王樣的IDEA

ボイジャ-Excel&考試用ボイジャ-Excel

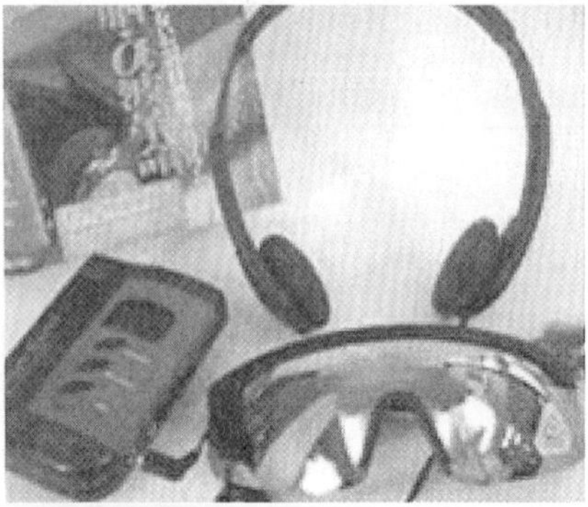

利用眼罩產生的閃爍光以及來自耳機的脈衝波音（或音樂等）誘導腦波。光和音形成舒服的刺激，使頭腦運轉順暢，充分放鬆，就能引出集中力的α腦波。適合當成學習用課程，用來準備考試。

聽自己的聲音，利用音讀聽覺學習開發右腦 エスエスカソパニ—

右腦學習器MIMI TECH®

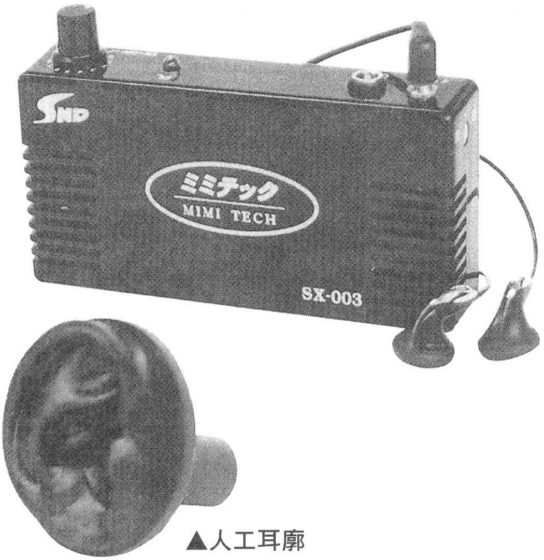

▲人工耳廓

首次將麥克風製作成人工耳廓（外耳的集音部分）的聽覺學習器。一邊讀出聲音，同時透過耳機聽自己的聲音，進行聽覺學習。如此一來，就能夠增加右腦的作用，大幅度提高記憶力與創造性。另外，也開發了MINI TECH的右腦語言學習課程。

實踐數位理論，在安詳中提升能力 SYSTEM-NET

數位速音聽系統『腦力全開』

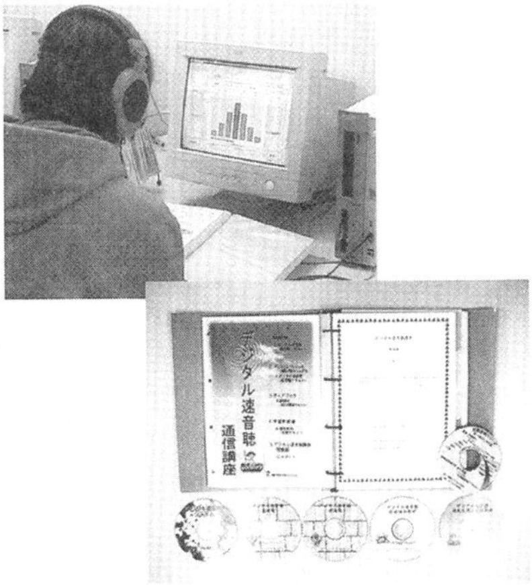

使用比平常更快的速度來聽語言訊息，就能夠刺激大腦與腦幹網樣體，使其清醒，促使大腦活化。可以利用個人電腦，以數位學習的方式來學習「 速音聽」系統。具有提高學習力、聽力、理解力、解讀力的作用，使人類的潛能覺醒。

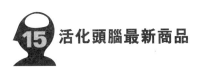

提升右腦與左腦的表現力

表現力訓練 作文篇・創作篇

富士通LEARNING MEDIA

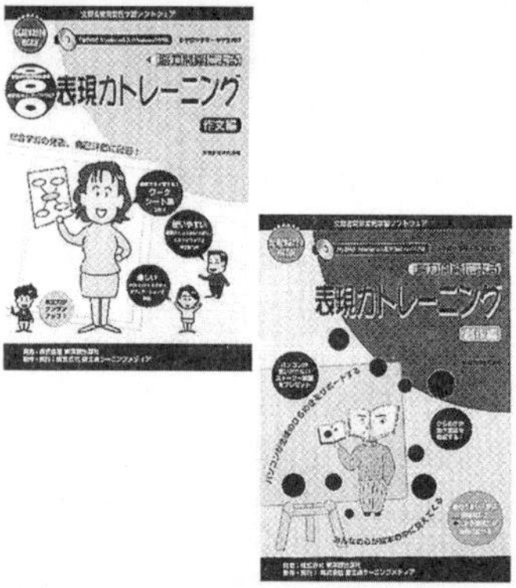

適合當成學校教材的個人電腦用CD-ROM。「作文篇」是輸出思考過程的方法，學習「想像地圖（分類地圖）」，藉此能夠使用左腦來培養邏輯的文章力。而「創作篇」則是透過畫面上的繪本製作，使用右腦來培養創造力。

利用睡眠時間使頭腦聰明

鼻呼吸支撐器IQ UP系列

キートロン

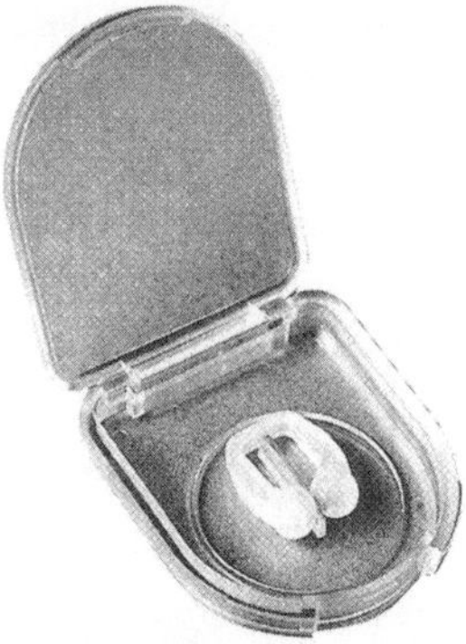

夾在鼻子的中心部，刺激感覺神經，使鼻腔暢通、空氣流通順暢的夾鼻器。能夠提高腦的氧補充力，提升集中力與記憶力。附有專用盒以及具有芳香療法效果的芳香片。另外還有附帶單磁石或雙磁石的各類型產品。

三得力新健康食品系列

DHA+芝麻素／銀杏葉加蝦青素

サントリー

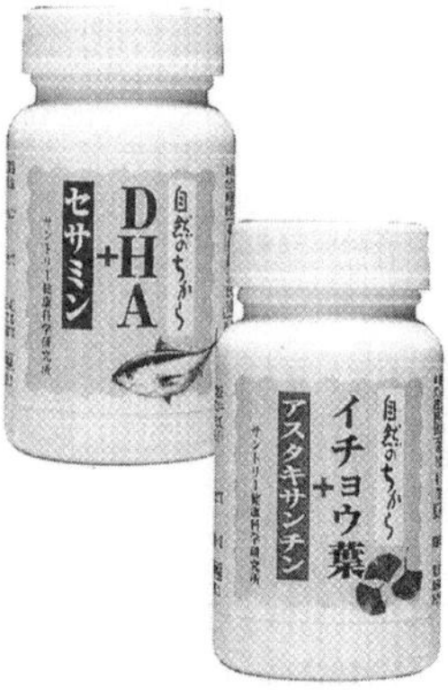

受人歡迎的DHA（二十二碳六烯酸）再加上最近成為話題的芝麻成分與天然維他命 E，成為超級健康輔助食品。適合必須經常思考與用眼力工作的人。擔心健忘或晚年健康的人，最好使用含有銀杏葉精加1000倍維他命 E的蝦青素新成分的營養輔助食品。

聆聽耳朵聽不到的訊息　特效音樂CD系列

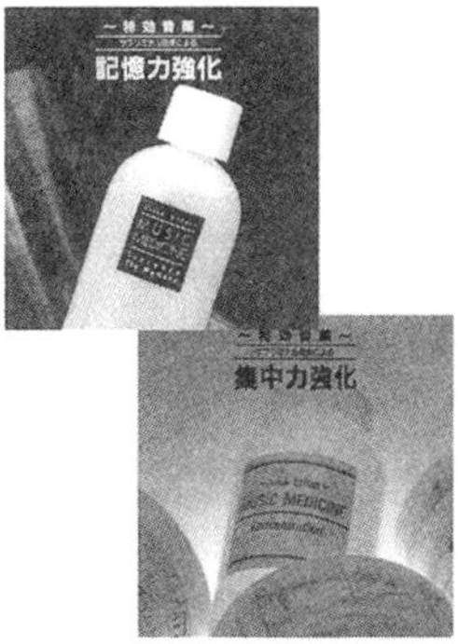

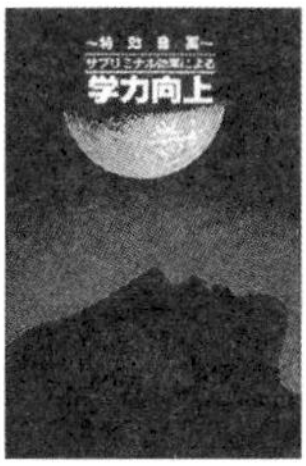

GENIC INC.

ジェニック

在50分鐘的音樂中，插入3600萬次耳朵聽不到的旁白。由性質、性格、能力所構成的潛在意識直接傳送訊息，具有潛意識效果。有助於消除壓力、恢復身體機能、促進能力的開發。也可以依照集中力、記憶力等不同的目的，選擇不同的CD。

配合音樂的身心運動　Mind Body Fitness『Pure!』

TOTAL BASIC

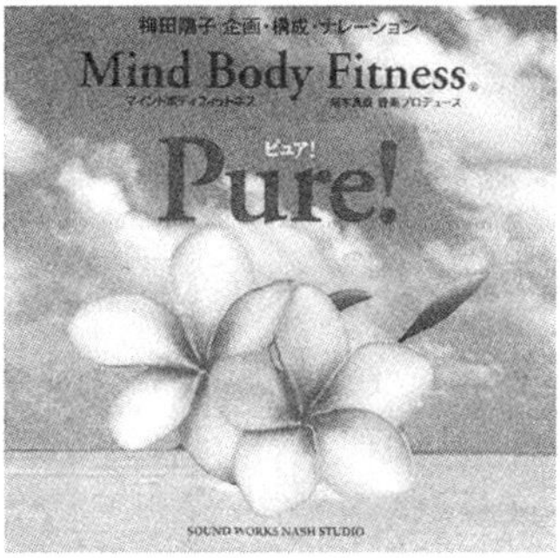

由配合音樂的體操到呼吸法、放鬆療法、冥想法所構成的健康課程「Mind Body Fitness」，是能夠在家庭中輕鬆實踐的CD軟體。意識五感，在α腦波狀態中提升集中力與自我調整力。

美國開發的聆聽＆學習用音樂　「浪漫／記憶」

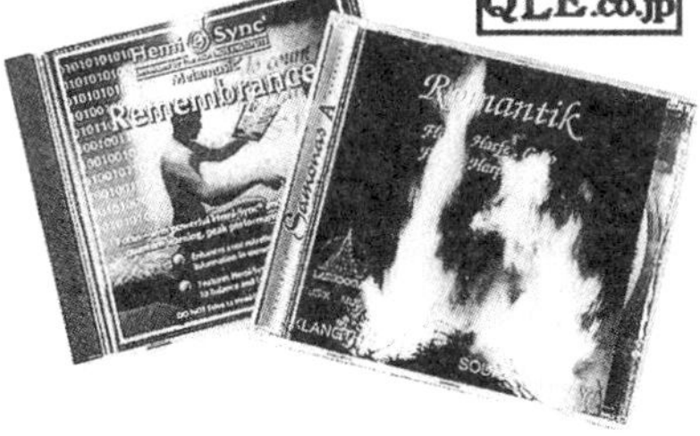

QLE.co.jp

「浪漫」是由長笛、豎琴、大提琴等古典音樂構成的音樂 CD 。藉由最優自然構造可聽領域活化音刺激右腦，給予右腦能量，促進並喚起集中力。

「記憶」則是藉由腦半球的同步音樂來學習創造力的 CD 軟體。能夠提升集中力，讓訊息進入記憶中。

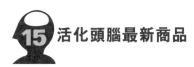

利用「算盤」來鍛鍊頭腦！

高度的手指運動有助於增加腦神經細胞的配線

想要抑制頭腦的老化，就必須要增加腦神經的配線，因此，需要刺激運動。根據近年的研究結果，發現「手指的反覆運動」非常有幫助。

不過，單純的反覆運動根本無效，必須盡量的讓更多的神經細胞發揮作用。因此，進行具有目的的組織運動更有效。

具體而言，就是彈鋼琴或「打算盤」等。現代人習慣利用電子計算機或是電腦計算軟體來進行計算。

但事實上，利用算盤計算是能夠活化腦的最簡單方法。

利用算盤計算時，首先來自於眼或耳的訊息會藉由掌管感覺的腦神經傳遞到大腦中樞，透過負責運動的腦神經對於手指下達命令（撥動算盤珠子）。

同時，眼睛的感覺神經與手指的運動神經共同作業，就能夠算出答案來。這一連串的反覆動作，能夠促使大腦神經活絡。

此外，心算是在頭腦中撥動珠子，可以當成訓練右腦的最佳方法。請好好的利用算盤鍛鍊腦部吧！

（參考：「讓孩子健康成長的算盤」）

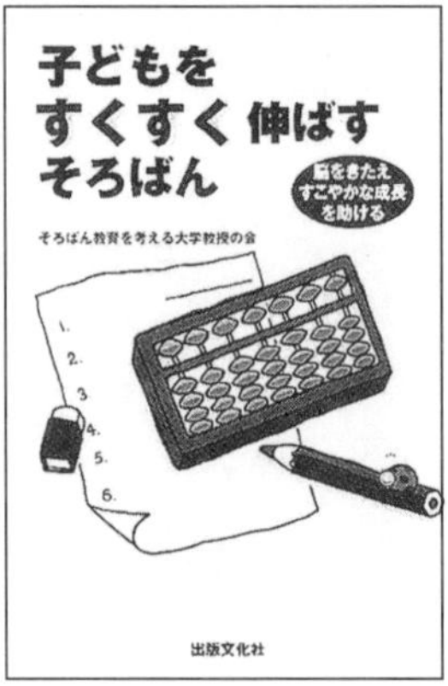

子どもを
すくすく 伸ばす
そろばん
脳をきたえ すこやかな成長 を助ける
そろばん教育を考える大学教授の会
出版文化社

『讓孩子健康成長的算盤』

思考算盤教育大學教授會出版文化社

由全國各地的大學教授從各個角度探討有關「算盤教育」的書籍。書中簡單明瞭的分析打算盤的好處，從兒童到高齡者都可以將打算盤當成「終生學習」的一部分。

變得更聰明的Q & A

前面各章節已經從各個角度探討「使頭腦變聰明」的方法。無論哪一種方法，只要拿出幹勁，都能夠輕鬆的辦到。本章進一步的闡述使頭腦變聰明的技巧！

變得更聰明的Q&A

記憶力

Q：聽說喜歡的事情、感興趣的事情比較容易殘留在記憶中，這是真的嗎？

A：沒錯。面對自己感興趣的東西時，則與記憶有關的腦器官就會充分運轉。相反的，面對不感興趣或是覺得無聊的事情時，腦功能就會變得遲鈍。

因此，為了提高記憶力，首先就必須要努力的喜歡對象物。

Q：記憶力較高的時間帶為何？

A：一般而言，從與睡眠的關係來看，上午十點與下午三點左右的記憶力較高。晚餐後小睡一番，就能夠自行創造出記憶力較高的時間帶。

飯後二小時，腦內的訊息傳遞速度會加快，故適合用來記憶事物。

Q：提升記憶力的有效訓練法為何？

A：首先，必須摒除「我的記憶力不好」等消極的想法，養成平時就要記住事物的習慣。這樣就能夠刺激腦中負責記憶的器官，使其活化，慢慢的，就能夠擁有記憶力良好的頭腦。

具體而言，不光是看想要記住的內容，同時也要念出並寫出來。充分活用五感，讓記憶固定在腦中。

此外，日後要反覆想出記住的東西也是重點所在。可以製作繪畫日記或進行想像訓練。

※詳情請參考第三章（二十七至四十二頁）。

集中力

Q：進行何種訓練才能夠提高集中力呢？

A：基本上必須放鬆精神。維持集中的時間需要相當大的能量。依所面臨課題之不同，有各種提高集中力的方法。

例如，想要以邏輯的方式將腦海中雜亂無章的思緒整理出來時，則平時就要盡量的在腦海中將各種訊息加以分類。

※詳情請參考第4章（四十三至五十六頁）。

鍛鍊頭腦的運動

Q：什麼運動能夠活化腦功能？

A：腦的老化與腳的衰弱同時出現。肌肉與腦有密切的關係，當肌肉衰弱時，腦功能也會減退。活化腦功能的有效方法，就是鍛鍊在身體的深層部和下半身較多的「慢肌纖維」，也就是鍛鍊維持姿勢與步行時使用的肌肉。

只要活動慢肌纖維，就能夠刺激腦幹，而這個刺激會進一步的傳達到大腦。鍛鍊慢肌纖維的方法，就是要多花一點時間進行緩和的運動。步行最適合用來鍛鍊慢肌纖維。而保持正確的姿勢也必須要使用到慢肌纖維，因此，駝背的人必須努力保持背部挺直。

Q：如何鍛鍊大腦以外的腦？

A：只要多活動平時很少使用的肌肉，就能鍛鍊小腦。單腳站立或利用平衡球做伸展運動，就能培養平衡感，因此要多活動身體。

活化右腦的重點

※詳情請參考第5章（五十七至八十頁）。

Q：鍛鍊右腦就能使頭腦聰明，那麼，應該採用什麼方法呢？

A：首先盡可能多培養興趣，創造快樂的時光，讓右腦不斷的接受刺激。右腦與左手神經相連，因此，也可以進行左手手指運動。

另外，也可以聆聽令人感覺舒服的音樂（最好是沒有歌詞的古典音樂等）或哼唱自己拿手歌曲。將繪畫顛倒過來模擬一番也不錯。

※詳情請參考第7章（九十五至一〇四頁）。

構想力

Q：為什麼一直無法想出好點子呢？

A：因為腦中有抑制柔軟構想的敵人，也就是先入為主的觀念、固定觀念、逃避、禁忌、依循前例等。首先要擁有打破這些慣例的想法。

Q：請告知提高構想力的訓練方法。

A：構想力有十五種形態。不要一味的想要思考出好點子，首先必須要知道自己缺乏的構想力形態，接下來只要朝這方面來鍛鍊頭腦就夠了。

例如，有些人的構想空間比較小，這時就必須要使想像膨脹，而方法是翻閱書本，跳過不想看的部分，思考沒有看到的內容同時自行創作。而只能思考出淺顯構想的人，為了培養邏輯思考法，就必須先決定主題，然後建立順序，深入研究。

※詳情請參考第8章（一〇五至一一四頁）。

對頭腦有效的食物

Q：什麼食物能夠使頭腦變得聰明呢？

A：遺憾的是，並沒有能夠突然提高記憶力與豐富構想力的「特效」食物。不過，的確有能夠抑制腦的老化、活化腦功能的食物。

首先是要好好的攝取一天三餐，不可以暴食。不吃早餐，則腦無法獲得熱量，會導致腦功能降低。同時必須充分咀嚼以刺激腦。咀嚼，具有使腦功能活絡的作用。

菜單最好以飯和魚類料理為主。加入納豆和蛋的鮪魚蓋飯含有豐富的ＤＨＡ，是最棒的健腦食。此外，養成睡前喝牛奶的習慣也不錯。

※詳情請參考第10章（一二七至一四二頁）。

主編介紹

中川 昌彥

1943年出生於東京都。畢業於東京大學法學部。現任經營評論家。著書包括『15種創造力』、『成功的商業人士擅長使用明信片』、『幹勁鍛鍊法』、『重視教養之書』、『高明聊天術之書』等。

宮崎 義憲

1947年出生於宮崎縣。畢業於東京學藝大學研究所教育學研究科，修畢碩士課程。現任東京學藝大學教育學部健康、運動科學科教授。為醫學博士。是日本體育學會、日本體力醫學公會、日本生理學會會員。主要著書包括『活用於日常生活的健康與運動的科學』與『3分鐘肌力健康法』等。

井上正子

出生於東京都。畢業於女子營養大學，同時取得昭和大學醫學學位。現任日本醫療營養中心所長。為醫學博士、營養管理師。擔任醫科、齒科與營養各範圍及各年齡層的營養指導者，相當活躍。也參與電視演出。主要著書包括『利用蔬菜提高免疫力』等。

石瀨　淳

1956年出生於石川縣。修完金澤大學研究所醫學研究科博士課程。現任石瀨腦神經外科診所院長。為醫學博士。擔任日本腦神經外科學會專科醫生與評議員。為日本急救醫學公會認定醫生、日本集中治療醫學公會專科醫生、日本醫師公會認定產業醫生。主要著書包括『腦之死人之死』等。

山本　義德

1969年出生於靜岡縣。畢業於早稻田大學政治經濟學部。曾任健康俱樂部教練。現於世界健康俱樂部東京分部負責訓練工作，並擔任營養輔助食品建議員。此外，也擔任個人訓練員，指導許多職業選手。

國家圖書館出版品預行編目資料

簡單訓練使頭腦變聰明 / 中川昌彥 等著，劉小惠 譯
一初版一臺北市：大展 ，2005【民94】
面 ； 21公分 一（快樂健美站；9）
譯自：脳をよくする簡單トレーニング
ISBN957-468-356-7（平裝）
1. 健腦法

411.19 93022538

KARADA KAITEKI BOOKS ⑧ "NOU" WO YOKUSURU KANTAN TRANING

簡單訓練使頭腦變聰明 ISBN 957-468-356-7

編著者 / 中川昌彥、宮崎義憲、井上正子、石瀨淳、山本義德
譯　者 / 劉小惠
發行人 / 蔡森明
出版者 / 大展出版社有限公司
社　址 / 台北市北投區（石牌）致遠一路2段12巷1號
電　話 / （02）28236031・28236033・28233123
傳　真 / （02）28272069
郵政劃撥 / 01669551
網　址 / www.dah-jaan.com.tw
E-mail / service@dah-jaan.com.tw
登記證 / 局版臺業字第2171號
承印者 / 弼聖彩色印刷有限公司
裝　訂 / 協億印製廠股份有限公司
排版者 / 順基國際有限公司
初版1刷 / 2005年（民94年）2月

定價 / 280元